全国医药卫生类院校精品教材

儿科护理

ERKE HULI

主　编　万峰静　王小燕
副主编　葛力铭　刘桂华
编　者　王凤荣　王术华　王　萍
　　　　朱宏锐　韩　莹　颜斐斐

中南大学出版社
www.csupress.com.cn

图书在版编目（CIP）数据

儿科护理 / 万峰静，王小燕主编. — 长沙：中南大学出版社，2018.12

ISBN 978-7-5487-3442-0

Ⅰ. ①儿… Ⅱ. ①万… ②王… Ⅲ. ①儿科学—护理学—资格考试—教材 Ⅳ. ① R473.72

中国版本图书馆 CIP 数据核字（2018）第 239303 号

儿科护理

万峰静　王小燕　主编

□责任编辑	孙娟娟
□责任印制	易建国
□出版发行	中南大学出版社
	社址：长沙市麓山南路　　邮编：410083
	发行科电话：0731-88876770　　传真：0731-88710482
□印　　装	定州市新华印刷有限公司

□开　本	787×1092　1/16　□印张 17.5　□字数 404 千字
□版　次	2018 年 12 月第 1 版　□2018 年 12 月第 1 次印刷
□书　号	ISBN 978-7-5487-3442-0
□定　价	49.00 元

图书出现印装问题，请与经销商调换

前言

《儿科护理》根据学科发展趋势,在编写内容上,突出护理教育的特色,即以护理人才培养目标为依据,基本理论和知识以"必需、够用"为度。本教材在遵循"三基五性"原则的基础上,注重内容的针对性、实用性、先进性,力求满足培养具有良好职业道德、人文素养和专业素质,掌握坚实的护理基础理论、基本知识和基本技能的护理人才的需要。

本教材共分17章,内容包括绪论、生长发育、儿童保健、住院患儿护理及其家庭支持、儿科护理技术、新生儿及新生儿疾病患儿的护理、儿童营养及营养障碍性疾病患儿的护理和常见的各系统疾病患儿的护理,涵盖了我国护士执业资格考试大纲中儿科护理所涉及的全部内容。本教材强调"以儿童及其家庭为中心"的护理理念,将儿科护理的连续性、整体性、系统性贯彻于教材内容中;注重小儿健康的连续性,将小儿保健和护理、住院患儿护理融入教材内容中;全面将家庭的作用贯穿于儿科护理内容中。内容力求贴近临床,突出护理专业特点,吸纳临床有经验的护理专家参与教材编写,突出以能力为本位的教学理念,构建"教学合一""学做一体"的教学模式。

在编写结构上,本教材章前(第六章至第十七章)设立"学习目标"和"学习导入","学习导入"采用临床情景,以问题引导的方式,激发学生的学习兴趣和情景感受,并将护理思维贯穿其中。正文中设置"知识拓展"和"案例评析","知识拓展"通过介绍相关的专业知识以及前沿知识,以扩大学生的知识面,培养学生获取信息及创新的能力。"案例评析"采用典型案例,以提出问题的方式,引导学生建立临床思维,提高临床观察、分析、判断问题和解决问题的能力,适应现代儿科护理的需要。每章末附有学习检测,并采用护士执业资格考试常用题型及知识点,有助于学生及时自我测评并较好地掌握教材的重点知识。

本教材的编写人员分工情况为:王术华编写第一章、第三章,万峰静编写第二章、第十五章,韩莹编写第四章、第五章,王小燕编写第六章,朱宏锐编写第七章、第十四章,王萍编写第八章,葛力铭编写第九章,王萍、刘桂华编写第十章,刘桂华编写第十一章,王凤荣编写第十二章,葛力铭、刘桂华编写第十三章,颜斐斐编写第十六章、第十七章。本教材由万峰静、王小燕任主编,葛力铭、刘桂华任副主编,朱宏锐任编写秘书,由万峰静拟定大纲并对全书进行统编和审定。

  本教材在编写过程中得到了各参编院校领导及同人的帮助和支持，在此谨致以真诚的感谢！

  由于编者的能力和水平有限，加上时间仓促，难免存在不妥和疏漏之处，恳请各兄弟院校同人和广大读者批评、指正。

编 者

目录

第一章　绪论　1
　　第一节　儿科护理学的任务与研究范围　1
　　第二节　儿童年龄分期　2
　　第三节　儿科护理学的特点　3
　　第四节　儿科护士的角色与素质要求　4
　　第五节　儿科护理学的发展与展望　6

第二章　生长发育　9
　　第一节　生长发育规律及影响因素　9
　　第二节　儿童体格生长发育及评价　12
　　第三节　与体格生长有关的其他系统发育　16
　　第四节　儿童神经心理发育及评价　18

第三章　儿童保健　26
　　第一节　各年龄期儿童的保健重点　26
　　第二节　计划免疫　29
　　第三节　意外事故的预防　32

第四章　住院患儿护理及其家庭支持　35
　　第一节　儿童医疗机构的设置及护理管理　35
　　第二节　与患儿及其家长的沟通　37
　　第三节　儿童健康评估的特点　39
　　第四节　住院患儿的心理反应与护理　43
　　第五节　住院患儿的家庭应对与护理　45
　　第六节　儿童用药特点及护理　47

第五章 儿科护理技术 52

第一节 更换尿布法 52
第二节 婴儿沐浴法 53
第三节 婴儿抚触 55
第四节 约束保护法 56
第五节 静脉留置管术 58
第六节 头皮静脉输液法 59
第七节 股静脉穿刺术 60
第八节 温箱使用法 62
第九节 光照疗法 63
第十节 换血疗法 64

第六章 新生儿及新生儿疾病患儿的护理 68

第一节 新生儿概述 69
第二节 正常足月儿和早产儿的特点与护理 70
第三节 新生儿窒息 76
第四节 新生儿缺氧缺血性脑病 80
第五节 新生儿颅内出血 82
第六节 新生儿黄疸 83
第七节 新生儿呼吸窘迫综合征 87
第八节 新生儿脐炎 89
第九节 新生儿败血症 90
第十节 新生儿寒冷损伤综合征 91
第十一节 新生儿低血糖 93
第十二节 新生儿低钙血症 95

第七章 儿童营养及营养障碍性疾病患儿的护理 99

第一节 儿童能量与营养的需求 100
第二节 儿童喂养及膳食安排 103
第三节 蛋白质-能量营养不良 108
第四节 儿童单纯性肥胖 111
第五节 维生素D缺乏性疾病 113

第八章　呼吸系统疾病患儿的护理　121

　　第一节　儿童呼吸系统解剖生理特点　122
　　第二节　急性上呼吸道感染　123
　　第三节　急性支气管炎　125
　　第四节　肺炎　126
　　第五节　支气管哮喘　130

第九章　消化系统疾病患儿的护理　135

　　第一节　儿童消化系统解剖生理特点　136
　　第二节　口炎　137
　　第三节　婴幼儿腹泻　139
　　第四节　儿童体液平衡的特点及液体疗法　144

第十章　循环系统疾病患儿的护理　153

　　第一节　儿童循环系统解剖生理特点　154
　　第二节　先天性心脏病　156
　　第三节　病毒性心肌炎　164
　　第四节　充血性心力衰竭　166

第十一章　血液系统疾病患儿的护理　172

　　第一节　儿童造血和血液特点　173
　　第二节　儿童贫血　174

第十二章　泌尿系统疾病患儿的护理　183

　　第一节　小儿泌尿系统解剖生理特点　184
　　第二节　急性肾小球肾炎　185
　　第三节　肾病综合征　188
　　第四节　泌尿道感染　191

第十三章　神经系统疾病患儿的护理　196

　　第一节　儿童神经系统解剖生理特点　197
　　第二节　化脓性脑膜炎　198

第三节　病毒性脑炎　201
　　第四节　儿童惊厥　203

第十四章　内分泌系统疾病患儿的护理　208
　　第一节　先天性甲状腺功能减低症　209
　　第二节　生长激素缺乏症　212
　　第三节　儿童糖尿病　214

第十五章　免疫性疾病患儿的护理　221
　　第一节　风湿热　222
　　第二节　过敏性紫癜　225
　　第三节　川崎病　227

第十六章　遗传代谢性疾病患儿的护理　233
　　第一节　21-三体综合征　234
　　第二节　苯丙酮尿症　237

第十七章　感染性疾病患儿的护理　243
　　第一节　病毒感染　244
　　第二节　细菌感染　255
　　第三节　结核病　260

参考文献　271

第一章 绪论

学习目标

1. 掌握儿科护理学的任务与研究范围；儿童年龄分期。
2. 熟悉儿童各年龄期的特点。
3. 了解儿科护理岗位的职业素质、儿科护理学的发展与展望。

第一节 儿科护理学的任务与研究范围

儿科护理学（pediatric nursing）是研究儿童生长发育规律、卫生保健、疾病防治和护理，以促进儿童身心健康的一门专科护理学。其研究对象是自胎儿期至青春期的儿童。

一、儿科护理学的任务

儿科护理学的任务是从体格、智能、行为和社会等方面来研究与保护儿童，为其提供综合性和广泛性的护理，提高对疾病的防治水平，以增强儿童体质，降低儿童发病率和病死率，保障和促进儿童的身心健康。

二、儿科护理学的研究范围

一切涉及儿童时期的健康和卫生问题都属于儿科护理学的研究范围，包括儿童的生长发育、儿童身心健康的保健与促进、儿童疾病的防治与护理以及疾病的康复等。随着医学模式的转变，儿科护理学的范围不断拓展，已由单纯的疾病护理转变为以儿童及其家庭为中心的身心整体护理；由单纯的患儿护理扩展为对所有儿童的生长发育、疾病的防治与护理及促进儿童身心健康的全面服务；由单纯的医疗保健机构承担的工作任务逐渐发展为全社会都参与并承担的儿童保健和护理工作。

第二节 儿童年龄分期

为了便于掌握各年龄期的保健和护理重点,根据儿童生长发育的特点,一般将儿童年龄分为七个时期,但生长发育是一个连续的过程,各期不能截然分开。

儿童年龄分期

一、胎儿期

从受精卵形成至胎儿出生为胎儿期,约40周,胎儿的周龄即胎龄。在胎儿期,胎儿完全依靠于母体生存。母亲在妊娠期间如受到不利因素影响,如感染、滥用药物、接触放射性物质、吸毒以及患严重疾病和创伤等,都可能影响胎儿的正常发育,导致畸形、宫内发育不良或流产。此期应加强孕妇和胎儿保健。

二、新生儿期

从胎儿娩出脐带结扎至生后28天为新生儿期。按年龄划分,此期实际包含在婴儿期内,但由于此期在生长发育和疾病方面具有非常明显的特殊性,且发病率、病死率高(占婴儿病死率的1/3~1/2),所以将其列为婴儿期中的一个特殊时期。此

保温箱

期儿童刚脱离母体转为独立生活,所处的内、外环境发生巨大变化,而其适应能力尚不成熟。因此,此期应注意加强保暖、合理喂养、清洁卫生及消毒隔离等。

胎龄满28周至出生后7天为围生期,是胎儿经历分娩、生命遭受最大危险的时期,此期病死率最高,应加强围生期保健,重视优生优育。

三、婴儿期

从出生后到满1周岁为婴儿期。此期是儿童生长发育最迅速的时期,对营养的需求相对较高,但其消化功能发育尚不完善,容易发生营养和消化紊乱性疾病。同时,婴儿体内来自母体的抗体逐渐减少,而自身免疫功能尚不成熟,抗感染能力较弱,容易发生各种感染性疾病。因此,此期的保健重点是提倡母乳喂养、及时添加辅食、实施计划免疫和预防感染。

四、幼儿期

从满1周岁到3周岁为幼儿期。此期体格生长速度较前稍减慢,智能发育加快。开始会走,活动范围增大,但对危险的识别和自身保护能力不足,应注意预防意外伤害及感染性疾病。饮食已从乳汁逐渐过渡到成人饮食,要保证营养,培养良好的饮食习惯。

五、学龄前期

从3周岁至6~7岁入小学之前为学龄前期。此期体格生长速度减慢,并处于稳步增长状态,智能发育更加迅速,理解力增强,好奇多问,模仿能力及可塑性强,应注意培

养良好的思想品德和行为习惯。此期急性肾炎等自身免疫性疾病开始增多，应积极做好预防，继续预防感染性疾病和意外伤害。

六、学龄期

从小学开始（6~7岁）至青春期前为学龄期。此期体格稳步增长，除生殖系统外各器官发育均已接近成人，智能发育更趋成熟，可以接受科学文化教育。此期应保证营养和充足的睡眠，进行适当的体格锻炼，端正姿势，保护视力，预防龋齿。

七、青春期

青春期年龄范围一般为10~20岁，女孩的青春期开始和结束年龄都比男孩早2年左右。儿童体格生长再次加速，出现第二个生长高峰，同时生殖系统发育加速并趋于成熟，出现第二性征。此期心理、行为、精神方面的问题开始增多，应重视道德品质教育与生理、心理卫生及性知识教育，加强营养，保证身心健康。

第三节　儿科护理学的特点

儿童处在不断地生长发育过程中，在各方面与成人有所不同，且除个体差异外，还有明显的年龄差异，因此，儿科护理学的研究对象以及儿科护理工作都有明显特点。

一、儿童身体功能特点

1. **解剖**　随着生长发育，儿童的身高、体重、头围、胸围、骨骼、牙齿的发育及内脏器官的位置均有其年龄特点。只有掌握儿童正常的发育规律，才能做好护理和保健工作。如新生儿和小婴儿的头相对较大，颈部肌肉和颈椎发育相对滞后，抱起时应注意保护头部；儿童髋关节附近的韧带较紧，臼窝较浅，容易发生脱臼及损伤，护理时应避免过度牵拉。

2. **生理生化**　各系统器官的功能随着年龄的增长逐渐发育完善，当某年龄段其功能尚未成熟时易患某些疾病。如婴幼儿生长发育快，对营养物质的需要相对较成人多，但胃肠消化吸收功能尚未成熟，易发生腹泻。另外，不同年龄儿童的生理生化正常值各不相同，如心率、呼吸频率、血压、周围血象等。

3. **免疫**　年幼儿童的免疫功能发育不成熟，容易患感染性疾病。如新生儿只能从母体胎盘获得抗体IgG，体内缺乏IgM，容易患革兰阴性细菌感染性疾病；从母体获得的IgG在出生后3~5个月逐渐消失，而此时自身分泌的IgG和SIgA水平均较低，因而，婴幼儿容易患感染性疾病。

二、儿童心理社会特点

儿童身心未发育成熟，依赖性较强，合作性较差，对心理压力的应对能力较弱，需要心理关怀和照顾。儿童心理行为发育易受家庭、学校和社会的影响，可塑性大。

应根据不同年龄儿童的心理特点，提供合适的环境和条件，培养儿童良好的个性和行为习惯。

三、儿科疾病特点

1. **病理**　同一致病因素在不同年龄机体会引起不同的病理变化。如肺炎链球菌所引起的肺部感染，婴幼儿时常表现为支气管肺炎，而年长儿和成人则表现为大叶性肺炎；维生素D缺乏时，婴儿患佝偻病，而成人患软骨病。

2. **疾病种类**　儿童的疾病种类与成人有很大差别。如心血管疾病，儿童以先天性心脏病多见，成人则以冠状动脉粥样硬化性心脏病常见；不同年龄儿童的疾病种类也有差别，新生儿和婴幼儿疾病中先天性、遗传性及感染性疾病较多见。

3. **预后**　儿童患病时往往起病急，来势凶猛，但是如能处理及时，其恢复也较快，且较少转为慢性或留有后遗症。但年幼、体弱、病情危重患儿病情变化迅速，甚至发生突然死亡，应密切观察病情的变化。

4. **预防**　加强预防工作是使儿童发病率和病死率下降的重要环节。计划免疫是预防工作的重点，生长发育的监测、先天性和遗传性疾病的筛查以及许多成人疾病（如动脉粥样硬化、高血压和糖尿病等）的儿童期预防等已受到重视。

四、儿科护理工作特点

1. **护理评估**　儿童因不会诉说病情或因害怕等因素不能如实描述病情，多由家长或其照顾者代诉，其健康史资料的可靠性较差；做体格检查以及相应的辅助检查时患儿多不会主动配合。所以，护理评估难度较大。

2. **病情观察**　儿童病情发展快、变化多端。如年幼儿患急性感染性疾病时，常急性起病，病势凶猛，容易并发败血症、循环衰竭及中毒性脑病等；新生儿及体弱儿严重感染时，缺乏典型的症状和体征，仅表现为反应低下、体温不升和拒乳等非特异性症状，所以儿科护士需要对病情进行更细致和更系统地观察，从而有助于正确判断和及时处理。

3. **护理内容**　儿科护理的内容和时间均较成人多，如头皮静脉穿刺、喂养、生活照顾及游戏等为儿科特有的护理项目；儿童好动、好奇，但缺乏经验，需特别注意安全护理。另外，慢性病住院患儿的学习和教育，也属于护理内容。

第四节　儿科护士的角色与素质要求

一、儿科护士的角色

1. **护理活动的执行者**　儿科护士最重要的角色是在帮助儿童保持或恢复健康的过程中，提供最直接的专业照护，以满足儿童身、心两方面的需要。

2. **护理活动的计划者**　为促进儿童身心的健康发展，护士必须运用护理专业的知识和技能,收集儿童的生理、心理、社会状况等方面的资料,全面评估儿童的健康状况,找出其健康问题,并制订系统全面的、切实可行的护理计划,采取有效的护理措施,以减轻儿童的痛苦。

3. 健康教育者 在护理儿童的过程中,护士应依据各年龄阶段儿童智力发展的水平,向他们有效地解释疾病的治疗和护理过程,帮助他们建立自我保健意识,培养他们良好的生活习惯,纠正其不良行为。同时,护士还应向儿童家长宣传科学育儿的知识,使他们采取健康的态度和健康的行为,以达到预防疾病、促进健康的目的。

4. 健康协调者 护士需联系并协调与有关人员及机构的相互关系,维持一个有效的沟通网,以使诊断、治疗、救助等与有关的儿童保健工作得以互相协调、配合,保证儿童获得最适宜的整体性医护照顾。如护士需与医生联络,讨论有关治疗和护理方案;护士还需与营养师联系,讨论有关膳食的安排。

5. 健康咨询者 护士通过倾听患儿及其家长的内心感受、触摸和陪伴儿童、解答他们的问题、提供有关治疗的信息、给予健康指导等,澄清儿童及其家长对疾病和与健康有关问题的疑惑,使他们能够以积极有效的方法去应对压力,找到满足生理、心理、社会需要的最习惯和最适宜的方法。

6. 儿童及其家庭代言人 护士是儿童权益的维护者,在儿童不会表达或表达不清自己的要求和意愿时,护士有责任解释并维护儿童的权益不受侵犯或损害。护士还需评估有碍儿童健康的问题和事件,提供给医院行政部门改进,或提供给卫生行政单位作为拟定卫生政策和计划的参考。

7. 护理研究者 护士应积极进行护理研究工作,通过研究来验证、扩展护理理论和知识,发展护理新技术,指导、改进护理工作,提高儿科护理质量,促进专业发展。

二、儿科护士的素质要求

1. 思想道德品质

(1)热爱护理事业,具有高度的社会责任感和同情心,爱护儿童,具有为儿童健康服务的奉献精神。

(2)具有诚实的品格、较高的慎独修养、高尚的道德情操,以理解、友善、平等的心态,为儿童及其家庭提供帮助。

(3)具有正视现实、面向未来的眼光,追求崇高的理想,忠于职守,救死扶伤,廉洁奉公,实行人道主义。

2. 科学文化素质

(1)具有一定的文化素养和自然科学、社会科学、人文科学等多学科知识。

(2)掌握基本的计算机应用技术和一门外语,及时了解现代科学发展的最新信息。

3. 专业素质

(1)具有结构合理的专业理论知识和精湛的护理实践技能,操作准确,动作规范。

（2）具有敏锐的观察能力、综合分析的判断能力、快速敏捷的反应能力，准确、有效、及时地解决问题。

（3）具有熟练运用护理程序对儿童实施整体护理的能力。

（4）具有开展护理科研的意识，了解一定的护理科研方法。

4. 身体心理素质

（1）具有健康的身体和心理，乐观、开朗、平和的心态，宽容、豁达的胸怀，良好的言行举止。

（2）具有良好的沟通能力，能与儿童及其家长建立良好的人际关系，与同事互相尊重、团结协作。

第五节　儿科护理学的发展与展望

祖国医学在儿童疾病的防治与护理方面有丰富的经验，其起源比西方医学早得多。许多医学的典籍中都可以见到有关儿童保健、疾病预防等方面的丰富记载，如最早的《黄帝内经》、唐代孙思邈的《千金要方》、宋代钱乙的《小儿药证直诀》等。

进入19世纪，西方儿科学发展迅速，并随着商品和教会进入我国。20世纪30年代，西医儿科学逐渐受到重视，至40年代儿科医疗规模初具，在防治各种传染病和营养不良方面做出了重大贡献。

中华人民共和国成立以后，党和政府对儿童健康十分重视，历届宪法都特别提出了保护母亲和儿童的条款。从建立健全各级儿童医疗保健机构，到各大省市建立儿童医院，直至设立儿科专科护理病房（PICU）和新生儿监护病房（NICU），儿科护理范围有了很大拓展，护理水平有了很大提高。2016年，为了贯彻落实《中共中央国务院关于实施全面两孩政策改革完善计划生育服务管理的决定》和《国务院办公厅关于印发全国医疗卫生服务体系规划纲要（2015—2020年）的通知》（国办发〔2015〕14号）精神，国家卫生健康委员会发布了《关于加强儿童医疗卫生服务改革与发展的意见》（以下简称《意见》），强调深化医药卫生体制改革，缓解我国儿童医疗卫生服务资源短缺问题，促进儿童医疗卫生事业持续健康发展。通过调整结构、优化布局、提升能力，完善儿童医疗卫生服务体系，实现区域儿童医疗卫生资源均衡发展。通过深化体制机制改革，建立完善促进儿童医疗卫生事业发展的政策体系和激励机制，调动儿科医务人员积极性。坚持预防为主、防治结合、发挥基层作用，做好儿童医疗卫生服务工作，增强人民群众获得感。强调到2020年，建立健全功能明确、布局合理、规模适当、富有效率的儿童医疗卫生服务体系，基本满足儿童医疗卫生需求。

《意见》还指出将增加儿童医疗卫生资源供给作为"十三五"期间卫生计生服务体系建设的重点，进一步加大政府投入，重点支持地市级儿童医院、综合医院儿科和省、市、县妇幼保健机构建设，建成国家、省、市、县四级儿童医疗卫生服务体系。加强医疗机构与康复机构协作，做好残疾儿童早期干预。充分借助"互联网+"行动计划和国家大数据发展战略，利用信息网络技术，不断丰富儿童医疗卫生服务手段，健全完善儿童健康教育、医疗信息查询、在线咨询和远程医疗服务体系。卫生计生部门（含中医药管理部门）将按照全国医疗卫生服务体系规划纲要（2015—2020年）和医疗机构设置规划，合理布局区域内儿童医疗卫生服务资源，推动开展规范化的儿科诊疗服务，加强儿童医疗卫生服务监管，提高医疗质量，确保医疗安全。

为了进一步推动护理事业的健康发展，近年来国家又发展了护理研究生教育，培养了大批高级儿科护理人才。21世纪是生命科学的时代，护理研究工作也必将沿着科学发展的轨道日趋完善，儿科护理工作者应不断学习，勇于创新，推动儿科护理事业的发展，创造出儿科护理事业辉煌灿烂的明天！

学习检测

A2 型题

1. 女婴，3个月，足月顺产，出生体重3kg，身长50cm，下列选项中关于该婴儿的描述错误的是（　　）。
   A. 颈部肌肉发育滞后，抱起时应注意保护头部
   B. 易患感染性疾病
   C. 胃肠消化吸收功能尚未成熟，易发生腹泻
   D. 髋臼窝浅，应避免过度牵拉
   E. 生理生化值与成人相同

2. 患儿6个月，发生婴幼儿腹泻，下列描述不正确的是（　　）。
   A. 对该患儿应采取适当的预防措施
   B. 该阶段的患儿免疫功能发育尚不完善
   C. 患儿从母体获得的IgG处于较高水平
   D. 患儿从母体获得的IgG消失
   E. 应注意臀部护理

3. 男婴，生后14天，对该患儿的描述不正确的是（　　）。
   A. 发病率、病死率高　　　　　　B. 加强保暖
   C. 合理喂养　　　　　　　　　　D. 注意清洁卫生
   E. 不必消毒隔离

4. 3岁小儿，体检各项指标正常，下列说法正确的是（　　）。
   A. 该小儿处于婴儿期　　　　　　B. 该小儿处于幼儿期
   C. 该小儿处于学龄前期　　　　　D. 该小儿应以母乳喂养为主
   E. 该小儿处于生长发育最迅速时期

A3 型题

（5～7题共用题干）

患儿，王某，生后14天。

5. 该患儿按年龄划分属于（　　）。
    A. 婴儿期
    B. 幼儿期
    C. 学龄前期
    D. 新生儿期
    E. 学龄期

6. 对该患儿的描述错误的是（　　）。
    A. 处于生长发育最迅速时期
    B. 该期患儿发病率高
    C. 该期患儿病死率高
    D. 该期患儿需加强保暖
    E. 该期患儿需合理喂养

7. 根据护士的角色要求，下列选项不正确的是（　　）。
    A. 患儿护理活动的执行者
    B. 患儿疾病的诊疗者
    C. 患儿护理活动的计划者
    D. 患儿的健康教育者
    E. 患儿的健康协调者

第二章
生长发育

学习目标

1. 掌握生长发育的规律及影响因素、体格生长常用指标的测量、骨骼与牙齿的发育、运动发育的规律。
2. 熟悉小儿感知及语言的发育。
3. 了解小儿体格生长及神经心理发育的评价。

第一节 生长发育规律及影响因素

生长发育是儿童不同于成人的重要特点。生长（growth）是指儿童各器官、系统的长大与形态的变化，为"量"的改变；发育（development）是指细胞、组织、器官的分化完善与功能上的成熟，为"质"的改变。生长和发育紧密相连，遵循一定的规律，且其过程复杂并受多种因素影响。

一、生长发育的规律

（一）生长发育的连续性和阶段性

在整个儿童时期，生长发育不断进行，呈一个连续的过程，但生长速度呈阶段式。例如，体重和身长的增长在生后第1年，尤其是前3个月最快，第1年为生后的第一个生长高峰；第2年以后生长速度逐渐减慢，至青春期又迅速加快，出现第二个生长高峰。

（二）各系统器官发育的不平衡性

儿童各系统器官的发育顺序遵循一定规律，各系统发育速度不同，与其在不同年龄的生理功能有关。如神经系统发育较早，脑在出生后2年内发育较快；淋巴系统在儿童期迅速生长，于青春期前达到高峰，以后逐渐下降到成人水平；生殖系统发育最晚；其他系统如呼吸、循环、消化、泌尿、肌肉等的发育基本与体格生长平行（图2-1）。

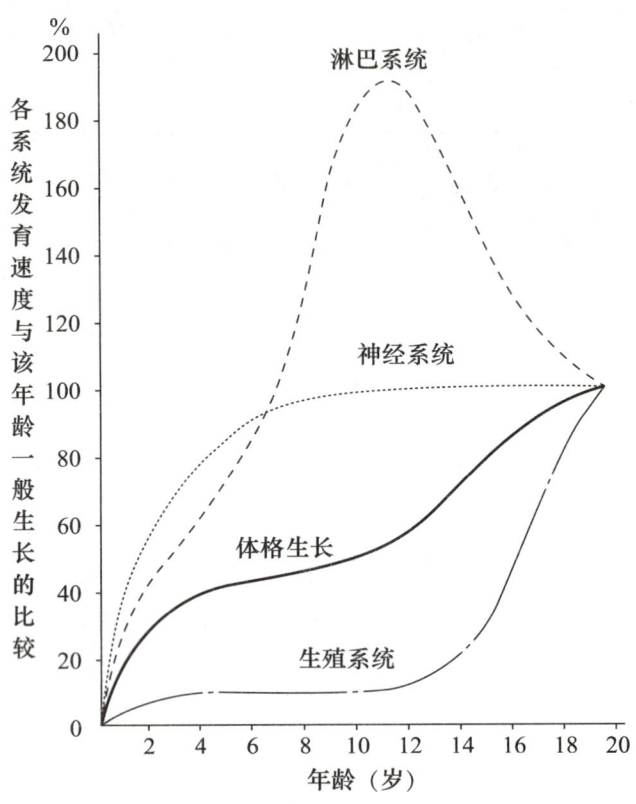

图 2-1 生后主要系统的生长规律

（三）生长发育的顺序性

生长发育通常遵循一定的顺序，即由上到下、由近到远、由粗到细、由低级到高级、由简单到复杂。如出生后运动发育的规律是：先抬头、后抬胸，再会坐、立、行（从上到下）；先抬肩、伸臂，再双手握物；先会控制腿，再控制脚（由近到远）；先会用全手掌抓握物品，再发展到能以手指端拾取物品（由粗到细）；先会画直线，进而能画圈、图形（由简单到复杂）；先会看、听和感觉事物、认识事物，再逐渐发展记忆、思维、分析、判断（由低级到高级）。

（四）生长发育的个体差异

儿童生长发育虽按上述一般规律发展，但在一定范围内受遗传、环境的影响而存在着较大的个体差异。因此，评价生长发育时必须考虑各种因素对个体的影响，并应进行连续动态的观察，才能做出正确的判断。

二、影响生长发育的因素

遗传因素和环境因素是影响儿童生长发育的两个基本因素。遗传因素决定了生长发育的潜力，这种潜力又受到环境因素的影响，两者相互作用，决定了每个儿童的生长发育水平。

（一）遗传因素

儿童生长发育的特征、潜能、趋势、限度等，由父母双方的遗传因素共同决定。种族、家族的遗传信息影响深远，如皮肤和头发的颜色、面部特征、身材高矮、性成熟的迟早都与遗传有关等；遗传性疾病无论是染色体畸变还是代谢缺陷对生长发育均有显著影响。

（二）环境因素

1. 营养　合理的营养是儿童生长发育的物质基础，年龄越小受营养状况的影响越大。当各种营养素供给充足且比例恰当，生活环境适宜时，儿童生长潜能就可能得到最好的发挥。宫内营养不良不仅使胎儿体格生长落后，严重时脑的发育也受影响；生后营养不良，特别是生后第1～2年严重营养不良，可影响儿童的体格生长和智能的发育。过多地摄取热量导致超重或肥胖，会对儿童的生长发育造成严重影响。

2. 疾病　疾病对儿童生长发育可产生一定的影响。急性感染常使体重减轻；长期慢性疾病则同时影响体重和身高的增长；内分泌疾病常引起骨骼生长和神经系统发育迟缓；先天性疾病可造成生长迟缓。

3. 孕母情况　胎儿在宫内的发育受孕母生活环境、营养状况、健康状况、情绪等各种因素的影响。如妊娠早期的病毒感染可导致胎儿先天畸形；妊娠期严重营养不良可引起流产、早产和胎儿体格生长以及脑的发育迟缓；孕母受到药物、放射线辐射、环境毒物污染和精神创伤的影响，可影响胎儿的发育。

4. 生活环境　近年来，家庭环境及社会环境对儿童健康的重要作用、影响日益受到关注。良好的居住环境、卫生条件如阳光充足、空气新鲜、季节气候适宜、水源清洁、居住条件舒适等，能促进儿童的生长发育。健康的生活方式、科学的护理、正确的教养、适当的锻炼和完善的医疗保健服务等都是促进儿童体格、神经心理发育达到最佳状态的重要因素。

> 【知识拓展】
>
> **追赶生长**
>
> 儿童生长发育遵循一定的轨迹。当儿童营养不良、患病或缺乏激素时，就会逐渐偏离生长发育的正常轨道，出现生长迟缓。而一旦这些阻碍生长的因素被去除，儿童将以超过相应年龄正常的生长速度加速生长，以便重新回到原有的生长轨道上，这一现象称为追赶生长。
>
> 生长恢复或追赶生长的幅度取决于相关影响因素，如病期、病情严重程度、年龄和关键期。若生长迟缓严重、持续时间长，则追赶生长不完全；若在生长关键期受影响，则可导致持久性生长障碍。如脑组织的生长损害发生在其生长发育的关键时期，则会产生永久性的障碍。在儿童追赶生长的这段时间里，应尽可能给其提供均衡的营养、充足的睡眠和适量的锻炼，以获得尽可能充分的追赶生长。

第二节 儿童体格生长发育及评价

一、体格生长常用指标

体格生长通常选用易于测量、有较好人群代表性的指标来表示。常用的指标有体重、身高（长）、坐高（顶臀长）、头围、胸围、上臂围等。

二、出生至青春前期体格生长规律

（一）体重

体重（weight）是身体各器官、组织及体液的总重量，是反映儿童体格生长，尤其是营养状况的最易获得的敏感指标，也是儿科临床计算药量、输液量等的重要依据。

体重测量

新生儿出生体重与胎次、胎龄、性别及宫内营养状况有关。我国2015年儿童体格发育调查结果显示，男婴平均出生体重为3.38kg±0.40kg，女婴为3.26kg±0.40kg。部分新生儿在生后数天内可发生生理性体重下降（physiological weight loss）。

儿童年龄越小，体重增长越快。出生后前3个月体重增长最快，正常足月儿生后第1个月体重增长可达1～1.7kg，生后3～4个月时体重约为出生体重的2倍；出生后前3个月体重的增长约等于其后9个月体重的增长，即12个月龄时体重约为出生体重的3倍（10kg）。生后第1年是体重增长最快速的时期，为"第一个生长高峰"。生后第2年体重增加2.5～3kg，2岁时体重约为出生体重的4倍（12～13kg）；2岁后到青春前期体重稳步增长，年增长约为2kg。进入青春期后体格生长再次加快，呈现"第二个生长高峰"。

当无条件测量体重时，为便于计算儿童药量和液体量，可用公式估算体重。

估算公式：1～6个月：体重（kg）=出生体重（kg）+月龄×0.7

7～12个月：体重（kg）=6（kg）+月龄×0.25

1～12岁：体重（kg）=年龄（岁）×2+8（kg）

（二）身高（长）

身高（height）指头顶至足底的垂直距离，是头、躯干（脊柱）与下肢长度的总和。3岁以后采用身高计立位测量；3岁以下儿童立位测量不易准确，应采用测量床仰卧位测量，称身长（recumbent length）。仰卧位与立位测量值相差1～2cm。

身长测量

身高（长）的增长规律与体重增长相似。新生儿出生时身长平均为50cm。生后第1年身长平均增长约25cm，其中前3个月增长11～13cm，约等于其后9个月的增长，所以1岁时身长约75cm。第2年增长速度减慢，10～12cm，到2岁时身长86～87cm。2岁后到青春期身长（高）稳步增长，平均每年增长5～7cm，至青春期出现第2个身高增长加速期。

2～12岁身长（高）的估算公式为：身高（cm）=年龄（岁）×7+75

身高（长）由头、躯干（脊柱）和下肢的长度构成，这三部分的增长速度并不一致。生后第1年头部生长最快，躯干次之，而青春期身高增长则以下肢为主，所以各年龄期儿童头、躯干和下肢所占身高（长）的比例在生长进程中发生变化，头长占身长（高）的比例从新生儿的1/4减为成人的1/8（图2-2）。

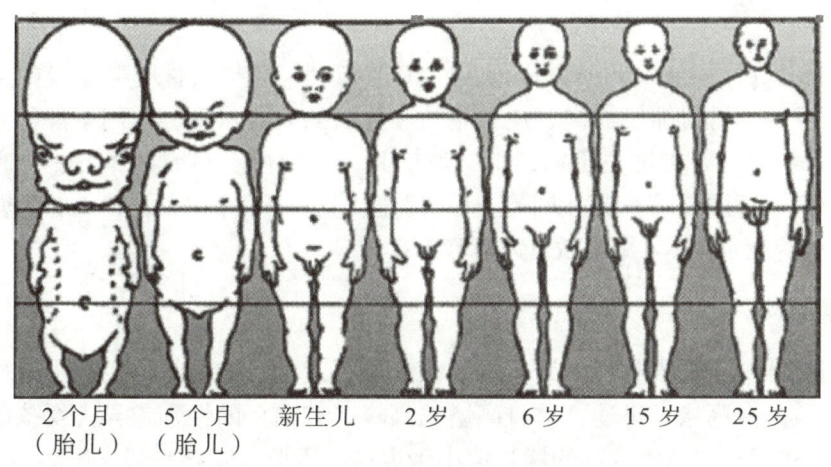

图2-2　头与身长（高）的比例

身高（长）的增长受遗传、内分泌、营养、运动和疾病等因素影响，明显的身材异常多由甲状腺功能减低、生长激素缺乏、长期严重营养不良、佝偻病等引起，而短期的疾病与营养波动不会明显影响身高（长）的增长。

（三）坐高（顶臀长）

坐高（sitting height）指由头顶至坐骨结节的垂直距离，3岁后采用坐高计坐位测量；3岁以下采用测量床仰卧位测量，称顶臀长（crown-rump length）。坐高反映头颅与脊柱的生长。由于下肢增长速度随年龄增长而加快，坐高占身高的百分数则随年龄增长而下降，由出生时的67%降至14岁时的53%。任何影响下肢生长的疾病，如甲状腺功能减低和软骨营养不良，均可使坐高（顶臀长）与身高的比例停留在幼年状态。

（四）头围

头围（head circumference，HC）指自眉弓上缘经枕骨结节绕头一周的长度，是反映颅骨生长和脑发育的重要指标。出生时头围相对较大，平均34cm。头围在1岁以内增长较快，前3个月和后9个月都约增长6cm，所以3个月时约40cm，1岁时约46cm。1岁以后头围增长明显减慢，2岁时约48cm；15岁时约54cm，基本同成人。头围过小常提示脑发育不良；头围过大或增长过快则提示脑积水、脑肿瘤的可能。

头围的测量

（五）胸围

胸围（chest circumference，CC）指自乳头下缘经肩胛骨角下平绕胸一周的长度，反映肺和胸廓的发育。出生时胸围比头围小1～2cm，约32～33cm。1岁时胸围约等于头围；1岁以后胸围发育开始超过头围，1岁至青春前期胸围超过头围的厘米数约等于儿童年龄（岁）减1。

（六）上臂围

上臂围（upper arm circumference，UAC）指沿肩峰与尺骨鹰嘴连线中点绕上臂一周的长度，反映上臂骨骼、肌肉、皮下脂肪和皮肤的发育水平，常用于评估儿童营养状况。生后第1年内上臂围增长迅速，1～5岁期间增长缓慢。在测量体重、身高不方便的地区，可测量上臂围以筛查5岁以下儿童的营养状况。评估标准：>13.5cm为营养良好；12.5～13.5cm为营养中等；<12.5cm为营养不良。

三、青春期体格生长特点

青春期是儿童到成人的过渡期，受性激素等因素的影响，体格生长出现生后的第二个高峰，尤其是身高增长迅速，称身高增长高峰，有明显的性别差异。女孩的身高增长高峰约早男孩2年，但每年身高的增长值小于男孩，因此，女孩一般比同龄男孩矮。

在青春期前的1～2年，无论是女孩还是男孩，生长速度略有减慢。女孩在乳房发育后（约9～11岁）、男孩在睾丸增大后（约11～13岁）身高开始加速增长，经1～2年达身高增长高峰，女孩平均年增高8～9cm，男孩平均年增高9～10cm。在第二生长高峰期，身高增长值约为最终身高的15%。青春期开始和持续的时间受多种因素的影响，个体差异较大。生长高峰提前者，身高的停止增长较早。

青春期儿童体型发生显著改变。女孩耻骨与髂骨下部的生长和脂肪堆积，使臀围加大。男孩则显示肩部增宽，下肢较长，肌肉增强的体型特点。

四、体格生长评价

儿童处于快速生长发育阶段，身体形态和各部分比例变化较大。充分了解儿童生长发育的规律和特点，客观和正确地评价其生长发育状况，给予适当的指导和干预，对促进儿童的健康成长十分重要。

（一）体格生长评价常用方法

1. 均值离差法（标准差法） 均值离差法适用于正态分布状况。根据不同年龄、性别，固定分组，通过大量人群的横断面调查算出均值（$\bar{X}$）和标准差（SD），以 $\bar{X} \pm SD$ 来表示。$\bar{X} \pm 1SD$ 包含68.3%的受检总体，$\bar{X} \pm 2SD$ 包含95%的受检总体，$\bar{X} \pm 3SD$ 包含99%的受检总体。通常以 $\bar{X} \pm 2SD$（包含95%的受检总体）为正常范围。用儿童体格生长指标的实测值与均值比较，根据实测值在均数上下所处的位置，确定和评价儿童发育等级。国内最常用的是五等级评价标准（表2-1）。

表 2-1　五等级评价标准

等级	离差法	百分位数法
上	$>\overline{X}+2SD$	$>P_{97}$
中上	$\overline{X}+（1SD \sim 2SD）$	$P_{75} \sim P_{97}$
中	$\overline{X} \pm 1SD$	$P_{25} \sim P_{75}$
中下	$\overline{X}-（1SD \sim 2SD）$	$P_3 \sim P_{25}$
下	$<\overline{X}-2SD$	$<P_3$

2. 中位数、百分位数法　中位数、百分位数法适用于正态和非正态分布状况。将一组变量值按大小顺序排列，求出某个百分位的数值，然后将百分位数列表。以第 50 百分位（P_{50}）为中位数，其余百分位数为离散距，常用数据为 P_3、P_{25}、P_{50}、P_{75}、P_{90}、P_{97}，通常以 $P_3 \sim P_{97}$ 为正常范围。当大量数据呈正态分布时，P_{50} 相当于均值离差法的均数（$\overline{X}$），P_3 相当于 $\overline{X}-2SD$，P_{97} 相当于 $\overline{X}+2SD$。可直接用百分位进行分级评价（表 2-1）。

3. 指数法　指数法即用两项指标间的相互关系作比较。① Kaup 指数，即体重（kg）/身高（cm）$^2 \times 10^4$，其含义为单位面积的体重值，主要反映体格发育水平及营养状况，尤其适用于婴幼儿。15～19 为正常，10～13 为营养不良，>22 表示肥胖。②体重指数（body mass index，BMI），即体重（kg）/身高（m）^{2}，它能较为敏感地反映体型胖瘦，受身高的影响较少，常用于区别正常或肥胖和评价肥胖程度。

4. 生长曲线（growth chart）评价法　将同性别、各年龄组儿童的某项体格生长指标（如身高、体重等）值按离差法或百分位数法的等级绘成曲线，制成生长曲线图，将定期连续测量的个体儿童的体格生长指标数值每月或每年点于图上并绘成曲线与标准曲线作比较，能直观快速地了解该儿童目前所处的生长水平，及时发现偏离，分析原因予以干预。生长曲线图是目前 WHO 和许多国家用于评价儿童生长发育状况与发展趋势的主要标准。

（二）体格生长评价内容

1. 生长水平　将儿童某一年龄时点的某一项体格生长指标测量值与参照人群值进行比较，即得到该儿童体格该项生长指标在同质人群中所处的位置，即该儿童生长的现实水平，通常以等级表示，表示该儿童已达到的水平，但不能说明过去存在的问题，也不能预示其生长趋势。

2. 生长速度　定期连续测量儿童某项体格生长指标如身高（长）、体重，获得该项指标在某一年龄阶段的增长值，即该儿童该项指标的生长速度。通过这种动态纵向观察，可发现个体儿童自己的"生长轨迹"，预示其生长趋势，与参照人群值比较，可及时发现生长偏离。因此，生长速度的评价较生长水平更能真实反映儿童的生长情况。

3. 匀称程度　评估儿童体格发育各项指标之间的比例关系。①体型匀称程度：常以体重/身高（长）的比值与参照人群值比较，反映体型生长的比例关系，即一定身高的相应体重增长范围。②身材匀称程度：以坐高（顶臀长）/身长（高）的比值与参照人群值比较，反映儿童下肢发育状况，评价身材是否匀称。

（三）体格生长评价注意事项

1. 采用规范的测量工具及正确的测量方法。
2. 选择合适的正常儿童体格生长标准参照值作为比较，并采用适当的评价方法。
3. 定期、连续地纵向观察，了解儿童的生长趋势，不可单凭一次检查结果就得出结论。
4. 采用多种指标综合评价，以防单一指标评价的局限性。
5. 体格测量的评价结果应与全面体格检查、实验室检验数据、生活状况及健康史结合起来综合分析，以便得出较确切和实际的判断。

第三节　与体格生长有关的其他系统发育

一、骨骼发育

（一）颅骨发育

根据头围大小，骨缝及前、后囟闭合迟早来评价颅骨的发育。颅骨缝出生时可略微分开，约3~4个月闭合。前囟为顶骨和额骨边缘形成的菱形间隙（图2-3），其对边中点连线长度在出生时为1.5~2.0cm，后随颅骨发育而增大，6个月后逐渐骨化而变小，1~1.5岁时逐渐闭合，2岁时96%的儿童前囟闭合。后囟为顶骨与枕骨边缘形成的三角形间隙，出生时即已很小（大约0.5cm）或已闭合，最迟出生后6~8周闭合。

前囟大小及张力的变化均提示某些疾病的可能。前囟早闭、头围小提示脑发育不良、小头畸形；前囟迟闭、过大见于佝偻病、甲状腺功能减退症等；前囟张力增加常提示颅内压增高，而前囟凹陷则见于极度消瘦或脱水者。

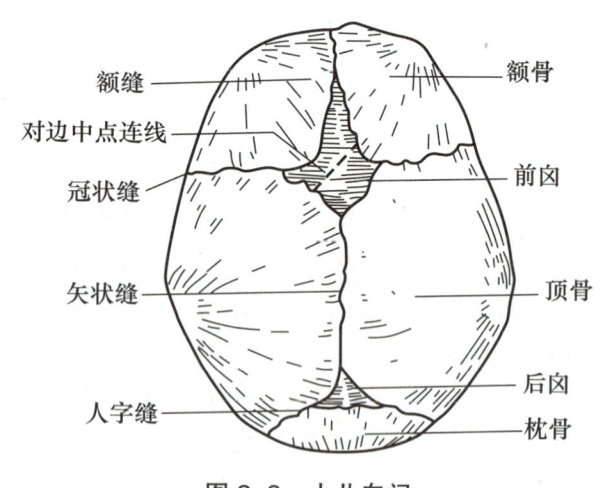

图2-3　小儿囟门

（二）脊柱发育

脊柱的增长反映脊椎骨的发育。出生后第一年脊柱增长快于四肢，以后四肢增长快于脊柱。脊柱在发育过程中会形成3个自然弯曲。新生儿时脊柱仅轻微后凸；3~4个月随婴儿抬头出现颈椎前凸形成颈曲；6个月左右会坐时出现胸椎后凸形成胸曲；1岁左右开始行走时出现腰椎前凸逐渐形成腰曲；6~7岁时脊柱的自然弯曲才为韧带所固定。

（三）长骨发育

长骨主要由其干骺端软骨骨化和骨膜下成骨的作用而增长、增粗。干骺端骨骼融合，标志着长骨生长结束。

随着年龄的增长，长骨干骺端的软骨次级骨化中心按一定的顺序和骨解剖部位有规律地出现。骨化中心出现的多少可反映长骨的生长成熟程度。通过X线检查不同年龄小儿长骨骨骺端骨化中心的出现时间、数目、形态、密度等绘制标准图谱，将某儿童骨化中心与各年龄标准图谱比较，其骨骼成熟度相当于某一年龄的达标图谱时，该年龄即为其骨龄。出生时腕部无骨化中心，1~9岁腕部骨化中心的数目约为其岁数加1，10岁时出齐，共10个。骨龄测量一般采用左手腕部X线摄片，若小婴儿或临床上考虑有骨发育延迟的婴幼儿应加摄膝部X线片。骨龄在临床上有重要的诊断价值，如甲状腺功能低下症、生长激素缺乏症时骨龄明显落后；真性性早熟、先天性肾上腺皮质增生症时骨龄超前。

二、牙齿发育

人一生有两副牙齿，即乳牙（共20个）和恒牙（共28~32个）。生后4~10个月乳牙开始萌出，13个月后未萌出者为乳牙萌出延迟，约2~2.5岁出齐，2岁以内乳牙的数目约为月龄减4~6。乳牙萌出顺序一般下颌先于上颌、自前向后（图2-4）进行。乳牙萌出时间和顺序个体差异较大，与遗传、内分泌、食物性状等有关。

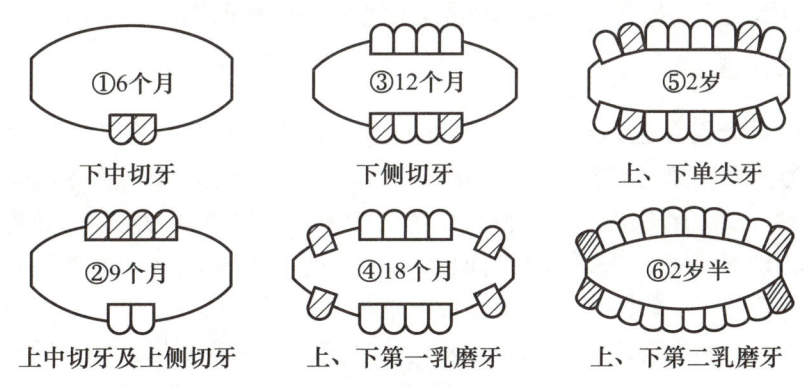

图 2-4　乳牙萌出顺序

6岁左右开始萌出第一颗恒牙即第一磨牙，长于第二乳磨牙之后，又称为6龄齿；6~12岁乳牙按萌出先后逐个被同位恒牙代替，其中第一、二前磨牙代替第一、二乳磨牙；12岁左右出第二磨牙；18岁以后出第三磨牙（智齿），但也有人终身不出此牙。

出牙为生理现象，个别小儿可有低热、流涎、睡眠不安、烦躁等反应。牙的生长与蛋白质、钙、磷、氟、维生素A、维生素C、维生素D等营养素及甲状腺激素有关。食物的咀嚼有利于牙齿生长。较严重的营养不良、佝偻病、甲状腺功能减退症、21-三体综合征等可使患儿有牙齿生长异常现象。

三、生殖系统发育

受下丘脑—垂体—性腺轴的调节，生殖系统迟至青春期前才开始发育，性器官迅速增长，出现第二性征。青春期持续7~10年，可划分为3个阶段：①青春前期（2~3年）：女孩9~11岁，男孩11~13岁，体格生长明显加速，出现第二性征；②青春中期（2~3年）：出现生长发育的第二个高峰，第二性征全部出现，性器官在解剖和生理功能上均已成熟；③青春后期（3~4年）：体格生长停止，生殖系统发育完全成熟。

青春期开始和持续时间受多种因素的影响，个体差异较大。女孩在8岁以前，男孩在9岁以前出现第二性征，为性早熟；女孩14岁以后，男孩16岁以后无第二性征出现，为性发育延迟。

（一）女性生殖系统发育

女性生殖系统发育包括女性生殖器官的形态、功能发育和第二性征发育。第二性征发育以乳房、阴毛、腋毛发育为标志，乳房发育是第二性征中出现最早的征象。出生时卵巢发育已较完善，但其卵泡处于原始状态。进入青春前期后，在腺垂体促性腺激素的作用下，卵巢内滤泡发育，乳房出现硬结，随着卵巢的迅速增长，雌激素水平不断升高，促进女性器官发育及第二性征的出现。通常9~10岁时骨盆开始加宽，乳头发育，子宫逐渐增大；10~11岁时乳房发育，阴毛出现；13岁左右乳房进一步增大，有较多阴毛、腋毛，出现初潮。月经初潮是性功能发育的主要标志，大多在乳房发育1年后或第二生长高峰后出现，受遗传、营养和经济文化水平等因素的影响。

（二）男性生殖系统发育

男性生殖系统发育包括男性生殖器官的形态、功能发育和第二性征发育。第二性征主要表现为阴毛、腋毛、胡须、喉结的出现及变声。出生时睾丸大多已降至阴囊，约10%尚未下降，一般于1岁内都会下降到阴囊，少数未下降者即为隐睾。在青春期以前，男孩外阴处于幼稚状态，进入青春前期后，睾丸进一步发育，睾丸增大是男性青春期的第一征象，其分泌的雄激素促进第二性征的出现。通常10~11岁时睾丸、阴茎开始增大；12~13岁时开始出现阴毛；14~15岁时出现腋毛，声音变粗；16岁后长胡须，出现痤疮、喉结，肌肉进一步发育。首次遗精是男性青春期的生理现象，多在阴茎生长1年后或第二生长高峰后出现。

第四节 儿童神经心理发育及评价

一、神经系统的发育

胎儿时期神经系统发育最早，出生时脑重已达成人脑重的25%（390g）左右，此时神经细胞数目已与成人相同，但其树突与轴突少而短。出生后脑重的增加主要是由于神经细胞体积增大和树突的增多、加长，以及神经髓鞘的形成和发育。神经纤维髓鞘化在4岁左右完成，因此，婴儿时期的各种刺激引起的神经冲动传导慢且易于泛化，不易形成兴奋灶，儿童易疲劳而进入睡眠状态。

胎儿出生时脊髓已基本发育成熟，2岁时接近成人。脊髓下端在胎儿期位于第2腰椎下缘，4岁时上移至第1腰椎，做腰椎穿刺时应注意。

二、感知觉的发育

（一）视感知发育

新生儿已有视觉感应功能，瞳孔有对光反应，但视觉不敏锐，只有在15~20cm范围内视觉才最清晰，在清醒安静状态下可短暂注视和追随近处缓慢移动的物体。新生儿期后视感知发育迅速，2个月起可协调地注视物体，开始有头眼协调；3~4个月时喜看自己的手，头眼协调较好；6~7个月时目光可随上下移动的物体垂直方向转动，开始认识母亲和常见物品；8~9个月时开始出现视深度的感觉，能看到小物体；18个月时能区别各种形状，喜看图画；2岁时可区别垂直线和横线；5岁时能区别颜色；6岁时视深度充分发育。

（二）听感知发育

胎儿出生时因鼓室无空气，听力较差，但对强声可有瞬目、震颤等反应；出生3~7天后听力已良好；1个月时能分辨"吧"和"啪"的声音；3~4个月时头可转向声源（定向反应），听到悦耳声时会微笑；6个月时能区别父母声音，唤其名有应答表示；7~9个月时能确定声源，区别语言的意义；1岁时能听懂自己名字；2岁时能区别不同高低的声音，听懂简单吩咐；4岁时听觉发育完善。

（三）味觉和嗅觉发育

出生时味觉发育已很完善。新生儿对不同味道如甜、酸、苦、咸等可产生不同的面部表情；4~5个月的婴儿对食物味道的轻微改变已很敏感，所以应适时添加各类转乳期食物。

出生时嗅觉中枢和神经末梢已基本发育成熟。生后1~2周的新生儿已可辨别母亲和其他人的气味，3~4个月时能区别愉快和不愉快的气味，7~8个月时开始对芳香气味有反应。

（四）皮肤感觉发育

皮肤感觉包括触觉、痛觉、温度觉和深感觉，触觉是引起某些反射的基础。新生儿触觉已很灵敏，尤以眼、口周、手掌、足底等部位最为敏感，触之即有瞬眼、张口、缩回手足等反应，而前臂、大腿、躯干部触觉则较迟钝。新生儿已有痛觉，但较迟钝。新生儿温度觉很灵敏，冷的刺激比热的刺激更能引起明显的反应。

（五）知觉发育

知觉为人对事物各种属性的综合反映。知觉的发育与听、视、触等感觉的发育密切相关。生后5~6个月时小儿已有手眼协调动作。1岁末开始有空间和时间知觉的萌芽；3岁能辨上下；4岁能辨前后；5岁开始辨别以自身为中心的左右。4~5岁时已有时间的概念，能区别早上、晚上、今天、明天、昨天；5~6岁时逐渐掌握周内时序、四季等概念。

三、运动的发育

运动的发育可分为粗大运动（包括平衡）和精细动作两大类。

（一）粗大运动

1. **抬头** 因为颈后肌发育先于颈前肌，所以新生儿俯卧位时能抬头1~2秒；3个月时抬头较稳；4个月时抬头很稳并能自由转动。

2. **翻身** 4个月时可由仰卧位翻身至俯卧位；约7个月时能有意识地从仰卧位翻至俯卧位，然后从俯卧位翻至仰卧位。

3. **坐** 6个月时能双手向前撑住独坐；8~9个月时能坐稳并能左右转身。

4. **爬** 7~8个月时已能用手支撑胸腹，可后退或在原地转动身体；8~9个月时可用双上肢向前爬。

5. **站、走、跳** 5~6个月扶立时双下肢可负重，并上下跳动；8~9个月时可扶站片刻；10个月左右能扶走；11个月时能独站片刻；15个月时可独自走稳；18个月时已能跑及倒退走；2岁时能双足并跳；2岁半时能独足跳1~2次；3岁时能双足交替走下楼梯，可并足跳远、单足跳。

（二）精细动作

新生儿两手握拳很紧，3~4个月时握持反射消失，开始有意识地抓握物体；6~7个月时出现换手及捏、敲等动作；9~10个月时可用拇、示指拾物，喜撕纸；12~15个月时学会用匙，乱涂画，能几页几页地翻书；18个月时能叠2~3块方积木；2岁时可叠6~7块方积木，一页一页翻书，能握杯喝水；3岁时在别人的帮助下会穿衣服，临摹简单图形；4岁时基本上能自己脱、穿简单衣服；5岁时能学习写字、折纸、剪复杂图形。

四、语言的发育

（一）发音阶段

新生儿已会哭叫，并且饥饿、疼痛等不同刺激所反映出来的哭叫声在音响度、音调上有所区别。婴儿1~2个月开始发喉音，3~4个月咿呀发音，6个月出现辅音，7~8个月能发"爸爸""妈妈"等语音，10个月能有意识地叫"爸爸""妈妈"。

（二）理解阶段

婴儿在发音的过程中逐渐理解语言。小儿通过视觉、触觉、体位觉等与听觉的联系，逐步理解一些日常用品，如奶瓶、电灯等的名称。6个月时婴儿能听懂自己的名字，9个月左右已能听懂简单的词意，如"再见""把手给我"等。提供积极的语言联系环境，可促进儿童逐渐理解这些语音的特定含义。

（三）表达阶段

在理解的基础上，儿童学会表达语言。一般12月龄开始会说单词，18个月时能用15～20个字，并指认、说出家庭主要成员的称谓；24个月时能指出简单的人、物品和图片，会说2～3个字构成的短句；3岁时能指认常见的物品、图画，会说短歌谣；4岁时能讲述简单的故事情节。

五、心理活动的发展

（一）注意的发展

注意是人的心理活动集中于一定的人或物。注意可分无意注意和有意注意，婴儿期以无意注意为主，随着年龄的增长、活动范围的扩大、生活内容的丰富、动作语言的发育，儿童逐渐出现有意注意，但幼儿时期注意的稳定性差，易分散、转移；5～6岁后儿童才能较好地控制自己的注意力。

（二）记忆的发展

记忆是将所获得的信息"贮存"和"读出"的神经活动过程，可分为感觉、短暂记忆和长久记忆3个阶段。长久记忆又分为再认和重现两种，再认是以前感知的事物在眼前重现时能认识；重现则是以前感知的事物虽不在眼前出现，但可在脑中重现，即被想起。1岁内婴儿只有再认而无重现，随着年龄的增长，重现能力增强。婴幼儿时期以机械记忆为主，精确性差。随着年龄的增长和思维、理解、分析能力的发展，儿童有意识的逻辑记忆逐渐发展，记忆内容也越来越广泛、复杂，记忆的时间也越来越长。

（三）思维的发展

思维是人应用理解、记忆和综合分析能力来认识事物的本质和掌握其发展规律的一种精神活动。思维有具体形象思维和逻辑思维。1岁以后儿童开始产生思维。婴幼儿的思维为直觉活动思维，随着年龄增大，儿童逐渐学会综合、分析、分类、比较等抽象思维方法，在此基础上进一步发展独立思考的能力。

（四）想象的发展

想象是对感知过的事物进行思维加工、改组、创造出现实中从未有过的事物形象的思维活动。新生儿没有想象能力；1～2岁儿童仅有想象的萌芽，3岁后儿童想象内容稍多，但仍为片段、零星的；学龄前期儿童想象力有所发展，但以无意想象和再造想象为主；学龄期儿童有意想象和创造性想象迅速发展。

（五）情绪、情感的发展

情绪是个体生理或心理需要是否得到满足时的心理体验和表现。情感则是在情绪的基础上产生的对人、物的关系的体验。外界环境对情绪的影响很大。新生儿因不适应宫外环境，常表现出不安、啼哭等消极情绪，而哺乳、抚摸、抱、摇等则可使其情绪愉快。6个月后可出现分离性焦虑。婴幼儿情绪表现特点为时间短暂，反应强烈，易冲动，易变化，外显而真实，但反应不一致。随着年龄的增长和与周围人交往的增加，儿童逐渐能有意识地控制自己的情绪，情绪反应渐趋稳定，情感也日益分化。

（六）意志的发展

意志为自觉地、主动地调节自己的行为，克服困难以达到预期目标或完成任务的心理过程。新生儿无意志，随着语言、思维的发展，婴幼儿开始有意行动或抑制自己某些行动时即为意志的萌芽。随着年龄的增长，语言思维不断发展，社会交往增多，在成人教育的影响下，儿童意志逐步形成和发展。成人应通过日常生活、游戏和学习等来培养孩子积极的意志，增强其自制力、独立性和责任感。

（七）个性和性格的发展

个性是个人处理环境关系时所表现出来的与他人不同的习惯行为和倾向性。性格是个性心理特征的重要方面，是在人的内动力与外环境产生矛盾和解决矛盾的过程中发展起来的，具有阶段性。婴儿期由于一切生理需要均依赖成人，建立了对亲人的依赖性和信赖感，幼儿期有一定自主感，但又未脱离对亲人的依赖，常出现违拗言行与依赖行为相交替的现象。学龄前期儿童主动性增强，但主动行为失败时易出现失望和内疚。学龄期儿童重视自己勤奋学习的成就，如不能发现自身的学习潜力将产生自卑。青春期少年社交增多，心理适应能力加强但容易波动，在感情问题、伙伴问题、职业选择、道德评价和人生观等问题上处理不当时易发生性格变化。

六、社会行为的发展

儿童的社会行为是各年龄阶段心理行为发展的综合表现（表2-2）。

表2-2 儿童神经精神发育进程

年龄	精细动作	语言	适应周围人物的能力及行为
新生儿	无规律，不协调动作，紧握拳	能哭叫	铃声使全身活动减少
2个月	直立位及俯卧位时能抬头	发出和谐的喉音	能微笑，有面部表情，眼随物转动
3个月	仰卧位变为侧卧位，用手摸东西	咿呀发音	头可随看到的物品或听到的声音转动180°，注意自己的手
4个月	扶着髋部时能坐，可在俯卧位时用两手支持抬起胸部，手能握持玩具	笑出声	抓面前物体，自己玩弄手，见食物表示喜悦，较有意识地哭和笑

续表

年龄	精细动作	语言	适应周围人物的能力及行为
5个月	扶腋下能站得直,两手各握一玩具	能喃喃地发出单调音节	伸手取物,能辨别人声,望镜中人笑
6个月	能独坐一会儿,用手摇玩具	会发辅音	能认识熟人和陌生人,自拉衣服,自握足玩
7个月	会翻身,自己独坐很久,将玩具从一手换入另一手	能发"爸爸""妈妈"等复音,但无意识	能听懂自己的名字,自握饼干吃
8个月	会爬,会自己坐起来、躺下去,会扶着栏杆站起来,会拍手	重复大人所发简单音节	注意观察大人的行动,开始认识物体,两手会传递玩具
9个月	试独站,会从抽屉中取出玩具	能懂几个较复杂的词句,如"再见"等	看见熟人会手伸出来要抱,或与人合作游戏
10~11个月	能独站片刻,扶椅或推车能走几步,拇、示指对指拿东西	开始用单词,一个单词表示很多意义	能模仿成人的动作,招手"再见",抱奶瓶自食
12个月	独走,弯腰拾东西,会将圆圈套在木棍上	能叫出物品名字,如灯、碗,指出自己的手、眼	对人和事物有喜憎之分,穿衣能合作,用杯喝水
15个月	走得好,能蹲着玩,能叠一块方木	能说出几个词和自己的名字	能表示同意、不同意
18个月	能爬台阶,有目标地扔皮球	能认识和指出身体各部分	会表示大、小便,懂命令,会自己进食
2岁	能双脚跳,手的动作更准确,会用勺子吃饭	会说2~3个字构成的句子	能完成简单的动作,如拾起地上的物品,能表达喜、怒、怕、懂
3岁	能跑,会骑三轮车,会洗手、洗脸,脱、穿简单衣服	能说短歌谣,数几个数	能认识画上的东西,认识男、女,自称"我",表现自尊心、同情心,怕羞
4岁	能爬梯子,会穿鞋	能唱歌	能画人像,初步思考问题,记忆力强,好发问
5岁	能单腿跳,会系鞋带	开始识字	能分辨颜色,数10个数,知物品用途及性能
6~7岁	参加简单劳动,如扫地、擦桌子、剪纸、泥塑、结绳等	能讲故事,开始写字	能数几十个数;可简单加减;喜独立自主,形成性格

七、神经心理发育的评价

儿童神经心理发育水平表现在感知、运动、语言和心理过程等各种能力及性格方面,对这些能力的评价称为心理测试。心理测试仅能判断儿童神经心理发育的水平,没有诊断疾病的意义。心理测试必须由经过专门训练的专业人员进行。

(一)发育水平测验

1. 筛查性测验

(1)丹佛发育筛查测验(DDST):是测量儿童心理发育最常用的方法,适用于2个月至6岁儿童。共104个项目,内容包括个人-社交、精细动作-适应性、语言、粗大运动4个能区,检查时逐项检测并评定其及格或失败,最后评定结果为正常、可疑、异常、无法判断。对可疑或异常者应进一步作诊断性测验。

(2)图片词汇测验(PPVT):适用于4~9岁儿童,共有120张图片,每张有黑白线条图4幅。检查时测试者讲一个词汇，要求儿童指出其中相应的一幅图。该法可测试儿童听觉、视觉、知识、推理、综合分析、语言词汇、注意力、记忆力等，方法简便，测试时间短，尤其适用于语言或运动障碍者。

（3）绘人测验（HFD）：适用于5～9.5岁儿童。要求儿童根据自己的想象在一张白纸上画一全身正面人像，然后根据人像身体部位、各部比例和表达方式的合理性等进行评分。

2. 诊断性测验

（1）贝利婴儿发育量表（BSID）：由美国心理学家Bayley编制，适用于0～42个月的儿童。从认知、语言、运动、社会情感和适应性行为5个领域评估儿童心理发育水平，确定是否有发育迟缓及干预后的效果。

（2）格塞尔发育量表（GDS）：适用于4周～3岁的婴幼儿。评价和诊断婴幼儿神经系统发育及功能成熟情况。从粗大运动、精细动作、个人—社会、语言能力及适应性行为5个方面进行检查，测得结果以发育商数（DQ）表示。

（3）斯坦福—比奈智能量表（S-B）：适用于2～18岁的儿童青少年。测试内容包括幼儿的具体智能，如感知、认知和记忆，以及年长儿的抽象智能，如思维、逻辑、数量和词汇等。结果以智商（IQ）表示。

（4）韦氏学前及初小儿童智能量表（WPPSI）和韦氏儿童智能量表（WISC）：WPPSI适用于4～6.5岁儿童，WISC适用于6～16岁儿童。测试内容包括词语类及操作类两大部分，测查一般智力水平、言语和操作水平，以及各种具体能力，如知识、计算、记忆、抽象思维等，是智力评估和智能低下诊断的重要方法之一。

（二）适应性行为评定

智能低下的诊断及分级必须结合适应性行为的评定结果。目前国内普遍采用的是根据日本"S—M社会生活能力检查表"修订的"婴儿—初中学生社会生活能力量表"。此量表适用于6个月～15岁儿童社会生活能力的评定。

📗 学习检测

A2型题

1. 女孩，体重8.2kg，身长73cm，坐稳并能左右转身，能发简单的"爸爸""妈妈"的音节，刚开始爬行，其月龄可能是（　　）。
   A. 4～5月　　　　B. 6～7月　　　　C. 8～9月
   D. 10～11月　　　E. 12～13月

2. 女孩，3岁，身高95cm，体重14kg，牙齿20个，腕部骨化中心4个，其生长发育属于（　　）。
   A. 正常　　B. 低体重　　C. 矮身材　　D. 高身材　　E. 营养不良

3. 男婴，营养发育良好，能扶坐，身长65cm，头围42cm，前囟2cm×2cm，两个中切牙正在萌出，腕部X线检查可见2个骨化中心。该男婴最可能的年龄是（　　）。
  A. 2～3个月 B. 4～5个月 C. 6～8个月
  D. 9～10个月 E. 10～12个月

A3型题

（4、5题共用题干）

男孩，身高80cm，前囟已闭，头围47cm，乳牙16颗，能用简单的语言表达自己的需要，对人、事有喜乐之分。

4. 该男孩的年龄最可能是（　　）。
  A. 1岁 B. 1岁半 C. 2岁半 D. 3岁 E. 3岁半

5. 按公式计算男孩的体重约是（　　）。
  A. 15kg B. 13.5kg C. 12kg D. 10.5kg E. 9kg

（6～8题共用题干）

患儿，男，1岁2个月，体重9.2kg，身高78cm，头围46cm，囟门尚未闭合。

6. 家长十分着急，询问护士小儿囟门关闭最迟的时间，回答是（　　）。
  A. 12个月 B. 14个月 C. 16个月 D. 18个月 E. 20个月

7. 小儿囟门闭合延迟常见的原因是（　　）。
  A. 脑萎缩   B. 小头畸形
  C. 脑发育不良   D. 胆红素脑病
  E. 维生素D缺乏性佝偻病

8. 护士给予的正确指导是（　　）。
  A. 暂停户外活动 B. 增加脂肪供给 C. 增加蛋白质供给
  D. 增加户外活动 E. 预防交叉感染

第三章 儿童保健

学习目标

1. 掌握各年龄期儿童的保健重点;计划免疫程序。
2. 熟悉预防接种的准备与注意事项;预防接种的反应及处理;常见意外事故的预防。
3. 了解免疫方式与常用制剂。

第一节 各年龄期儿童的保健重点

一、胎儿期保健重点

胎儿期保健重点为孕母的保健,目的是使胎儿在宫内健康地生长发育,从而降低围生儿病死率。

1. **预防遗传性疾病** 大力提倡和普及婚前检查及遗传咨询,禁止近亲结婚,有遗传病家族史应做好疾病风险预测和产前诊断。

2. **预防先天性畸形** 孕早期预防病毒和弓形虫感染,避免接触放射线和铅、苯等毒物,勿吸烟和酗酒。育龄妇女若患有严重的心、肝、肾疾病及糖尿病、结核病等慢性疾病,应在医生指导下决定是否怀孕及孕期的用药。

3. **保证充足的营养** 妊娠后期应加强铁、锌、钙和维生素 D 等重要营养素的补充,以保证胎儿生长和储存生后所需,但要防止营养摄入过多而导致胎儿体重过重,影响分娩和健康。

4. **给予良好的生活环境** 避免环境污染,注意劳逸结合,保持精神愉快。

5. **避免妊娠期并发症** 对高危孕妇加强随访,预防流产、早产的发生。

二、新生儿期保健重点

新生儿期保健重点为加强喂养、保暖及预防感染。保健重点在生后一周内。

新生儿期保健重点

1. 居家护理

（1）保持适宜的居室环境：新生儿房间应空气清新，阳光充足，通风良好；室温保持在22～24℃，相对湿度在55%～65%，冬季应注意保暖，夏季应避免室内温度过高。

（2）日常观察：指导家长观察新生儿的一般情况，如精神状态、面色、体温、呼吸、哭声及大小便等。

（3）皮肤、臀部护理：应每日沐浴保持皮肤清洁；衣服、尿布宜用柔软的棉布制作，衣服宽松、易于穿脱，不妨碍肢体活动；勤换尿布，以防尿布性皮炎。

（4）预防感染：居室保持空气新鲜，减少亲友探视；保持新生儿用具及居住环境的清洁卫生，接触新生儿前应洗手，避免交叉感染。

（5）促进神经心理发育：提倡母婴同室，鼓励家长拥抱和抚摸新生儿，给予各种良性刺激，建立情感连接，培养亲子感情。

2. 合理喂养

鼓励和支持母亲母乳喂养，指导哺乳的正确方法和技巧。如确是母乳不足或者无法进行母乳喂养者，则指导母亲采取科学的人工喂养方法。

3. 预防疾病和意外

按时接种卡介苗和乙肝疫苗。进行新生儿听力筛查和疾病筛查（目前我国主要筛查的是苯丙酮尿症和先天性甲状腺功能减低症）。预防窒息等意外发生。

4. 新生儿家庭访视

（1）访视时间：一般访视4次，分别为生后1～2天的初访、生后5～7天的周访、生后10～14天的半月访和生后27～28天的月访，并建立新生儿健康管理卡和预防接种卡，高危儿或检查发现异常者应增加访视次数。

（2）访视内容：了解新生儿出生情况；观察新生儿的面色、呼吸、哭声、吸吮力和大小便等情况；进行体格检查，及时发现异常情况，以便早期诊断、早期治疗。

【知识拓展】

新生儿疾病筛查

某些遗传性疾病，内分泌疾病，在新生儿出生时尚无症状，但可以通过筛查，早期诊断并及时治疗以预防症状的出现及严重后果的产生。新生儿疾病筛查的病种应符合以下条件：①发病率高或发病率不高但后果严重；②筛查方法简便可靠，且能够确诊；③能有效治疗或能预防和（或）减轻出现症状。根据上述原则并结合我国国情，目前主要筛查苯丙酮尿症（PKU）和先天性甲状腺功能减低症（CH）两种疾病，方法多采用血液滤纸法，采血时间为新生儿出生后并充分哺乳72小时后，足跟针刺采血。由于新生儿疾病筛查是一项需要多部门参与且质量受到严格控制的长期工作，因此，需要建立起一套比较完善的组织机构和管理体系，以保证整个工作的顺利实施。

三、婴儿期保健重点

婴儿期是生长发育的第一高峰期，且从母体中获得的免疫球蛋白IgG逐渐降低，需注意保证充足的营养及预防感染。

1. 合理喂养 提倡纯母乳喂养至6个月，人工喂养则应选择适合的配方奶粉；6个月后要及时、正确地添加辅食，使婴儿适应多种食物，并指导适时断奶。

2. 日常护理 衣着舒适、清洁，采用连衣裤或背带裤，利于胸廓发育；冬季不宜穿着过多，以婴儿两足暖和为宜；6个月以内婴儿每日睡眠15~20小时，7~12个月婴儿每日睡眠15~16小时；应每日沐浴及注意皮肤护理；4~10个月是乳牙萌出时期，应注意口腔护理。

3. 早期教育 婴儿3个月以后可以培养定时排尿的习惯，8~9个月能坐便盆排便；通过游戏、沟通和有目标的训练，促进婴儿视觉、听觉、动作和语言的发展。

4. 预防疾病及意外 按计划免疫程序完成基础免疫，坚持户外活动，进行"日光、水、空气"三浴和婴儿被动操，以增强体质；定期做体格检查，进行生长发育监测，6个月前每月1次，7~12个月每2~3月1次，以便及早发现营养性疾病并予以及时地干预和治疗。

婴儿沐浴

婴儿护理用品

四、幼儿期保健重点

幼儿期由于儿童感知能力和自我意识的发展，对周围环境产生好奇、乐于模仿，是儿童社会心理发育最为迅速的时期。

1. 日常护理 合理安排膳食，提供均衡营养，食物应软、烂、细及多样化；培养良好的就餐习惯和就餐礼仪；衣着舒适、穿脱方便，易于自理；一般白天小睡1~2小时，夜晚睡眠10~12小时；继续进行大小便训练，培养良好的卫生和生活习惯。

2. 口腔保健 2~3岁以后培养儿童自己早晚刷牙，饭后漱口的习惯，少吃易致龋齿的食物，定期进行口腔检查。

3. 早期教育 应重视与幼儿进行语言交流，通过游戏、讲故事、唱歌等促进其语言发育和动作的发展，同时培养幼儿良好的行为方式和生活自理能力。

4. 预防疾病及意外 坚持户外活动、沐浴、游戏等，每3~6个月做1次体格检查，查听力、视力，并进行生长发育监测。预防意外发生，如异物吸入、外伤、中毒、溺水等。同时，注意防治常见的心理行为问题如违拗、发脾气和破坏性行为等。

五、学龄前期保健重点

学龄前期儿童体格增长速度相对较慢，但智能发展迅速且好奇心重，模仿性强，可塑性大，是性格形成的关键时期。

1. 日常护理 食物应做到多样化，粗细、荤素合理搭配；保证良好的睡眠环境和睡眠质量，每日保证睡眠11~12小时。

2. 早期教育　学龄前期是性格形成的关键期。通过兴趣、游戏有意识地增强其思维能力、动手能力和自理能力，养成良好的学习习惯，培养高尚的道德品质。

3. 预防疾病及意外　加强体格锻炼，每年进行1～2次体格检查，防治近视、龋齿、缺铁性贫血、寄生虫感染等常见病；开展安全教育，预防外伤、溺水、中毒等意外事故发生。同时注意防治常见的心理行为问题，如吮拇指和咬指甲、遗尿、手淫、攻击性或破坏性行为等。

六、学龄期保健重点

学龄期儿童认知和心理发展迅速，脑的发育基本完成，是接受科学文化教育的重要时期。

1. 日常护理　保证营养充分而均衡，重视早餐及课间加餐，同时注意补充铁强化食品；保证充足的睡眠，每日睡眠9～10小时，夏季应午睡；注意口腔卫生，养成早晚刷牙、餐后漱口的习惯，预防龋齿；保持正确的坐、立、行走和读书、写字的姿势，预防近视、驼背、脊柱侧弯等；培养良好的生活习惯和学习习惯，加强素质教育，注重品德教育。

2. 体格锻炼　每天进行户外活动和体格锻炼，如体操、跑步、游泳、团体游戏等，锻炼要因人而异，强度要适当、循序渐进。

3. 预防疾病及意外　继续进行预防接种和定期做健康检查，防治屈光不正、龋齿、缺铁性贫血等常见病；开展安全教育，预防车祸、溺水，学习发生地震、火灾、水灾时的安全逃生知识；防治常见的心理行为问题如学龄儿童上学不适应、对立违抗等。

七、青春期保健重点

青春期是体格发育的第二个高峰期，是性格、体质、心理、智力发育和发展的关键时期。

1. 供给充足营养　合理膳食和保持良好的饮食习惯，避免偏食、挑食和厌食。

2. 培养良好习惯　保证充足睡眠，睡眠时间8小时以上；培养青少年良好的卫生习惯。

3. 加强青春期生理和心理卫生教育　进行正确的性教育以使青少年在生理、心理方面健康发展；接受系统的法制教育，树立正确的人生观、价值观，学习助人为乐、勇于上进的道德风尚，形成健康向上的生活方式。

4. 预防疾病及意外　进行体育锻炼，定期进行体格检查，防治急性传染病、屈光不正、龋齿、神经性厌食、月经不调及脊柱弯曲等；进行安全教育，预防运动创伤、车祸、溺水、打架斗殴、自杀等意外事故发生。防治常见的心理行为问题如对立违抗、离家出走、自杀等。

第二节　计划免疫

儿童计划免疫（planned immunization）是根据免疫学原理、儿童的免疫特点和传染病疫情的监控情况制定的免疫程序，是有计划、有目的地将生物制品接种到儿童群体中，以确保儿童获得可靠的抵抗疾病的能力，从而达到预防、控制和消灭传染病的目的。其中，预防接种（preventive vaccination）是计划免疫的核心。

一、免疫方式与常用制剂

1. 主动免疫及常用制剂　主动免疫是指给易感者接种特异性抗原，刺激机体产生特异性抗体或致敏淋巴细胞，从而获得相应的免疫力。这是预防接种的主要内容。特异性抗原进入机体后，需经过一定期限才能产生抗体，但抗体持续时间久，一般为1～5年。常用制剂有下列几种：灭活疫苗、减毒活疫苗、类毒素疫苗、组分疫苗及基因工程疫苗。

2. 被动免疫及常用制剂　被动免疫是指给人体注射含特异性抗体的免疫血清或细胞因子等制剂，使之立即获得免疫力，因维持时间短暂（一般约3周），主要用于暂时预防或治疗。常用的制剂有特异性免疫球蛋白、抗血清、抗毒素。此类制剂来自动物或人的血清，对人体是一种异性蛋白，注射后易引起过敏反应或血清病，应谨慎使用。

二、免疫程序

2016年，国家卫生健康委员会颁布了《国家免疫规划疫苗儿童免疫程序表（2016年版）》，要求1岁以内儿童必须接种乙肝疫苗、卡介苗、脊髓灰质炎疫苗、百白破疫苗、麻疹疫苗、流脑疫苗、乙脑疫苗（表3-1）。根据流行地区、季节或家长的意愿，还可以进行流行性出血热疫苗、炭疽疫苗、钩端螺旋体病疫苗、风疹疫苗、水痘疫苗、流感疫苗和肺炎疫苗等的接种。

表3-1　国家免疫规划疫苗儿童免疫程序表（2016年版）

疫苗种类		接种年（月）龄														
名称	缩写	出生时	1月	2月	3月	4月	5月	6月	8月	9月	18月	2岁	3岁	4岁	5岁	6岁
乙肝疫苗	HepB	1	2					3								
卡介苗	BCG	1														
脊灰灭活疫苗	IPV					1										
脊灰减毒活疫苗	bOPV					1	2							3		
百白破疫苗	DTaP				1	2	3				4					
白破疫苗	DT															1
麻风疫苗	MR								1							
麻腮风疫苗	MMR										1					
乙脑减毒活疫苗或乙脑灭活疫苗[1]	JE-L								1			2				
	JE-I								1、2			3				4
A群流脑多糖疫苗	MPSV-A							1		2						

续表

疫苗种类		接种年（月）龄														
名称	缩写	出生时	1月	2月	3月	4月	5月	6月	8月	9月	18月	2岁	3岁	4岁	5岁	6岁
A群C群流脑多糖疫苗	MPSV-AC												1			2
甲肝减毒活疫苗或甲肝灭活疫苗[2]	HepA-L										1					
	HepA-I										1	2				

注：1. 选择乙脑减毒活疫苗接种时，采用两剂次接种程序。选择乙脑灭活疫苗接种时，采用四剂次接种程序；乙脑灭活疫苗第1、2剂间隔7～10天。

2. 选择甲肝减毒活疫苗接种时，采用一剂次接种程序。选择甲肝灭活疫苗接种时，采用两剂次接种程序。

三、预防接种的准备与注意事项

1. 环境准备 接种场所光线明亮，空气新鲜，温度适宜，接种及急救物品摆放有序。

2. 心理准备 做好解释、宣传工作，消除家长和儿童的紧张、恐惧心理，接种宜在饭后进行，以免发生晕厥。

3. 严格执行免疫程序 掌握接种剂量、次数、间隔时间和不同疫苗的联合免疫方案。一般接种活疫苗后需间隔4周、接种死疫苗后需间隔2周，再接种其他活疫苗或者死疫苗。及时记录及预约，交代接种后的注意事项及处理措施。

4. 严格掌握禁忌证 患急性传染病（包括疾病恢复期）、慢性消耗性疾病、活动性肺结核、先天性免疫缺陷疾病、过敏性疾病、肝肾疾病以及发热的儿童均不能接种疫苗；正在接受免疫抑制剂治疗的儿童，应尽量推迟常规的预防接种时间；近一个月内注射过免疫球蛋白者，不能接种活疫苗，某些疫苗还有特殊的禁忌证，应严格按照使用说明执行。

5. 严格执行查对制度及无菌操作原则 仔细核对儿童姓名、年龄，严格按规定的接种剂量接种。用皮肤消毒剂消毒皮肤，待干后注射；接种活疫苗时，只用75%乙醇消毒；抽吸后剩余药液超过2小时不能再用。接种后剩余活菌苗应烧毁。

6. 接种后处理 告知接种后的注意事项及处理措施；接种后及时记录，再次接种者需及时预约，未接种者需注明原因，必要时进行补种。

四、预防接种的反应与处理

1. 一般反应

（1）局部反应：接种后数小时至24小时左右局部可出现红、肿、热、痛，有时伴有淋巴结肿大，局部反应轻者不必处理，重者可作局部热敷。

（2）全身反应：主要表现为发热，多为低、中度发热。可伴有头痛、恶心、呕吐、腹泻、腹痛、全身不适等。全身反应轻者适当休息，重者可对症处理，注意休息，多饮水。

2. 异常反应

（1）过敏性休克：于注射后数分钟或0.5~2小时内出现烦躁不安、面色苍白、口周青紫、四肢湿冷、呼吸困难、脉搏细速、恶心呕吐、惊厥、大小便失禁甚至昏迷等症状，严重者可危及生命，一旦发生，应立即抢救。

（2）晕针：儿童常因为空腹、疲劳、室内闷热、紧张等原因，在接种时或几分钟内突然出现头晕、心慌、面色苍白、出冷汗、手足发麻等症状。此时，应立即使患儿平卧、头稍低，保持安静，饮少量热开水或糖水，必要时可针刺人中穴，短时间内可恢复正常。

（3）全身感染：有严重原发性免疫缺陷病或继发性免疫功能遭受破坏者，接种活菌（疫）苗后，可扩散为全身感染，如接种卡介苗后引起全身播散性结核。

第三节　意外事故的预防

一、异物吸入与窒息

1. 常见原因　3个月以内的婴幼儿容易因盖被、母亲的身体压迫、吐奶等造成窒息。较大的婴幼儿容易发生异物吸入呼吸道、消化道等事件，如瓜子、花生、果冻、纽扣、硬币等不慎进入呼吸道；饮食时不慎将枣核、鱼刺、骨头等吞下；或成人给儿童强迫喂药时药物进入儿童呼吸道等。

2. 预防措施　小婴儿盖被时要注意保证口、鼻不被堵塞；婴幼儿与成人分床睡，床上应无杂物；照顾婴幼儿应做到"放手不放眼，放眼不放心"；儿童进食时要避免说、笑、逗、跑，勿在儿童进餐时惊吓、责骂儿童；危险玩具和物品要放在儿童不易取到的地方；不给婴幼儿整粒的瓜子、花生、豆子、小果冻及带刺、带核、带骨的食品。

二、中毒

1. 常见原因　多为食物、有毒动植物、药物、化学药品等引起的急性中毒。

2. 预防措施　保证儿童食物的清洁、卫生、新鲜；避免食入有毒的食物；药物应固定放置，妥善保管。使用煤炉、煤气时需要注意开窗通风，定期检查管道是否通畅、有无漏气，防止一氧化碳中毒；日常使用的灭虫害药及农药要妥善保管和使用，避免儿童接触。

三、外伤

1. 常见原因　包括跌落伤、灼伤、电击伤等。

2. 预防措施

（1）不单独将婴幼儿放在床上或者房间内；居住环境应设有保护性栏杆；家具边缘以圆角为宜。

（2）妥善管理好热源、电源、火源等；对易燃、易爆、易损品应妥善存放。

（3）户外活动场地应平整，无碎石、泥沙，最好有草坪；大型玩具应定期检查、及时维修，如滑梯、攀登架、跷跷板、秋千等，儿童玩耍时需成人监护，并做好醒目标识。

（4）雷雨、大风天气，勿在大树下、电线杆旁或高层的房檐下避雨，以防触电或砸伤。

（5）进行突发事件如发生地震、火灾时的安全逃生方法教育。

四、溺水和交通事故

1. **常见原因**　溺水是游泳中最严重的意外事故。失足落井或掉入水缸、粪缸也可造成溺水。近年来，随着道路和交通工具的不断发展，交通事故的发生率呈上升趋势。

2. **预防措施**　不能单独将婴幼儿留在水盆中；教育儿童不可独自或结伴去无安全设施的池塘、江河玩水或游泳。水缸、粪缸应加盖。儿童外出游玩时需要成人带领。教育儿童遵守交通规则，勿在马路上玩耍；对学龄前儿童要做好接送工作。

学习检测

A2 型题

1. 刚出生的婴儿，体重 3kg，Apgar 评分为 9 分，此时需接种的疫苗是（　　）。
   A. 卡介苗　　　　　　　　　　B. 乙肝疫苗
   C. 脊髓灰质炎疫苗　　　　　　D. 麻风疫苗
   E. 破伤风疫苗

2. 婴儿 8 个月大，应接种的疫苗是（　　）。
   A. 脊髓灰质炎疫苗　　　　　　B. 乙肝疫苗
   C. 破伤风疫苗　　　　　　　　D. 麻风疫苗
   E. 卡介苗

3. 11 个月的大婴儿，来社区卫生保健门诊进行预防接种，下列做法不妥的是（　　）。
   A. 做好解释工作，消除家长和儿童的紧张情绪
   B. 接种场所避光
   C. 严格执行免疫程序
   D. 严格执行无菌操作
   E. 做到接种后告知

4. 儿童预防接种时出现晕针现象，下列处理不合适的是（　　）。
   A. 让患儿平卧，头稍低　　　　B. 保持安静
   C. 饮少量热开水　　　　　　　D. 必要时针刺人中穴
   E. 立即送往医院抢救

5. 4个月大的婴儿，昨日种了百白破混合疫苗，今日有轻度发热，稍哭吵不安，体温38.2℃（肛表），右上臂外侧注射部位轻微红肿。咽部无充血，心肺无异常发现，下列选项处理最恰当的是（　　）。

  A. 暂不用药　　　　　　　　B. 口服抗生素

  C. 口服退热药　　　　　　　D. 口服抗病毒药

  E. 注射抗生素

A3 型题

（6、7题共用题干）

足月顺产，4个月大，女婴。

6. 此期患儿的保健重点应除外的是（　　）。

  A. 合理喂养　　　　　　　　B. 注意口腔卫生

  C. 早期教育　　　　　　　　D. 家庭访视

  E. 预防疾病和意外

7. 此患儿需要接种的疫苗是（　　）。

  A. 卡介苗　　　　　　　　　B. 乙肝疫苗

  C. 脊髓灰质炎疫苗　　　　　D. 百白破疫苗

  E. 麻风疫苗

第四章
住院患儿护理及其家庭支持

学习目标

1. 掌握儿童健康评估的特点。
2. 熟悉与患儿及其家长的沟通技巧；儿童及其家庭对住院的心理反应与护理；儿童用药特点及护理。
3. 了解儿童医疗机构的设置及护理管理；患儿临终关怀与家庭的情感支持；儿童疼痛的评估与护理。

第一节 儿童医疗机构的设置及护理管理

我国儿童医疗机构可分为3类：综合医院中的儿科、妇幼保健院及儿童医院。其中以儿童医院的设置最为全面，包括门诊、急诊及病房。

一、儿科门诊

（一）设置

1. **预诊处** 由于儿童病情变化快，年龄跨度大，预诊可帮助识别急危重症患儿，尽快安排急诊就诊，赢得抢救危重症患儿的时机；检出传染病患儿，可及时隔离，减少交叉感染；协助家长选择就诊科别，节省就诊时间。预诊处主要采取简单扼要的问诊、望诊及体检，在较短的时间内作出判断，预诊处应设在医院内距大门最近处，或儿科门诊的入口处，与急诊、门诊、传染病隔离室相通，方便转运。

2. **候诊处** 由于陪伴就诊人员多，人员流动量大，候诊处应宽敞、明亮、空气流通，有足够的候诊椅，并设有换尿布、放包裹的台面，提供热水的饮水机等具有儿科特色的便民设施。室内装饰和摆设可尽量生活化，可设置儿童娱乐的场地，以减轻患儿的陌生感和恐惧感。

（二）护理管理

儿科门诊的人员多、流动量大，而且患儿家长的焦虑程度往往大于其他科的就诊人员。因此，儿科门诊在护理管理上应做好以下几个方面的工作。

1. 保证就诊秩序有条不紊 为了提高就诊速度和质量，安排经验丰富的工作人员进行分诊，做好就诊的准备、诊查中的协助及诊后的解释工作。

2. 密切观察病情 儿童病情变化快，在预诊及门诊整个过程中，护士应经常巡视、观察患儿，发现问题及时联系医师并处理，如对体温过高患儿进行物理降温等处理。

3. 预防院内感染 制定并执行消毒隔离制度，严格遵守无菌技术操作要求，及时发现传染病的可疑征象，并予以隔离等。

4. 杜绝差错事故 严格执行核对制度，执行给药、注射等各项操作时应认真、仔细，避免差错事故的发生。

5. 提供健康宣教 开展形式多样的健康教育，给予正确的保健指导，促进儿童健康。

二、儿科急诊

（一）儿科急诊的特点

1. 儿童急诊常具有起病急、来势凶、病情变化快、突发情况多及病死率高的特点。

2. 儿童疾病表现常不典型而延误诊断危及生命，如化脓性脑炎的感染性休克，医护人员应仔细观察尽快明确诊断。

3. 儿童疾病的种类和特点有一定的季节规律性，如冬季的呼吸道感染、秋季的腹泻等，应根据发病规律做好充足准备。

（二）儿科急诊的设置

儿科急诊的一般设置有分诊处、抢救室、观察室、手术室等，考虑到儿童年龄和体格差异，儿科急诊应备有适合各年龄段儿童的医疗设备和药物，如不同规格的简单呼吸器、不同型号的气管插管，儿科急救尺（Broselow急救尺）等，及时准确地为患儿诊治。

（三）护理管理

1. 重视五要素 人、医疗技术、药品、仪器设备和时间是急诊抢救的五要素，其中人起主要作用。因此，急诊护士应具有高度的责任心、精湛的技术、敏锐的观察力及较强的组织、协作能力。此外，药品齐全，仪器设备先进、功能完好，争取时间也是保证抢救成功的重要环节。

2. 执行急诊岗位责任制度 坚守岗位，及时发现病情变化，随时做好抢救患儿的准备。对抢救药物和设备的使用、保管、补充、维护等应有明确的分工及交班制度。

3. 建立并执行抢救护理常规 儿科急诊护士应坚持学习，巩固已掌握的各种常见疾病的抢救程序、护理要点，更新知识和程序，总结经验，不断提高抢救效率。

4. 规范文件管理 应有完整规范的病历材料。紧急抢救中的口头医嘱，须当面复述确保无误后执行，并及时补记医嘱。方便日后核对并且为进一步治疗和护理提供依据。

三、儿科病房

（一）儿科病房的设置

1. 普通病房设置 儿科普通病房设置与一般病房类似，设有病房、护士站、治疗室、值班室、配膳（奶）室、厕所等。病室的细节设置也应为患儿和其家长考虑，如墙壁可粉刷为柔和的颜色并装饰患儿喜爱的卡通图案，配膳（奶）室备有配奶器具等。配有适合的床栏，厕所可有门但不加锁，浴室设有防滑装置等，以保障住院患儿的安全，防止意外伤害。

2. 重症监护病房设置 重症监护室主要收治病情危重、需要观察及抢救者。室内备有各种抢救设备和监护设备。监护室主要由监护病房、隔离病房和辅助用房（治疗室、护士站、医护办公室等）组成。

（二）护理管理

1. 环境管理 病房环境应适合儿童的心理、生理特点，可张贴或悬挂卡通画。病房窗帘及患儿被服可采用颜色鲜艳、图案活泼的布料制作。普通病房应安装地（壁）灯，以免影响睡眠。室内温、湿度应依据患儿年龄大小而定。新生儿室温为22～24℃，婴幼儿为20～22℃，相对湿度为55%～65%；年长儿室温为18～20℃，相对湿度为50%～60%。

2. 生活管理 患儿的饮食不仅要符合治疗的需要，还要满足其生长发育的要求。医院负责提供式样简单、布料柔软的患儿衣裤，要经常换洗，保持整洁。合理安排患儿的活动与休息，对长期住院的学龄期患儿要适当安排其学习时间，减轻或消除离开学校后的寂寞、焦虑心理。

3. 安全管理 病房对紧急事件应有应急预案，每个病房门后粘贴紧急疏散图，发生紧急情况时根据病房所在方位按图中指示疏散。病房中的消防、照明器材应专人管理，工作人员应知道器材位置和使用方法，安全出口要保持通畅。新生儿病房和NICU还应注意防止新生儿丢失等问题。此外还应防止跌伤、烫伤，防止用药差错、误饮误服。

4. 感染控制 医护人员在操作前后均应洗手，严格执行医院的各项消毒隔离制度，做好监测统计。此外，应加强对患儿和其家长的健康教育，提高其自我保护意识。

第二节　与患儿及其家长的沟通

建立良好的护患关系，有助于护士取得家长的信任，使医护人员获得正确的病史资料，正确评估患儿及其家庭的个性化需求，以满足患儿生理、心理、社会等多方面的需要，使患儿得到更好的治疗，促进患儿早日康复。

一、与患儿的沟通

（一）儿童沟通的特点

儿童在8岁前，语言沟通能力差，抽象思维发育不成熟，不能用语言正确表述自己的想法，但在非语言沟通方面，儿童已经能够熟练的通过他人的面部表情、着装、语调、手势等获取正确的信息。儿童在8岁后才能逐渐流利地使用语言沟通，并逐渐接近成人。儿科护士应根据患儿的年龄灵活运用语言和非语言的沟通方式与患儿交流。

（二）与患儿沟通的原则和技巧

1. *使用适当的语言沟通*　护士应根据患儿的年龄和发育水平选择适合的方式与患儿交流，以患儿能够理解的语言来表达，并能根据患儿的反应调整沟通方式。交谈时，护士应吐字清晰，注意用词、语速、语调和音量。

2. *注意给予患儿平等尊重*　护士在与患儿交流时要给予尊重、平等对待。在体态上，护士与患儿交流时应保持目光的接触，与患儿的视线保持水平，必要时可坐下或蹲下。

3. *保持诚信*　护士与患儿交流时，应避免欺骗患儿，应诚实地向患儿提供有关知识，特别是患儿将要听到、看到和感受到的信息，不要试图隐瞒和欺骗，以免破坏护患之间的互信关系。

4. *恰当地使用非语言沟通*　护士应仪表整洁，面带微笑，给患儿安全感；在交流时，注意配合面部的表情、眼神、动作等。根据情况，在适当的时候使用肢体的接触，可给予患儿拥抱或抚摸，如轻拍患儿后背的简单动作就能表达出关心、安慰、信任和支持的含义。

5. *使用游戏作为护患沟通的桥梁*　护士应善于利用游戏与患儿沟通交流。游戏不仅可以拉近护患之间的距离，还可以帮助护士了解患儿内心的想法，替代语言的安慰帮助患儿发泄痛苦，协助护士向患儿解释诊疗程序。例如，护士可以通过绘画、讲故事的方式了解患儿难以用语言表达的内心感受，以及利用玩偶扮演医师和患者的医疗游戏向患儿解释手术程序。

二、与患儿家长的沟通

1. *建立良好的第一印象*　与患儿家长沟通时，护士的首要任务是取得患儿家长的信任。护士应积极热情，耐心倾听患儿家长的观点和想法，并告知患儿家长如何获取护士的帮助。

2. *使用开放性问题鼓励交谈*　使用开放性问题鼓励家长交谈，并注意倾听和观察语言及非语言信息，注意对谈话主题进行引导和限制，避免与患儿家长的交流偏离目标和主题。

3. *恰当的处理冲突*　由于担忧患儿的病情，患儿家长易产生怀疑，表现为挑剔易怒、心情烦躁。护士应换位思考，理解患儿家长的心情，针对家长的问题给予解答，进行各项操作时应给予耐心的解释，表现出对患儿的关心爱护，避免让患儿家长产生不信任感。

第三节　儿童健康评估的特点

评估儿童健康状况时，要掌握其身心特点，运用多方面知识，以获得全面、正确的客观资料，为制定治疗和护理方案奠定基础。

一、健康史的采集

（一）内容

1. **一般情况**　一般情况包括患儿姓名（乳名）、性别、年龄、民族、入院日期，患儿父母（抚养人）的姓名、年龄、职业、文化程度、家庭地址、联系电话等。

2. **主诉**　主诉即患儿来院就诊的主要原因和发病时间。如"持续发热3天"。

3. **现病史**　现病史即就诊的主要原因及发病经过，包括发病时间、起病过程、主要症状、病情发展及严重程度、接受过何种处理等，还包括其他伴随症状，以及同时存在的疾病等。

4. **个人史**　询问个人史时根据不同年龄及不同健康问题各有侧重。

（1）出生史：胎次、胎龄、分娩方式及过程，母孕期情况，出生时体重、身长、有无窒息、产伤，Apgar评分等。对新生儿及婴幼儿应详细了解。

（2）喂养史：对婴幼儿及患营养性疾病和消化系统疾病的患儿要详细询问喂养史。询问是母乳喂养还是人工喂养，人工喂养以何种乳品为主、如何配制，喂哺次数及量，添加转换期食品及断奶情况等。年长儿应了解有无挑食、偏食、吃零食等不良饮食习惯。

（3）生长发育史：了解患儿体格生长指标如体重、身高、头围增长情况；前囟闭合时间及乳牙萌出时间、数目；会抬头、翻身、坐、爬、走的时间；语言的发展；对新环境的适应性；学龄儿还应询问在校学习情况及与同伴间的关系等。

（4）生活史：了解患儿的生活环境、卫生习惯、睡眠、休息、排泄习惯，是否有特殊行为问题，如吸拇指、咬指甲等。

5. **既往史**　既往史包括既往一般健康状况、疾病史、预防接种史、食物或药物过敏史等。

（1）既往一般健康状况及疾病史：询问患儿既往健康良好还是体弱多病。患儿曾患过何种疾病，是否患过儿童常见的传染病；患病时间和治疗情况，是否有手术史。

（2）预防接种史：接种过何种疫苗，接种次数，接种年龄，接种后有无不良反应。

（3）食物或药物过敏史：注意了解患儿是否对食物、药物或其他物质过敏。

6. **家族史** 家族是否有遗传性疾病，父母是否是近亲结婚，母亲妊娠史和分娩史；家族其他成员健康状况等。

7. **心理-社会状况** 内容包括：①患儿的性格特征，开朗、活泼、好动或喜静，合群或孤僻，独立或依赖；②患儿及其家庭对住院的反应，是否了解住院的原因、对住院环境能否适应、对治疗护理能否配合、对医护人员是否信任；③患儿父母的年龄、职业、文化程度、健康状况；④父母与患儿的沟通方式；⑤家庭经济状况，居住环境，有无宗教信仰；⑥学龄儿还应询问在校学习情况及与同伴间的关系。

（二）注意事项

1. 收集健康史最常用的方法是交谈、观察。在交谈前，护理人员应明确谈话的目的，安排适当的时间、地点。

2. 采集病史时应注意语言通俗易懂，耐心询问，认真倾听，态度和蔼可亲，以获得准确、完整的资料，同时应避免使用暗示性的语气来引导家长或孩子做出主观期望的回答。

3. 对年长儿可鼓励其叙述病情，但患儿因为害怕各种诊疗活动，或表达能力欠缺，会导致信息失真，要注意分辨真伪。

4. 病情危急时，应简明扼要，边抢救边询问主要病史，以免耽误救治，详细的询问可在病情稳定后进行。

二、体格检查

（一）儿童体格检查的原则

1. **环境适宜** 体格检查所用的房间应光线充足、温度适宜、安静。检查物品齐全、适用，根据需要提供玩具、书籍以安抚患儿。检查时体位不强求一律，婴幼儿可由父母抱着检查。

2. **态度和蔼** 开始检查前要与患儿交谈，或用玩具逗引片刻，用鼓励表扬的语言获得其信任与合作；与此同时观察患儿的精神状态、对外界的反应及智力情况。对年长儿，可说明要检查的部位，有何感觉，使患儿能自觉配合。

3. **顺序灵活** 体格检查的顺序可根据患儿当时的情况灵活掌握。一般患儿安静时先进行心肺听诊、腹部触诊、数呼吸脉搏；皮肤、四肢躯干、骨骼、全身淋巴结等容易观察到的部位则随后检查；口腔、咽部和眼结合膜、角膜等对患儿刺激大的检查应放在最后进行；若为急诊，首先检查重要生命体征和与疾病损伤有关的部位。

4. **技术熟练** 检查应尽可能迅速，动作轻柔。检查过程中应全面仔细，注意保暖，冬天检查时接触患儿的所有物品等应先温暖。

5. **保护和尊重患儿** 患儿免疫力弱，易感染疾病，要注意防止院内感染，检查前后要洗手，听诊器应消毒。对于学龄前患儿和青少年要注意保护隐私。

（二）体格检查的内容和方法

1. **一般状况** 在询问健康史的过程中，观察患儿发育与营养状况、精神状况、面部表情、皮肤颜色、哭声、语言应答、活动能力、对周围事物的反应、体位、行走姿势等。

2. 一般测量 除体温、呼吸、脉搏、血压外，患儿还应测量体重、身高（长）等。

（1）体温：根据患儿的年龄和病情选择测温方法。神志清楚而且配合的6岁以上的年长儿可测口温，37.5℃以下为正常；小婴儿可测腋温，36～37℃为正常；肛温较准确，对患儿刺激大而且不方便，也不适合腹泻患儿，36.5～37.5℃为正常，1岁以内小儿、不合作的儿童以及昏迷、休克的患儿可采用此方法；耳温计准确、快速，适用范围广，仪器较贵，在患儿多、工作繁忙的单位可考虑推广使用。

（2）呼吸和脉搏：应在患儿安静时测量。婴儿以腹式呼吸为主，可按腹部起伏计数，而1岁以上的儿童则以胸部起伏计数。除呼吸频率外，还应注意呼吸的节律及深浅。年幼儿腕部脉搏不易扪及，可计数颈动脉或股动脉搏动，也可通过心脏听诊测得。各年龄阶段呼吸和脉搏正常值见表4-1。

表4-1 各年龄阶段呼吸和脉搏正常值

年龄	呼吸（次/分）	脉搏（次/分）	呼吸：脉搏
新生儿	40～45	120～140	1：3
1岁以下	30～40	110～130	1：3～1：4
1～3岁	25～30	100～120	1：3～1：4
4～7岁	20～25	80～100	1：4
8～14岁	18～20	70～90	1：4

（3）血压：对于儿童与青少年，常规测量坐位右上臂肱动脉血压。根据患儿不同年龄以及上臂围的情况选择不同宽度的袖带，宽度应为上臂长度的1/2～2/3，长度应至少等于上臂围的80%。年幼儿血压不易测准确。新生儿及小婴儿可用心电监护仪或简易潮红法测定。

（4）体重、身高（长）等测量方法参见第二章。

3. 皮肤和皮下组织 观察皮肤颜色，注意有无苍白、潮红、黄疸、皮疹、瘀点、瘀斑等；观察毛发颜色、光泽，有无脱发；触摸皮肤温度、弹性、皮下脂肪，有无脱水、水肿；等等。

4. 淋巴结 检查枕后、颈部、耳后、腋窝、腹股沟等处的淋巴结的大小、数目、质地和活动度等。

身高体重测量

5. 头部

（1）头颅：观察头颅形状、大小，注意前囟大小和紧张度，是否隆起或凹陷；婴儿注意有无颅骨软化、枕秃；新生儿有无产瘤、血肿；等等。

（2）面部：观察有无特殊面容。

（3）眼耳鼻：注意眼睑有无水肿、下垂，眼部是否突出、斜视，结膜是否充血，巩膜是否黄染，角膜有无溃疡以及瞳孔的大小和对光反射的情况；注意外耳道有无分泌物，提耳时是否疼痛；有无鼻腔分泌物、鼻塞；等等。

（4）口腔：观察口唇是否苍白、发绀、干燥，有无张口呼吸，硬腭和颊黏膜有无溃疡、麻疹黏膜斑、鹅口疮；观察牙的数目和排列，有无龋齿；观察咽部是否充血，扁桃体是否肿大；等等。

6. 颈部　观察有无斜颈等畸形，甲状腺是否肿大，气管是否居中，有无颈抵抗等。

7. 胸部

（1）胸廓：检查胸廓是否对称，有无畸形，如肋骨串珠、鸡胸、漏斗胸等；肋间隙是否凹陷，有无"三凹征"等。

（2）肺：注意呼吸频率、节律，有无呼吸困难；触诊语颤有无改变；叩诊有无浊音、鼓音等；听诊呼吸音是否正常，有无啰音等。

（3）心：注意心前区是否隆起，心尖搏动是否移位；触诊有无震颤；叩诊心界大小；听诊心率、节律、心音，注意有无杂音等。

8. 腹部　注意有无肠型，新生儿注意脐部是否有分泌物、出血或炎症，有无脐疝；触诊腹壁紧张度，有无压痛、反跳痛，有无肿块等；叩诊有无移动性浊音；听肠鸣音是否亢进。腹水患儿应测腹围。

9. 脊柱和四肢　观察脊柱有无畸形，有无 O 型或 X 型腿，有无手镯、足镯征等佝偻病体征。

10. 肛门及外生殖器　观察有无畸形、肛裂，女孩阴道有无分泌物，男孩有无包皮过长、阴囊鞘膜积液、隐睾、腹股沟疝等。

11. 神经系统　观察患儿的神志、精神状态，有无异常行为，检查四肢的活动、肌张力和神经反射。新生儿应检查某些特有反射是否存在，如吸吮反射、握持反射、拥抱反射等。

三、家庭评估

（一）家庭结构评估

1. 家庭组成　家庭组成应包括整个家庭支持系统。评估中应涉及父母目前的婚姻状况，是否有分居、离异及死亡情况，同时应了解其对家庭危机事件的反应。

2. 家庭成员的职业及教育情况　父母的职业包括目前所从事的工作、工作强度、工作地离居住地的距离、工作满意度以及是否暴露于危险环境等，还应涉及家庭的经济状况、医疗保险情况等。父母的教育状况是指教育经历、所掌握的技能习惯等。

3. 文化及宗教特色　文化及宗教特色方面的评估应注意家庭育儿观念、保健态度、饮食习惯等。

4. 家庭及社区环境　家庭及社区环境评估包括住房类型、居住面积、房间布局、安全性等。社区环境包括邻里关系、学校位置、上学交通状况、娱乐空间和场所、环境中潜在的危险因素等。

（二）家庭功能评估

1. 家庭成员的关系及角色　成员之间是否亲近、相互关心，有无偏爱、溺爱、冲突、紧张状态等。

2. 家庭中的权威及决策方式　评估父母的权力分工对家庭的影响。传统上，母亲在照顾家人生活和健康上承担更多责任，父亲在家庭重大事项的决策上起到主导作用。

3. 家庭的沟通交流 评估父母是否鼓励孩子与他们交流，孩子是否耐心倾听父母的意见，家庭是否具有促进患儿生理、心理和社会成熟的条件。

4. 家庭卫生保健功能 评估家庭成员有无科学育儿的一般知识、家庭用药情况、对患儿疾病的认识、提供疾病期间护理照顾的能力等；同时了解家庭其他成员的健康状况。

（三）注意事项

护士应使用沟通技巧，获得家长的信任，涉及隐私的问题应注意保护。

第四节　住院患儿的心理反应与护理

住院会引发患儿的各种心理问题。因此，护士应了解各年龄段的患儿对疾病和住院的心理反应，帮助患儿尽快适应疾病和住院导致的变化，尽量避免患儿产生负性的心理反应。

一、各年龄阶段患儿对疾病的认识

1. 幼儿与学龄前期 这一阶段患儿对自己身体各部位和器官的名称开始了解，但对疾病的病因常用自身的感情和行为模式来解释，易将疾病和痛苦认为是对自身不良行为的惩罚。

2. 学龄期 此期患儿对身体各部位的功能及疾病的病因有一定认识，能听懂关于疾病和诊疗程序的解释，疾病常使其关注自己的身体和治疗，对身体的损伤和死亡感到恐惧。

3. 青春期 此期患儿能理解疾病及治疗，但也易对疾病和治疗所导致的后果感到焦虑、恐惧，而自我意识增强，使青少年难以接受疾病造成的身体功能损害和外表改变。

二、各年龄阶段患儿对住院的心理反应与护理

（一）住院患儿的心理反应

1. 分离性焦虑（separation anxiety） 分离性焦虑指由现实的或预期的与家庭、日常接触的人或事物分离引起的情绪低落，甚至功能损伤。

（1）分离性焦虑一般表现为3个阶段。

1）反抗期：患儿常表现为哭叫、认生、咒骂，拒绝医护人员的安慰等。

2）失望期：发现分离的现状经过自身的努力不能改变，表现为沉默、沮丧、顺从。部分患儿可出现退化现象，即倒退出现患儿过去发展阶段的行为，如尿床、吸吮奶嘴和过度依赖等，这是患儿逃避压力常用的一种行为方式。

3）否认期：长期与父母或亲密者分离即进入此阶段。患儿克制自己的情感，能与周围人交往，配合医护人员的各种诊疗程序，以满不在乎的态度对待父母的探视或离

去。这一阶段往往会被误认为患儿对住院生活适应良好，但却是患儿与父母之间的信任关系受到损害，患儿成年后不易与他人建立信任关系，甚至影响成年后的人际交往，患儿还有可能出现注意力缺陷，以自我为中心以及智力下降等问题。

（2）不同年龄阶段分离性焦虑的特点如下。

1）婴幼儿期：对父母或照顾者的依赖十分强烈，6个月后的婴儿就能意识到与父母或照顾者的分离，住院导致的分离性焦虑常表现为明显的哭叫行为。

2）学龄前期：对父母或照顾者的依恋不及婴幼儿期患儿表现明显，但在疾病和住院的影响下，患儿往往希望获得陪伴和安慰，住院导致的分离性焦虑常常表现为偷偷哭泣、拒绝配合治疗。

3）学龄期和青春期：患儿已进入学校学习，因和同学、朋友的分离感到孤独，常担心学业的落后等。

2. 失控感（loss of control） 失控感是一种对生活中和周围所发生的事情感到有一种无法控制的感觉。医院的各项规章制度和住院期间的各种诊疗活动常使患儿体验到失控感，不同年龄段住院导致失控感的原因和后果也有所不同。

（1）婴儿期：此期患儿已能通过简单的表情、姿势逐渐学会对外界的控制，住院的诊疗活动，特别是侵入性的诊疗活动会使患儿有失控感，易导致患儿产生不信任感和不安全感。

（2）幼儿及学龄前期：此期患儿正处于自主性发展高峰期，住院的规章制度和诊疗活动带来的时空感会使患儿感受强烈的挫折，患儿常有剧烈地反抗，同时伴有明显的退化行为。

（3）学龄期：此期患儿已能较好地处理住院和诊疗活动或其导致的限制和挫折，但对死亡、残疾和失去同学、朋友的恐惧会导致失控感。

（4）青春期：此期患儿独立自主意识增强，住院和诊疗活动常使其感到对自己身体与生活的控制受到威胁，感到挫折不依从。

3. 焦虑和恐惧 主要是对疼痛和侵入性操作的恐惧。对疼痛的恐惧在各年龄段是相似的，但幼儿及学龄前期患儿会害怕身体的完整性受到破坏，对侵入性操作和手术过程会感到焦虑和恐惧。

4. 羞耻感和罪恶感 幼儿和学龄前儿童易将患病与住院视为惩罚，如错误观念得不到纠正，随着学龄后期道德观念的建立，患儿会产生羞愧、内疚和有罪恶感的心理反应。

（二）住院患儿的心理护理

1. 入院前教育 在日常生活中，鼓励父母、教师等对孩子进行医院作用和功能的简单介绍，注意引导孩子对医院的印象，禁止用住院或者诊疗行为恐吓孩子，使其对住院和诊疗行为产生恐惧。有条件的情况下可组织参观医院，学习简单的健康知识，有利于患儿理解住院的目的，尽快熟悉医院环境。

2. 防止或减少被分离的情况 有条件时，应鼓励父母和照顾者对住院患儿进行陪护。

3. 减少分离的副作用 当住院导致的分离不可避免时，护士应在患儿入院时主动介绍自己，并且介绍医院环境，以缓解患儿的不安和焦虑。护士可将病房布置为患儿熟悉的环境，建议家长准备患儿喜欢的日常用品，如玩具、被子、毯子等；学龄期患儿可坚持学校的学习，与学校老师、同学通讯联系，允许同学来院探视。家长向患儿解释分离的原因，定期探视。

4. 缓解失控感

（1）在不违反医院规定和患儿病情允许的情况下，应鼓励患儿自由活动。可尽量保持患儿住院前的日常活动，如收看患儿喜欢的电视节目、从事其喜爱的娱乐活动等。

（2）在诊疗活动中，护士也可提供一些自我决策的机会以缓解患儿的失控感。例如，在静脉输液时，提供各种颜色的止血带让患儿选择，固定针头时选择胶布数量和长短等。但要避免询问患儿不能进行选择的情景，如询问患儿"要不要打针？"，会让患儿觉得可以不打针，应该询问患儿"要打针了，想坐在凳子上打，还是躺在床上打呢？"。

5. 应用游戏或表达性活动来减轻压力

（1）游戏可以促进患儿表达，帮助护士理解患儿的想法。例如，可通过医师、护士和患者的角色扮演游戏或木偶游戏了解患儿对疾病、住院、诊疗的认知、感受和需求。

（2）游戏可以帮助治疗。护士可采用放松和转移注意力的游戏缓解疼痛。例如，患儿术后要进行深呼吸训练时，可以让患儿吹动风车分散注意力以缓解疼痛。

6. 发掘住院的潜在正性心理效应 护士应积极地引导和发挥这种潜在的正性心理效应。

（1）住院是促进父母和患儿的关系发展的契机。

（2）住院是一个教育过程，根据患儿及其家庭的需要，为其提供相关疾病的健康教育。

（3）成功地应对疾病能提高患儿的自我管理能力。

（4）住院为患儿提供了一个特殊的接触社会的机会，能够近距离了解医务人员的工作，增进患儿家长间的交流，以提供互相支持。

第五节　住院患儿的家庭应对与护理

儿童患病和住院会使家庭进入应激状态，家庭需做出调整以应对危机。良好的适应能帮助和支持患儿积极应对疾病，并维持正常、健康的家庭功能。

一、患儿住院对其家庭的影响

1. 家庭对患儿住院的心理反应

（1）父母家庭对患儿住院的心理反应如下。

1）否认和质疑：在患儿确诊疾病和患儿住院的初期，家庭处于震惊和慌乱中，如果患儿的疾病较为严重，父母往往对患儿的确诊表示质疑和难以接受。

2）自责和内疚：患儿父母通常会追寻疾病的原因，如有线索提示父母有任何行为或因素导致患儿患病及病情加重，特别是当患儿病情严重时，父母常会感到自责和内疚。

3）不平和愤怒：父母常会感到不平和愤怒，并将这种愤怒向家庭其他成员以及护士发泄，引起患儿父母与家庭成员和护士间的矛盾及冲突。

4）痛苦和无助：目睹患儿忍受病痛和接受痛苦的诊疗时，父母会非常痛苦，面对压力不知所措，产生无助和孤独感。

5）焦虑和悲伤：患儿预后的不确定性，会让家庭成员焦虑、担忧和预期性的悲伤，严重时会产生心理障碍，甚至影响生理功能。

（2）兄弟姐妹对患儿住院的心理反应：对于有多个孩子的家庭，患儿住院的初期，兄弟姐妹们可能会为过去与患儿打架或对其不够有爱而感到内疚，并认为他们的某些行为导致了患儿的疾病。兄弟姐妹也可能对自己的身体健康表示担忧，害怕自己患上类似疾病，产生焦虑和不安全感。随着患儿住院时间的延长，兄弟姐妹们可能嫉妒患儿独占了父母的注意力和关爱，甚至产生怨恨的心理。

2. 患儿住院对家庭功能的影响

（1）确诊疾病和住院的初期：家庭为了应对危机，会做出调整和妥协，家庭成员会更关心家庭事务，在工作、个人爱好和照顾患儿之间做出选择、让步与妥协。疾病可能会帮助家庭暂缓一些所面临的危机，也有可能加剧矛盾，导致家庭成员对立和家庭的分裂。

（2）患病和住院的延续期：随着患儿住院时间的延长，家庭的重心将不会一直放在患儿身上，家庭成员会希望并逐渐恢复日常生活，如果患儿疾病未能好转或持续恶化，家庭需要接受由此导致的永久改变，家庭成员可能会因为患儿的疾病而感到筋疲力尽。

二、住院患儿的家庭支持

儿科护理强调以家庭为中心，护士应与患儿家庭合作，帮助家庭应对危机，维持正常的家庭功能。护士应评估每个家庭的需要，有针对性地进行干预。

1. 对患儿父母的支持

（1）向父母介绍医院的环境、工作人员，讲解疾病的知识，解释患儿的情况、用药的目的等，帮助父母缓解因患儿住院带来的无助感。

（2）鼓励父母探视或陪护患儿，也可让父母参与患儿的护理，并指导父母科学照顾患儿；同时安排家庭成员轮换陪护患儿，并提供陪护的各项便利措施，如陪护床、简便的生活设施等，使父母能得到休息。

（3）鼓励和提醒父母休息、活动和摄取足够营养，以保持身体健康，向父母解释只有保持身体健康才能更好地帮助和支持患儿。

（4）组织住院患儿的父母座谈，分享患儿住院后的感受和经验，互相鼓励提供支持；告知医院的电话和联系方式，在父母有疑问时可以随时和医院联系。

（5）安排充足的时间与父母沟通，使用开放性问题向父母提问，倾听患儿父母的感受，以减轻父母内心的压力。

2. 对患儿兄弟姐妹的支持

（1）鼓励和提醒父母向患儿的兄弟姐妹解释患儿的情况，并公开讨论，了解其内心的想法和感受，使疑惑获得解答，避免其兄弟姐妹感觉被家庭隔绝在外。

（2）允许兄弟姐妹到医院探视或通过电话与患儿交流，或者可以给兄弟姐妹提供患儿的照片；医院探视时，应向兄弟姐妹介绍医院的环境和设备，避免产生恐惧或发生意外；鼓励兄弟姐妹参与对患儿的护理。

（3）鼓励家庭集体活动，如家庭聚餐、集体游戏等。

（4）帮助父母理解、应对患儿兄弟姐妹所经历的反应，如果兄弟姐妹有内疚应注意评估，给予关注，如果内疚感持续存在，则需要进一步的心理干预。

第六节　儿童用药特点及护理

药物是治疗疾病的一个重要手段。儿童与成人不同，儿童的器官功能发育不成熟，对药物的不良反应较为敏感，因此，儿童用药要注意药物的选择、给药途径及精确地剂量等，做到合理用药。

一、儿童用药特点

（一）胎儿、乳儿可受母亲用药的影响

有些药物可通过乳汁作用于婴儿，如苯巴比妥、地西泮、水杨酸盐、阿托品等，哺乳期应慎用，放射性药物、抗癌药、抗甲状腺药物等，哺乳期应禁用。新生儿尚可受到临产孕母及乳母所用药物的影响，如孕母临产时用吗啡、哌替啶等麻醉剂或镇痛剂，可致新生儿呼吸中枢抑制。

（二）肝肾功能及某些酶系发育不完善，对药物的代谢及解毒功能较差

小儿肝脏酶系统发育不成熟，影响了药物的代谢功能。如氯霉素的使用剂量不当，除引起粒细胞减少等不良反应外，还可引起急性中毒（灰婴综合征），后果严重。小儿肾小球滤过率及肾小管分泌功能差，使药物排泄缓慢，某些由肾排泄的药物如氨基糖苷类、地高辛等，应注意用量。

（三）小儿神经系统发育尚未完善，有些药物易透过血脑屏障到达中枢神经系统

药物进入小儿体内后，与血浆蛋白结合较少，游离药物浓度较高，透过血脑屏障容易引起中枢神经系统症状，因此，使用中枢神经系统药物应慎重。如小儿对吗啡类药物（可待因等）特别敏感，易致呼吸中枢抑制，山梗菜碱可引起婴儿运动性烦躁、不安及一时性呼吸暂停等。氨茶碱可引起过度兴奋，应慎用。婴幼儿对镇静药耐受量较大，如

应用巴比妥类药物时，用量按体重计算较成人为大。

（四）儿童年龄不同，对药物反应不一，药物的毒副作用也有所差异

3个月以内的婴儿慎用退热药，因为会导致小婴儿出现虚脱；8岁以内的儿童，特别是小婴儿服用四环素容易引起黄斑牙（四环素牙），目前四环素已禁止使用；还有些外用药如萘甲唑啉（滴鼻净）用于治疗婴儿鼻炎，可引起昏迷、呼吸暂停。

（五）小儿容易发生电解质紊乱

小儿体液占体重的比例较大，对水、电解质的调节功能较差，对影响水、盐代谢和酸碱代谢的药物特别敏感，比成人容易中毒。因此，小儿应用利尿剂后极易发生低钠或低钾血症。

二、药物选择

为患儿用药时，护士除需掌握所用药物的特点外，还要结合其年龄、病情，合理用药，并注意药物的特殊反应和远期影响，以达到最佳疗效。

（一）抗生素

患儿使用抗生素应严格掌握适应证和用药的注意事项。如不合理的使用链霉素、庆大霉素、妥布霉素等，可能会造成听神经和肾的损害；不合理的使用喹诺酮类抗生素，可能会影响骨骼发育；大剂量或多种抗生素滥用，可导致肠道菌群失调和消化功能紊乱；等等。所以应严格把握用药的剂量、疗程，密切观察药物反应及不良反应。

（二）退热药

儿童发热，在体温高于38.5℃时才使用药物降温，有高热惊厥史患儿可在体温上升期及早应用退热药物，多采用对乙酰氨基酚和布洛芬退热，但剂量不宜过大，用药后注意观察病情变化、及时补充液体。婴儿期多采取物理降温及多饮水等措施，不宜过早、过多地应用退热药物。婴儿不宜使用阿司匹林，防止发生Reye综合征。

【知识拓展】

瑞氏综合征（Reye综合征）

1963年由Reye等首先报告而命名为Reye综合征。因出现急性弥漫性脑水肿和肝脏为主的内脏脂肪变性的病理特征，曾被称为脑病合并脂肪变性。主要临床表现为急性颅内压增高、肝功能异常，病程呈自限性，约1周内恢复。重症者易在病初1～2天内死亡，存活者中可能遗留各种神经系统后遗症。

（三）镇静止惊药

患儿出现高热、惊厥、烦躁不安等情况时，可选用镇静止惊药。常用药物有苯巴比妥、水合氯醛、地西泮等。使用时应注意观察患儿呼吸、脉搏、血压的变化，尤其要注

意防止呼吸抑制的发生。

（四）镇咳、化痰、平喘药

婴幼儿一般不用镇咳药，当呼吸道分泌物多、痰液黏稠不易咳出时，可用化痰药物或雾化吸入法稀释分泌物，配合叩背、体位引流及多饮水，则易于痰液咳出；哮喘患儿提倡用 $β_2$ 受体激动剂局部用药，使用时注意观察精神症状。

（五）止泻药与泻药

患儿腹泻一般不主张用止泻药，因为止泻药虽然可以缓解症状，但可加重肠道毒素的吸收，所以一般采用饮食调整、补充液体，或加用活菌制剂如双歧杆菌、乳酸杆菌，调节肠道微生态环境。患儿便秘一般不使用泻药，多采用饮食调整和外用通便法。

（六）糖皮质激素

在诊断未明确时不宜滥用糖皮质激素，以免掩盖病情。使用时必须严格掌握适应证，告知患儿及其家长严格遵医嘱执行，不可随意停药或减量，避免出现反跳现象。长时间使用可抑制骨骼生长，影响蛋白质、脂肪、水和电解质代谢，降低机体抵抗力。此外，水痘患儿禁用糖皮质激素，防止病情加重。

三、药物剂量计算

（一）按体重计算

按体重计算是最基本、最常用的计算方法。计算公式：

每日（次）剂量 = 患儿体重（kg）× 每日（次）每千克体重所需药量

患儿体重应按实际所测得值为准。若按体重计算结果超过成人剂量，则以成人量为限。

（二）按体表面积计算

此法计算药物剂量较其他方法更为准确，因其与基础代谢等生理活动的关系更为密切。计算公式：

每日（次）剂量 = 患儿体表面积（m^2）× 每日（次）每平方米体表面积所需药量

儿童体表面积可按下列公式计算：

体重 ≤ 30kg，儿童体表面积（m^2）= 体重（kg）× 0.035 + 0.1

体重 > 30kg，儿童体表面积（m^2）= [体重（kg）– 30] × 0.02 + 1.05

（三）按年龄计算

按年龄计算法用于不需精确计算药物剂量和剂量范围大的药物，如营养类药物。

（四）按成人剂量计算

此法仅用于未提供儿童剂量的药物，所得剂量一般偏小，所以不常用。

计算公式：儿童剂量 = 成人剂量 × 儿童体重（kg）/50。

四、给药方法

给药方法应根据年龄、病情、药物性质来选择，以保证药效和减少对患儿的不良影响为目的。

（一）口服法

口服法是最常用的给药方法。婴幼儿常用糖浆、水剂、冲剂，也可将药片捣碎加水调匀后吞服（有些肠溶片及缓释剂不可用此法），也可用滴管法。年长儿应尽量教会并鼓励患儿自己服药。小婴儿喂药时最好将其抱起或抬高头部，避免呛咳，必要时可采用鼻饲给药。任何药物均不宜用奶送服。

（二）注射法

注射法对患儿精神刺激大，会对局部造成一定的损伤，所以非病情必需较少采用，多用于急重症、药物不宜口服或频繁呕吐的患儿。包括肌内注射和静脉注射。2岁以下儿童肌内注射多选用臀中肌、臀小肌注射，对不合作的患儿，注射时采取"三快"即进针快、注药快、拔针快，以减轻疼痛，避免断针等意外。静脉推注多用于抢救，注射时速度宜慢并注意防止药液外漏。静脉滴注应注意根据患儿年龄、病情、药物性质调节滴速，并保持静脉通畅。

静脉输液

（三）外用药

外用药的剂型有软膏、水剂、混悬液、粉剂等。因用药部位的不同，对患儿的手可采取适当的约束，避免患儿抓摸药物，误入口、眼引起意外。

（四）其他方法

雾化吸入较常应用。灌肠给药采用不多，可用缓释栓剂，如常用肛门给药法，给予通便剂或退热药。含剂、漱剂年长儿可以使用。

雾化吸入

学习检测

A2 型题

1. 1岁半患儿，因"发热、咳嗽3天"而就诊，经过预诊室分诊后挂号，诊前测体温为40.1℃，此时下列护士的安排正确的是（ ）。

　　A. 候诊室候诊　　　　　　　　　　B. 改挂急诊号

C. 遵医嘱进行退热处理　　　　　　D. 返回预诊室

E. 继续观察

2. 6个月患儿，因肺炎住院治疗，住院导致患儿出现分离性焦虑，现处于反抗期，其表现为（　　）。

A. 明显的哭叫行为　　　　　　　　B. 偷偷哭泣

C. 拒绝治疗　　　　　　　　　　　D. 烦躁

E. 沉默

3. 患儿，女，1岁，因反复呕吐半天入院，该患儿护理评估的内容应不包括（　　）。

A. 呕吐方式　　　　　　　　　　　B. 呕吐的时间及量

C. 呕吐的伴随症状　　　　　　　　D. 观察口腔情况

E. 呕吐物的性状

4. 患儿，男，8个月，因发热就诊。测体温39℃，拟先采用物理降温，不正确的方法是（　　）。

A. 放置冰袋　　　　　　　　　　　B. 冷湿敷

C. 酒精擦浴　　　　　　　　　　　D. 温水浴

E. 冷盐水灌肠

5. 患儿，女，5岁，以"发热待查"收入院治疗，关于责任护士收集健康史时需要注意的事项，下面叙述错误的是（　　）。

A. 最常用的方法是交谈、观察

B. 儿科采集病史应使用暗示的语气

C. 对年长儿可鼓励其叙述病情

D. 病情危急时，应边抢救边询问主要病史

E. 要尊重家长和患儿的隐私

A3型题

（6～8题共用题干）

女婴，9个月。因患肺炎而入院，入院当天病儿哭闹不停，不愿离开母亲。

6. 该患儿主要的心理反应是（　　）。

A. 分离性焦虑　　　　　　　　　　B. 谵妄

C. 痴呆　　　　　　　　　　　　　D. 担心

E. 攻击别人

7. 对该患儿进行心理护理时，错误的一项是（　　）。

A. 首次接触患儿先和母亲说话　　　B. 突然从父母怀中将患儿抱过来

C. 尽量固定护士连续护理　　　　　D. 了解患儿住院前的生活习惯

E. 保持与患儿父母密切联系

第五章
儿科护理技术

学习目标

> 1. 掌握更换尿布法、婴儿沐浴法、约束保护法、头皮静脉输液法、静脉留置管术、股静脉穿刺术、婴幼儿灌肠法、温箱使用法、光照疗法、换血疗法的操作步骤。
> 2. 熟悉上述儿科护理技术的操作准备及注意事项。
> 3. 了解上述儿科护理技术的操作目的。

第一节 更换尿布法

一、目的

保持臀部皮肤清洁、干燥、舒适,防止尿液、粪便等因素对皮肤长时间的刺激,预防尿布皮炎的发生或使原有的尿布皮炎逐步痊愈。

二、评估和准备

1. 评估婴儿情况,观察臀部皮肤状况。
2. 准备
(1) 护士准备:评估婴儿的病情。着装整洁,修剪指甲,洗手。
(2) 物品准备:尿布、尿布桶、护臀霜或鞣酸软膏、平整的操作台,根据需要备小毛巾、温水或湿纸巾。
(3) 环境准备:关闭门窗,调节室温至26~28℃。

三、操作步骤

1. 解开包被，拉高婴儿的上衣，避免被排泄物污湿。
2. 解开尿布，一只手抓住婴儿双腿，另一只手用尿片的前半部分较洁净处从前向后擦拭婴儿的会阴部和臀部，并将此部分遮盖尿布的污湿部分后垫于婴儿臀下。
3. 用湿纸巾或蘸温水的小毛巾从前向后擦净臀部皮肤，注意擦净皮肤的皱褶部分，如果臀部皮肤发红，用小毛巾和温水清洁。
4. 将预防尿布炎或治疗尿布炎的软膏、药物涂抹于臀部，注意涂抹易于接触排泄物或皮肤发红的部位。
5. 提起婴儿双腿，抽出脏尿片。
6. 将清洁的尿布垫于腰下，放下婴儿双腿，系好尿布，大小松紧适宜。新生儿脐带未脱落时，可将尿片前部的上端向下折，保持脐带残端处于暴露状态。
7. 拉平衣服，包好包被。
8. 观察排泄物性状，或根据需要称量尿布。
9. 清理用物，洗手，记录观察内容。

更换尿布

四、注意事项

1. 尿布宜选择质地柔软，透气性好，吸水性强的棉织品或采用一次性尿布，勤更换。
2. 更换尿布时，动作轻柔敏捷，避免过度暴露婴儿，注意保暖。
3. 尿布包扎应松紧适宜，过紧易影响小儿活动或擦伤外生殖器，过松易造成大便外溢。

第二节　婴儿沐浴法

一、目的

保持婴儿皮肤清洁、舒适，促进血液循环，增强皮肤的排泄及散热功能。

二、评估和准备

1. 评估婴儿的身体情况和皮肤状况。
2. 准备：

（1）护士准备：评估婴儿的病情、测量体温以及检查全身皮肤完整性情况等。着装整洁，修剪指甲，洗手。

（2）物品准备：浴盆、水温计、热水、婴儿浴液、婴儿洗发液、平整便于操作的处置台、大小毛巾、婴儿尿布及衣服、包被、棉签、棉球、碘酊、婴儿爽身粉、护臀霜或鞣酸软膏、磅秤、弯盘，根据需要备液状石蜡油、指甲剪等。

（3）环境准备：关闭门窗，调节室温至26～28℃。

三、操作步骤

1. 携用物至沐浴室，在操作台上按使用顺序备好浴巾、衣服、尿布、包被等。
2. 浴盆内备热水，水温37～39℃，用于降温时，水温低于体温1℃，备水时水温稍高2～3℃。
3. 抱婴儿放于操作台上，脱衣服解尿布，用毛巾包裹测体重并记录。
4. 用小毛巾由内眦向外眦轻轻擦拭眼睛，然后擦面部、耳部，注意擦洗耳后皮肤，用棉签清洁鼻孔。
5. 抱起婴儿，左手托住婴儿头颈部，左臂及腋下夹住躯干，左手拇指和中指分别将婴儿双耳郭向前折叠堵住外耳道口，以免水流入耳内；右手将洗发液打出泡沫后涂于头部，以水冲净并擦干。较大婴儿可用前臂托住其上身，下身托于护士腿上。
6. 解开大毛巾，护士左手握住婴儿左肩及腋窝处，使头颈部枕于操作者左前臂。用右手握住婴儿左腿靠近腹股沟处，将婴儿轻轻放于水中。
7. 保持左手的握持，用右手抹沐浴液按顺序洗颈部、胸、腹、腋下、上肢、手、会阴、下肢，边洗边冲净浴液。在清洗的过程中注意抱紧婴儿。

婴儿沐浴法

8. 以右手从婴儿前方握住婴儿左肩及腋窝处，使其头颈部俯于操作者右前臂，左手抹淋浴液清洁后颈、背部、臀部及下肢，边洗边冲净浴液。
9. 将婴儿从水中按放入水中的方法抱出，迅速用大毛巾包裹全身并将水分吸干。
10. 脐带未脱落者，用碘伏消毒，范围包括脐带残端和脐周；根据患儿情况在颈下、腋下、腹股沟处涂抹婴儿爽身粉，女婴儿注意遮盖会阴部；臀部擦护臀霜或鞣酸软膏。
11. 包好尿布，穿衣，核对手腕带和床号，放回婴儿床。必要时修剪指甲。
12. 整理床单位，拉好床栏，清理用物，洗手，记录。

四、注意事项

1. 沐浴应在婴儿进食后1小时进行。
2. 观察婴儿全身情况，注意皮肤、肢体活动等，有异常及时报告和处理。沐浴过程中，注意观察婴儿面色、呼吸，如有异常，停止操作。
3. 注意保暖，避免受凉；注意水温，防止烫伤；不可将婴儿单独留在操作台上，防止坠落伤。
4. 婴儿头部如有皮脂结痂不可用力去除，可涂油剂浸润，如液状石蜡、植物油等，待痂皮软化后清洗。眼、耳内不得有水或泡沫进入。

第三节　婴儿抚触

一、目的

增强婴儿肌肉力量和关节灵活度的发展，促进婴儿身心发展，促进母婴情感交流互动。

婴儿抚触

二、评估和准备

1. 评估婴儿的身体和皮肤情况。
2. 准备：
（1）护士准备：着装整洁，修剪指甲，洗手。
（2）物品准备：平整的操作台、婴儿润肤油、大浴巾、婴儿尿布及衣服、包被。
（3）环境准备：关闭门窗，调节室温至26～28℃。

三、操作步骤

1. 解开婴儿包被和衣服
2. 抚触者倒适量润肤油于掌心，揉搓双手温暖后进行抚触
3. 头部抚触　双手拇指从婴儿下颌中央向面部两上侧滑动，呈"微笑"状；两拇指从面部外侧上推合于额部；两手掌面从前额发际抚触向脑后，并停止于两耳后乳突处，轻轻按压。
5. 胸部抚触　两手分别从胸部的外下侧向对侧的外上方交叉推进滑动。
6. 腹部抚触　①两手指分别按顺时针方向按摩婴儿腹部，避开脐部和膀胱。②用右手在婴儿的左腹由上往下画一个英文字母"I"，再依操作者的方向由左至右画一个倒写的"L"，最后由左至右画一个倒写的"U"。
7. 四肢抚触　①两手呈半圆形交替握住婴儿的上臂向腕部滑行，在滑行过程中，从近端向远端分段挤捏上肢；②双手夹住婴儿的小手臂，上下轻轻地揉捏肌肉群至手腕；③两手拇指交替从手掌心按摩到手指，并从手指两侧轻轻提拉每个手指。同法依次抚触婴儿对侧上肢和双下肢。
8. 背部抚触　使婴儿呈俯卧位，两手指腹并拢，平放在婴儿背部，以脊柱为中线，分别于脊柱两侧由中央向两侧滑行，从背部上端开始逐渐下移到臀部，最后由头顶沿脊柱抚触至臀部。
9. 包好尿布、穿衣
10. 清理用物，洗手

四、注意事项

1. 不宜在进食后1小时内或婴儿饥饿的情况下进行抚触，以免引起婴儿不适和不安。
2. 抚触时间一般为10～15分钟。注意保暖，防受凉。

3. 在进行抚触的过程中，应注意与婴儿进行情感交流，面带微笑，语言柔和。

4. 密切观察婴儿的反应，出现哭闹、肌张力提高、肤色发生变化，应暂停，反应持续1分钟以上应停止抚触。

第四节　约束保护法

一、目的

1. 限制患儿肢体的随意活动，便于诊疗和护理。
2. 保护躁动不安或神志不清的患儿以免发生意外，防止碰伤、抓伤和坠床等意外。

二、评估与准备

1. 评估患儿病情，关于约束的目的，向家长做好解释工作。
2. 准备
（1）护士准备：着装整洁，修剪指甲，洗手。
（2）用物准备：全身约束时方便包裹患儿的物品皆可，如毯子、大毛巾、包被等，根据需要可备绑带。手足约束时需要棉垫、绑带或手足约束带。
（3）环境准备：整洁、安静，温湿度适宜（26～28℃），光线充足。

三、操作步骤

1. 全身约束法一

（1）将毯子折叠，宽度相当于患儿肩至踝，长度可以稍长，能包裹患儿两圈半左右。

（2）将患儿平卧于毯子中央，用一侧的大毛巾从肩部绕过前胸紧紧包裹患儿身体，至对侧腋窝与身下（图5-1）；再用另一侧毯子绕过前胸包裹身体，将毯子剩余部分塞于身下（图5-2）。

（3）如患儿躁动明显，可用绑带系于毯子外。

约束保护法一

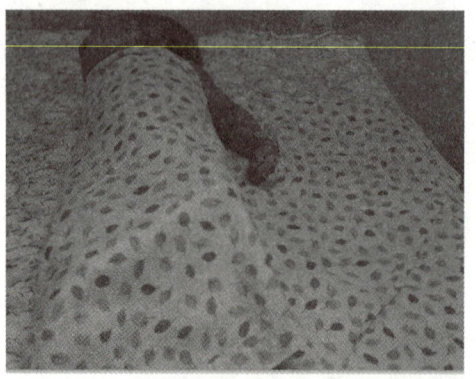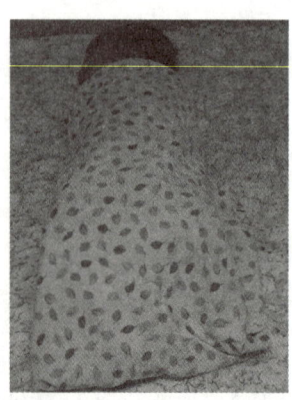

图 5-1 ～图 5-2　全身约束法（一）

2. 全身约束法二

（1）将毯子折叠，宽度相当于患儿肩至踝。

（2）将患儿平卧于毯子中央（图5-3），将毯子一边紧紧包裹患儿的手臂并经后背、对侧腋下拉出后包裹对侧手臂（图5-4），多余部分压于患儿身下。

（3）再将毯子的另一边包裹患儿，经前胸压于患儿身下（图5-5）。

（4）若患儿过分躁动时，可用宽布袋围绕双臂打活结系好。

约束保护法二

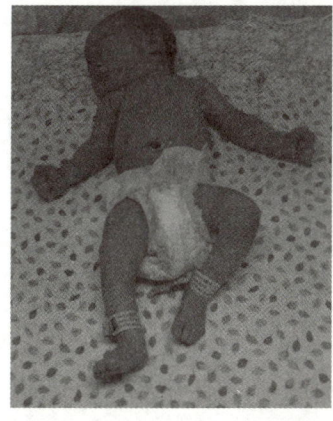 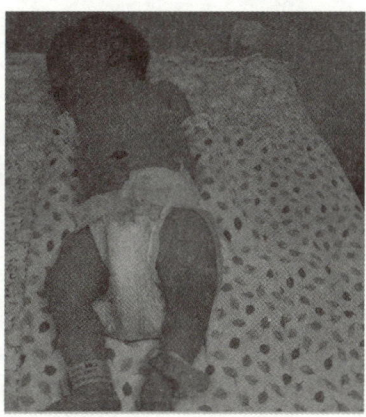 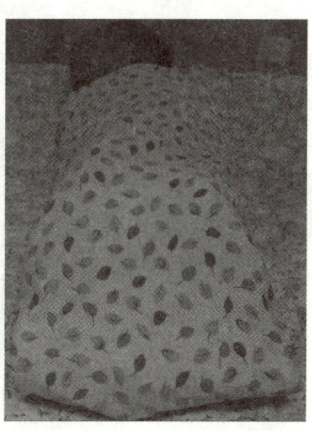

图5-3～图5-5　全身约束法（二）

3. 手足约束法

（1）手足约束带法：将手足从约束带甲端放入，使之位于乙端与丙端之间，然后将乙、丙两端绕手腕或足踝系好，松紧度以肢体不易脱出且不影响血液循环为宜，将丁端固定于床缘（图5-6）。

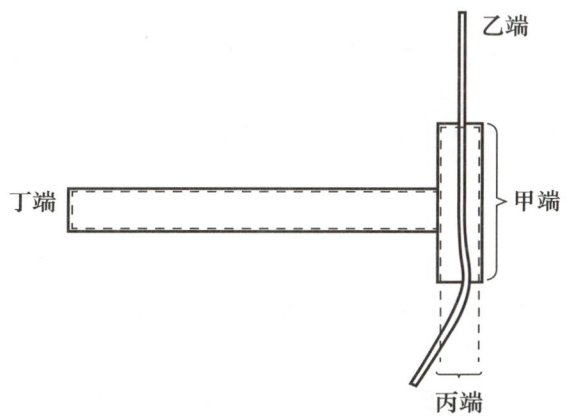

图5-6　手足约束带

（2）双套结约束法：用于限制手臂及下肢的活动。先将棉垫衬于手腕或足跟部，再用绷带挽成双套结套在棉垫外拉紧，松紧度以肢体不易脱出且不影响血液循环为宜，将绷带系于床缘（图5-7）。

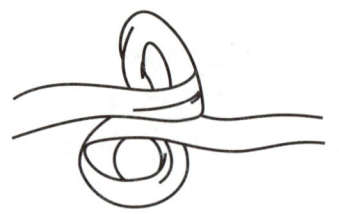

图 5-7 双套结

四、注意事项

1. 采用约束法应具有必要性,并注意向患儿和家长解释其目的,以取得理解和配合。

2. 松紧应适宜,定时观察患儿情况,给予翻身以减轻疲劳感,定期松解,按摩局部以促进血液循环,手足约束注意观察肢端循环和局部皮肤状况。

第五节　静脉留置管术

一、目的

1. 保持静脉通道通畅,以便于抢救和给药等。
2. 有效减少静脉穿刺次数,从而减轻患儿痛苦。

二、评估与准备

1. 评估患儿病情及用药情况,观察穿刺部位的皮肤及血管情况。
2. 准备
（1）护士准备：着装整洁,修剪指甲,洗手,戴口罩。
（2）物品准备：治疗盘、输液器、液体及药物、头皮针、静脉留置针一套、透明敷贴、消毒液、棉签、弯盘、胶布、治疗巾,根据需要备剃刀、纱布、固定物、封管液。
（3）环境准备：清洁、宽敞、明亮。

三、操作步骤

1. 检查药液、输液器,按医嘱加入药物,并将输液器针头插入输液瓶塞内,关闭调节器。

2. 携带物品至床旁,核对患儿,查对药液,将输液瓶挂于输液架上,备好留置针,排尽空气,备好胶布。

3. 铺治疗巾于穿刺部位下,选择静脉,扎止血带,消毒皮肤,再次核对。

4. 留置针与皮肤呈15°～30°角刺入血管,见回血再进入

静脉留置针穿刺及固定

少许，以保证外套管在静脉内，将针尖退入套管内，将套管针送入血管内，松开止血带，撤出针芯，用透明敷贴和胶布妥善固定，连接输液装置，注明置管时间。

5. 调节滴速，再次核对，签字并交代患儿家长注意事项。

6. 清理用物，洗手，记录。

四、注意事项

1. 选择粗直、弹性好、易于固定的静脉，避开关节和静脉瓣。
2. 在满足治疗的前提下选用最小型号、最短的留置针。
3. 妥善固定，告知患儿及其家长注意不要抓挠留置针，护士应注意观察。
4. 不应在穿刺肢体一侧上端使用血压袖带和止血带。
5. 用药后应正压封管，根据使用说明定期更换透明敷贴和留置针，敷贴如有潮湿、渗血应及时更换，如发生留置针相关并发症，应拔管。

第六节　头皮静脉输液法

一、目的

使药物快速进入体内；补充液体、营养，维持体内电解质平衡。

二、评估与准备

1. 评估患儿病情，了解用药情况和头皮静脉情况。
2. 准备

（1）护士准备：着装整洁，修剪指甲，洗手，戴口罩。

（2）物品准备：治疗盘、输液器、液体及药物、头皮针、消毒液、棉签、弯盘、胶布、治疗巾，根据需要备剃刀、肥皂、纱布、固定物。

（3）环境准备：清洁、宽敞、明亮。

三、操作步骤

1. 检查药液、输液器，按医嘱加入药物，将输液器针头插入输液瓶塞内，关闭调节器。

2. 携带物品至床旁，核对患儿，查对药液，将输液瓶挂于输液架上，排尽空气，备好胶布。

3. 将枕头放于床沿，枕上铺治疗巾，患儿横卧于床中央，头枕于枕上，必要时用全身约束法约束患儿；如两人操作，则一个人固定患儿头部，另一个人位于患儿头端以便于操作。

4. 选择静脉，常选用额上静脉、颞浅静脉及耳后静脉等（图5-8）；根据需要剃去穿刺部位的毛发。

头皮静脉输液

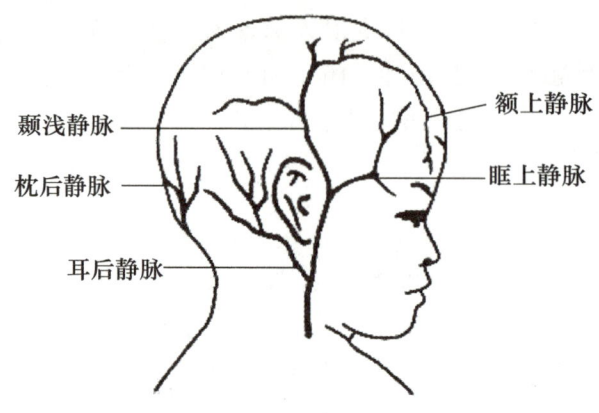

图 5-8 头皮静脉分布图

5. 常规消毒皮肤，二次排气，再次核对后，操作者一手绷紧血管两端皮肤，另一手持针在距离静脉最清晰点后移0.3cm处，针头与皮肤呈15°～20°的角度刺入皮肤，沿血管徐徐进针，见回血后松开调节器，如无异常，固定针头，将输液管绕于合适位置，妥善固定。

6. 调节滴速，再次核对，签字并交代患儿家长注意事项。

7. 清理用物，洗手，记录。

四、注意事项

1. 严格执行查对制度和无菌操作原则，注意药物配伍禁忌。

2. 穿刺过程中要密切观察患儿的面色和病情变化，加强巡视，密切观察输液是否通畅，局部是否肿胀，针头有无移动和脱出，特别是输注刺激性较强的药物时，应注意观察。

3. 超过24小时输液者应更换输液装置。

4. 注意区分头皮动静脉（表5-1）。

表 5-1 小儿头皮静脉与动脉的鉴别

	头皮静脉	头皮动脉
外观	浅蓝色，啼哭时充血明显，树枝状、细小	浅红色，啼哭时充血不明显，弯曲状、较粗
触摸	无搏动，管壁薄易压瘪，不易滑动	有搏动，管壁厚不易压瘪，易滑动
液体注入	滴入顺畅，血液向心方向流动	滴入不畅，管壁厚不易压瘪，易滑动

第七节 股静脉穿刺术

一、目的

采集血标本，为诊断及治疗疾病提供依据，适用于婴幼儿。

二、评估与准备

1. 评估患儿身体、检查项目和穿刺部位的皮肤情况。
2. 准备
（1）护士准备：操作前洗手、戴口罩。
（2）用物准备：治疗盘、注射器、消毒液、棉签、采血管、弯盘。
（3）环境准备：保持适宜温度（26～28℃），保持安静。

三、操作步骤

1. 携用物品至床旁，核对，助手站在头端，协助患儿仰卧，两手分别固定患儿两腿使之呈青蛙状，其关节屈曲呈直角，用脱下的一侧裤腿或尿布遮盖会阴部（图5-9）。
2. 操作者站在足端，常规消毒穿刺部位的皮肤和操作者左手的示指。
3. 穿刺

（1）垂直穿刺法：操作者左手示指在腹股沟中1/3与内1/3交界处触到股动脉搏动点，右手持注射器沿股动脉搏动点内侧0.3～0.5cm处垂直刺入，边向上提针边抽回血，见回血后固定，抽足所需血量后拔针。

（2）斜刺法：在腹股沟下1～3cm处，针头与皮肤呈45°向股动脉搏动点内侧0.3～0.5cm处向心方向刺入，其余操作同垂直穿刺法。

股静脉采血－斜刺法

5. 拔针后立即压迫穿刺点止血5分钟。确认无出血后方可放松。取下针头，将抽取的血液沿试管壁缓慢注入试管，送检。
6. 再次核对，清理用物，洗手，记录。

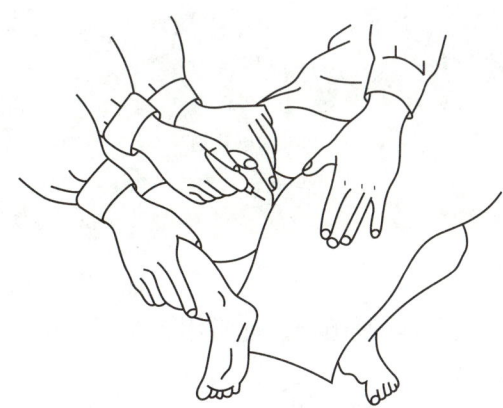

图5-9 股静脉穿刺固定法

四、注意事项

1. 有出血倾向或凝血功能障碍者禁用此法，以免引起出血不止。
2. 穿刺误入股动脉，应延长加压时间。避免揉搓，以免引起出血或形成血肿。
3. 穿刺中密切观察患儿的哭声、面色和呼吸情况，发现异常酌情停止操作。

第八节 温箱使用法

一、目的

1. 为新生儿创造一个温、湿度均适宜的环境,以保持患儿体温的恒定。
2. 为硬肿症、体温不升的患儿复温。

二、评估与准备

1. 评估患儿,测量体温,了解胎龄、出生体重、日龄等。
2. 准备:
（1）物品准备:预先清洁消毒的温箱。
（2）护士准备:操作前洗手。
（3）环境准备:保持适宜温湿度,保持安静。

三、操作步骤

1. 检查温箱,温箱水槽内加蒸馏水。
2. 接通电源,预热温箱,达到所需的温湿度。一般温箱的温度应根据患儿体重及出生日龄而定（表5-2）,维持在适中温度,暖箱的湿度一般为60%～80%。如果患儿体温不升,暖箱应设置为比此患儿体温高1℃。预热时间需30～60分钟。

暖箱的使用

表5-2 不同出生体重早产儿适中温箱温度

出生体重（kg）	温箱温度			
	35℃	34℃	33℃	32℃
1.0	出生10天内	10天后	3周内	5周内
1.5		出生10天内	10天后	4周后
2.0		出生2天内	2天后	3周后
2.5			出生2天内	2天后

3. 温箱达到预定温度,核对患儿后,患儿入箱,如果使用温箱的肤控模式调节箱温时,应将温度探头置于患儿腹部较平坦处,通常用胶布固定探头于上腹部,一般设置控制探头肤温在36～36.5℃之间。
4. 在最初2小时,应30～60分钟测体温一次,体温稳定后,1～4小时测体温1次,记录箱温和患儿体温。
5. 患儿情况稳定,体重达2000g,或体重虽不到2000g,但一般情况良好,并且在32℃温箱内,患儿穿单衣能保持正常体温,即可出箱。
6. 患儿出箱后,应对温箱进行终末清洁、消毒处理。

四、注意事项

1. 注意保持患儿体温维持在36.5~37.5℃之间，使用肤控模式时应注意探头是否脱落而造成患儿体温不升的假象，导致箱温调节失控。

2. 温箱所在房间的室温应维持在22~26℃，以减少辐射散热，避免放置在阳光直射、有对流风或取暖设备附近，以免影响箱内温度。

3. 操作应尽量在箱内集中进行，如喂奶、换尿布及检查等，并尽量减少开门次数和时间，以免箱内温度波动。

4. 接触患儿前，必须洗手，防止交叉感染。注意观察患儿情况和温箱状态，如温箱报警，应及时查找原因，妥善处理，严禁骤然提高温箱温度，以免患儿体温上升造成不良后果。

5. 保持温箱的清洁，每天清洁温箱，并更换蒸馏水，每周更换温箱1次，彻底清洁、消毒，定期进行细菌监测。

第九节　光照疗法

蓝光照射

一、目的

治疗新生儿高胆红素，降低血清胆红素浓度。

二、评估和准备

1. 评估患儿，了解日龄、体重、黄疸、胆红素检查结果、生命体征、反应等情况。
2. 准备。
（1）护士准备：操作前洗手。
（2）物品准备：避光眼罩，光疗箱（常用波长425~475nm的蓝光灯）或光疗毯，光疗灯管和反射板清洁无灰尘，光疗箱须预热至适中温度。
（3）环境准备：保持适宜温湿度，保持安静。

三、操作步骤

1. 核对医嘱，做好解释工作。
2. 将患儿全身裸露，用尿布遮盖会阴部，男婴注意保护阴囊，佩戴遮光眼罩，给患儿剪短指甲，双足外踝处用透明薄膜保护性粘贴，防止患儿因烦躁引起皮肤抓伤。
3. 将患儿放入预热好的光疗箱内，记录开始时间。单面光疗每2小时翻身1次。
4. 监测患儿体温，每2~4小时测体温1次，以此调节箱温，维持患儿体温稳定。
5. 观察患儿的精神反应、呼吸、脉搏、皮肤颜色和完整性、大小便、四肢张力有无变化及黄疸进展程度并记录。
6. 光疗结束后测量体温，脱下眼罩，更换尿布，清洁全身皮肤。

7. 患儿出箱后清洁、消毒光疗设备，记录出箱时间及灯管使用时间。

四、注意事项

1. 患儿入箱前需进行皮肤清洁，禁忌在皮肤上涂粉剂和油类。

2. 患儿光疗时随时观察患儿眼罩、会阴遮盖物有无脱落，注意皮肤有无破损；如体温高于37.8℃或者低于35℃，应暂时停止光疗；如出现烦躁、嗜睡、高热、皮疹、呕吐、拒奶、腹泻及脱水等症状，应及时与医师联系，妥善处理。

3. 光疗常见的不良反应有发热、腹泻、皮疹、核黄素（维生素B2）缺乏、低血钙、贫血、青铜症等，应注意观察。

4. 保持灯管及反射板的清洁，每日擦拭，防止灰尘影响光照强度。

5. 灯管与患儿的距离需遵照设备说明调节，使用时间达到设备规定时间也必须更换。

> 【知识拓展】
>
> **青铜症**
>
> 青铜症（bronze baby syndrome）是光疗的一种并发症，1972年Kopeman首先报道1例早产儿（体重1 474g）光疗48h后皮肤呈青铜色，血清、尿液均呈相似颜色，因而命名。
>
> "青铜"色与胆绿素、胆红素等在体内积聚有关，而直接胆红素更易氧化为胆绿素。当小儿同时伴有肝损害，以致胆红素通过光氧化的产物不能自肝胆排出，淤积在体内时，容易使患儿的皮肤、血浆、眼泪、尿液等呈现青铜色，但脑脊液和大脑并不受影响，患儿无神经系统损害。患儿出现青铜症时，应立即停止光疗，关注患儿的肝功能变化，积极治疗原发病，青铜症可逐渐消退，缓慢恢复，需2～3周，无明显后遗症。

第十节　换血疗法

一、目的

1. 降低未结合胆红素含量，防止胆红素脑病的发生。
2. 换出致敏红细胞和血清中的免疫抗体，防止继续溶血并纠正贫血。

二、评估与准备

1. 评估患儿的身体状况，了解病史、诊断、日龄、体重、生命体征、黄疸等情况。
2. 准备

（1）护士准备：操作前戴口罩，术前洗手，穿手术衣。

(2) 用物准备：

1) 血源选择：Rh血型不合者采用Rh血型与母亲相同，ABO血型与患儿相同，或抗A、抗B效价不高的O型供血者；ABO血型不合者可用O型的红细胞加AB型血浆或用抗A、抗B效价不高的O型血；换血量为150~180mL/kg，约为患儿全身血量的2倍；应尽量选用新鲜血，库存血不应超过3天。

2) 用物准备：葡萄糖液、0.9%氯化钠注射液、10%葡萄糖酸钙、肝素、20%鱼精蛋白、苯巴比妥、地西泮等，并按需要准备急救药物；脐静脉插管或静脉留置针、注射器及针头若干、三通管、换药碗、弯盘、手套、量杯、心电监护仪、辐射保温床、采血管、绷带、夹板、尿袋、消毒用物、换血记录单等，根据需要可备输液泵或输血泵。

(3) 环境准备：在手术室或经消毒处理的环境中进行，预热辐射保温床，室温保持在26~28℃。

三、操作步骤

1. 患儿换血前停止喂养1次，或于换血前抽出胃内容物，以防止患儿在换血过程中出现呕吐和误吸；必要时可于术前半小时肌注苯巴比妥。

2. 患儿在辐射保温床上仰卧，贴上尿袋，固定四肢。

3. 可选择脐静脉插管换血或其他较大静脉进行换血，也可选脐动、静脉或外周动、静脉同步换血。

4. 常规消毒腹部皮肤，铺治疗巾，将硅胶管插入脐静脉，接上三通管，抽血测定胆红素及生化项目后开始换血。

5. 脐静脉换血可测定静脉压以决定换血速度，换血速度开始每次10mL，逐渐增加到每次20mL，以2~4mL/(kg·min)速度匀速进行；如果采用外周动、静脉同步换血，可用输液泵控制速度。

6. 密切监测心率、呼吸、血压、血氧饱和度及胆红素、血气、血糖变化，换血过程中患儿如出现激惹、心电图改变等低钙症状，应给予10%葡萄糖酸钙缓慢静脉注射。

7. 详细记录每次出量、入量、累积出入量及用药等。

8. 换血后配合医师拔管，局部伤口注意消毒，结扎缝合后用纱布压迫固定。

9. 记录、监测生命体征、血糖和局部伤口情况，观察心功能情况和低血糖征象。

四、注意事项

1. 严格无菌技术操作，避免感染。

2. 插管动作轻柔，避免造成静脉壁及内脏损伤。

3. 换血过程中应注意保暖，密切观察患儿的全身情况及反应；输入的血液要置于室温下预温，保持在27~37℃之间，库血的温度过低可能会导致心律失常，温度过高则会导致溶血。

4. 换血后应继续光疗。

5. 脐静脉换血伤口未拆线前不宜沐浴，防止切口感染。

6. 如情况稳定，换血6小时后可试喂糖水，若无呕吐可进行正常喂养。

学习检测

A2 型题

1. 患儿，男，2岁，因发热5天入院。据医嘱需进行股静脉穿刺取血，进针部位正确的是（　　）。

　　A. 腹股沟中 1/3 与内 1/3 交界处股动脉搏动点外侧 1～2cm 处
　　B. 腹股沟中 1/3 与内 1/3 交界处股动脉搏动点内侧 1～2cm 处
　　C. 腹股沟中 1/3 与内 1/3 交界处股动脉搏动点外侧 0.3～0.5cm 处
　　D. 腹股沟中 1/3 与内 1/3 交界处股动脉搏动点内侧 0.3～0.5cm 处
　　E. 以上都不正确

2. 患儿，男，6天，因"高胆红素血症"进行蓝光疗法，在治疗过程中出现轻度腹泻，排便 3～4 次/日，为深绿色稀便。护士应采取的措施是（　　）。

　　A. 立即报告医生给药止泻　　　　B. 多喝水，以补充液体丢失
　　C. 立即停止光疗　　　　　　　　D. 加强腹部保暖
　　E. 告诉家属，此为正常反应

3. 患儿，早产，34周，体重2kg，遵医嘱暖箱33℃保暖治疗。温箱使用时箱内湿度正确的是（　　）。

　　A. 箱内湿度应保持在 45%～55%　　B. 箱内湿度应保持在 65%～75%
　　C. 箱内湿度应保持在 55%～65%　　D. 箱内湿度应保持在 35%～55%
　　E. 箱内湿度应保持在 75%～85%

A3 型题

（4～6题共用题干）

患儿，男，出生2天，因新生儿硬肿症将转入我院。遵医嘱给予温箱复温。

4. 现需预热温箱以备用，温箱的水槽内需加入（　　）。

　　A. 蒸馏水　　　　　　　　B. 自来水
　　C. 温水　　　　　　　　　D. 矿泉水
　　E. 75% 乙醇

5. 温箱所在房间的温度宜保持在（　　）。

　　A. 14～18℃　　　　　　　B. 18～22℃
　　C. 22～26℃　　　　　　　D. 26～28℃
　　E. 30～34℃

6. 4小时后,患儿体温稳定,护士选择肤控模式调节箱温,温度探头宜用胶布固定于( )。

  A. 额头   B. 胸前区

  C. 腹部   D. 腋窝

  E. 上臂

(7、8题共用题干)

患儿,女,1岁,诊断为"小儿腹泻",拟头皮静脉输液。

7. 选择头皮静脉输液一般采用( )。

  A. 额前正中静脉   B. 颞浅静脉、耳后静脉

  C. 外眦上部静脉   D. 顶部静脉、枕后静脉

  E. 以上都正确

8. 患儿输液时间超过( )应更换输液装置。

  A. 12小时   B. 24小时

  C. 36小时   D. 48小时

  E. 72小时

第六章
新生儿及新生儿疾病患儿的护理

学习目标

1. 掌握新生儿的分类、概念及特殊生理状态；正常新生儿及早产儿的常见护理诊断及护理措施；新生儿黄疸的分类；新生儿疾病的临床表现、常见护理诊断及护理措施。

2. 熟悉正常足月新生儿及早产儿的解剖生理特点；常见新生儿疾病的治疗原则。

3. 了解新生儿疾病的病因、发病机制和辅助检查。

学习导入

王女士之子，为 G2P2，孕 30+3 周，因胎盘早剥，胎儿宫内窘迫剖宫产娩出。产妇产时羊水清，脐带、胎盘正常，Apgar 评分 8-9-9 分，出生体重 1750g，生后立即转入 NICU。体格检查：早产儿貌，反应可，全身皮肤薄嫩，呼吸无呻吟，无"三凹征"，双侧胸廓对称，腹部平软，四肢肌张力低，大小便未解。生后未开奶。

思考

1. 该患儿入院后护士应从哪些方面进行评估？

2. 该患儿存在的主要护理问题是什么？应如何护理？

第一节 新生儿概述

一、新生儿概念

从脐带结扎至出生后满28天称为新生儿期，期间的小儿称为新生儿（neonate，newborn）。我国定义的围生期是指自妊娠28周至生后7天，围生期间的胎儿和新生儿称围生儿。国际上常以新生儿病死率和围生期病死率作为衡量一个国家卫生保健水平的标准。

二、新生儿分类

（一）根据出生时胎龄分类

1. 足月儿（term infant）　足月儿指胎龄满37周至未满42周（260～293天）的新生儿。

正常新生儿、巨大儿及低出生体重儿

2. 早产儿（pre-term infant）　早产儿指胎龄未满37周（<259天）的新生儿，其中胎龄<28周者称为极早早产儿或超未成熟儿；胎龄满34周未满37周（239～259天）的早产儿称为晚期早产儿。

3. 过期产儿（post-term infant）　过期产儿指胎龄满42周（≥294天）及以上的新生儿。

（二）根据出生体重分类

1. 正常出生体重儿（normal birth weight neonate，NBW）　正常出生体重儿指出生体重为2 500～4 000g的新生儿。

2. 低出生体重儿（low birth weight neonate，LBW）　低出生体重儿指出生体重<2 500g的新生儿。其中，出生体重<1 500g者称为极低出生体重儿；出生体重<1 000g者称为超低出生体重儿。低出生体重儿以早产儿和小于胎龄儿多见。

3. 巨大儿（giant neonate）　巨大儿指出生体重≥4 000g的新生儿。

（三）根据出生体重和胎龄的关系分类

1. 适于胎龄儿（appropriate for gestational age，AGA）　适于胎龄儿指新生儿出生体重在同胎龄儿平均体重的第10～90百分位。

2. 小于胎龄儿（small for gestational age，SGA）　小于胎龄儿指新生儿出生体重在同胎龄儿平均体重的第10百分位以下。

3. 大于胎龄儿（large for gestational age，LGA）　大于胎龄儿指新生儿出生体重在同胎龄儿平均体重的第90百分位以上。

（四）根据出生后周龄分类

1. 早期新生儿　生后1周以内的新生儿，其发病率和病死率在整个新生儿期最高，需加强监护和护理。

2. 晚期新生儿 出生后第2～4周末的新生儿。

（五）高危儿

高危儿（high risk neonate）指已发生或可能发生危重疾病而需要密切监护的新生儿。多与以下几种情况有关。

1. 母亲异常妊娠史 孕母患有糖尿病、妊高征、先兆子痫、子痫、感染、阴道流血、慢性心肺疾患，有吸烟、酗酒史及母亲为Rh阴性血型等；孕母过去有死胎、死产及性传播疾病史等。

2. 异常分娩史 如各种难产、手术产、急产、产程延长、分娩过程中使用镇静或止痛药物史等。

3. 出生时异常的新生儿 如出生时Apgar评分<7分、早产儿、多胎儿、过期产儿、小于或大于胎龄儿、巨大儿、脐带绕颈和各种先天性畸形的新生儿等。

第二节 正常足月儿和早产儿的特点与护理

一、正常足月儿的特点与护理

（一）概述

正常足月儿（normal term infant）是指出生时胎龄≥37周并<42周，体重2 500g～4 000g，无任何畸形和疾病的活产婴儿。

1. 正常足月儿的特点

（1）外观特点：正常新生儿体重在2 500g以上（约3 000g），身长在47cm以上（约50cm），哭声响亮，肌肉有一定的张力，四肢屈曲。其余外观特征见表6-1。

表6-1 正常足月儿与早产儿的外观特点区别

外观	足月儿	早产儿
皮肤	红润、皮下脂肪丰满、毳毛少	绛红、水肿、毳毛多
头	头大，占全身比例的1/4	头大，占全身比例的1/3
头发	分条清楚	细、乱而软
耳壳	软骨发育好、耳舟成型和直挺	软、缺乏软骨、耳舟不清楚
指、趾甲	达到或超过指、趾端	未达到指、趾端
跖纹	足底纹理多，遍及整个足底	足底纹理少
乳腺	结节>4mm，平均7mm	无结节或结节<4mm
男婴外生殖器	睾丸已降至阴囊，阴囊皱纹多	睾丸未降或未全降至阴囊
女婴外生殖器	大阴唇遮盖小阴唇	大阴唇不能遮盖小阴唇

(2)生理特点：

1）呼吸系统：①新生儿胸腔小，胸廓呈圆桶状，肋间肌薄弱，呼吸运动主要靠膈肌的升降，呈腹式呼吸。②新生儿的呼吸中枢发育不完善，呼吸节律常不规则，频率浅快，可达40～45次/分，如持续超过60～70次/分称呼吸急促，常由呼吸或其他系统疾病所致。③呼吸道管腔狭窄，黏膜柔嫩，血管丰富，纤毛运动差，易致气道阻塞、感染、呼吸困难及拒乳。

2）循环系统：新生儿出生后血液循环发生重大变化：①脐带结扎，胎盘—脐血循环终止。②出生后呼吸建立、肺膨胀，肺循环阻力降低，肺血流增加。③从肺静脉回流至左心房的血量显著增加，体循环压力升高，使卵圆孔功能性关闭。④因动脉血氧分压升高，使动脉导管收缩，出现功能性关闭，从而完成胎儿循环向成人循环的转变。

新生儿心率波动范围较大，通常为100～150次/分，平均为120～140次/分，血压平均为70/50mmHg（9.3/6.7kPa）。

3）消化系统：新生儿消化道面积相对较大，肠管壁薄，通透性高，有利于流质及乳汁中营养物质的吸收，但也可使有害物质进入血循环，引起中毒症状。新生儿的胃呈水平位，贲门括约肌较松弛，幽门括约肌发育较好，易发生溢乳甚至呕吐。消化道已能分泌充足的消化酶，只是淀粉酶至出生后4个月才能达到成人水平，因此，不宜过早喂淀粉类食物。正常足月儿生后24小时内开始排出胎粪，胎粪由胎儿肠道分泌物、胆汁及咽下的羊水等组成，呈糊状，墨绿色，2～3天过渡到正常粪便。若超过24小时仍无胎粪排出，应检查是否有肛门闭锁或其他消化道畸形。肝内尿苷二磷酸葡萄糖醛酸转移酶的量和活力不足，是生理性黄疸的主要原因，同时会导致对多种药物处理能力低下，易发生药物中毒。

4）泌尿系统：新生儿出生时肾单位数量与成人相当，但其生理功能尚不完善，表现为肾小球滤过率低，浓缩功能差，不能迅速有效地处理过多的水和溶质，易出现水肿或脱水症状。肾稀释功能尚可，而排磷功能较差，易导致低钙血症。肾对酸、碱平衡调节能力不足，易发生代谢性酸中毒。新生儿一般在出生后24小时内排尿，少数在48小时内排尿，若生后超过48小时仍无尿，需要寻找原因，看是否有畸形存在。出生后头几天，尿色深，放置后有红褐色沉淀，为尿酸结晶，无须处理。

5）血液系统：由于胎儿期处于相对缺氧状态，所以红细胞数和血红蛋白量较高，新生儿刚出生时血容量为85～100mL/kg（延迟脐带结扎可从胎盘多获得35%血容量），血红蛋白为140～200g/L，出生时血红蛋白中胎儿血红蛋白（HbF）占70%～80%，5周后降为55%，后渐被成人血红蛋白（HbA）取代。由于胎儿血红蛋白对氧有较强的亲和力，不易将氧释放至组织中，所以新生儿缺氧时往往发绀不明显。白细胞总数较高，出生后第3天开始下降。血小板数与成人相似。胎儿肝脏维生素K储存量少，生后需常规肌注维生素K_1。

6）神经系统：新生儿脑相对较大，但脑沟、脑回未完全形成。脊髓相对较长，大脑皮层兴奋性低，睡眠时间长。大脑对下级中枢抑制较弱，且锥体束、纹状体发育不全，常出现不自主和不协调的动作。足月儿出生时已具有多种暂时性原始反射，如觅食反射、吸吮反射、握持反射、拥抱反射和交叉伸腿反射等；正常情况下，这些反射生后数月会自然消失；新生儿期如果上述反射减弱或消失，或生后数月仍存在，常提示有神经系统疾病。

7）免疫系统：胎儿可通过胎盘从母体获得免疫球蛋白IgG，因此，新生儿对麻疹、白喉等传染病具有免疫力，但数月后从母体获得的IgG逐渐消失；IgA和IgM则不能通过胎盘，所以新生儿易患呼吸道、消化道感染和全身感染（如败血菌、菌血症等）性疾病。新生儿单核-吞噬细胞系统和白细胞的吞噬作用较弱，血浆中补体水平低，白细胞对真菌的杀灭能力也较低，易患感染。

8）体温调节：新生儿体温调节中枢发育不完善，易受外界环境温度的影响而发生变化；新生儿体表面积相对较大，皮下脂肪薄，血管丰富，易散热；寒冷时因寒战反射未建立，主要依靠棕色脂肪代谢来产热，产热量相对不足。室温过低时，散热增加，如不及时保温，可发生低体温或新生儿寒冷损伤综合征；新生儿通过皮肤蒸发和出汗散热，室温过高时，如体内水分不足，可致脱水、血液浓缩而发热，称"脱水热"。

出生后的环境温度较子宫腔内的温度低，新生儿出生后1小时内其体温可下降2.5℃，如果环境温度适中，体温逐渐回升至36~37℃之间。中性温度是指机体维持体温正常所需的代谢率和耗氧量最低时的环境温度。出生体重、生后胎龄不同，中性温度也不同，出生体重越低、日龄越小，所需中性温度越高。新生儿正常体表温度为36.0~36.5℃，正常核心（直肠）温度为36.5~37.5℃。

9）能量及体液代谢：新生儿基础热能消耗为209kJ/kg（50kcal/kg），每日总热能需418~502kJ/kg（100~120kcal/kg）。体液总量占体重的70%~80%，与出生体重和日龄有关，体重越轻、日龄越小，含水量越高。所以新生儿需水量因出生体重、胎龄、日龄及临床情况而定。每日体液维持量：第一天60~100mL/kg，以后每日增加20~30mL/kg，直至每日150~180mL/kg。

（3）新生儿常见的特殊生理状态：

1）生理性体重下降：新生儿出生数日内，由于进食少、水分丢失较多、胎脂脱落及尿、胎粪排出，而引起的体重下降称生理性体重下降。约一周末降至最低，最多不超过10%（早产儿为15%~25%），生后10天左右恢复到出生时体重。

2）生理性黄疸：参见本章第六节。

3）乳腺肿大和假月经：男女新生儿生后4~7天均可出现乳腺肿大，如蚕豆或鸽卵大小，2~3周内消退，切勿挤压，以免感染；部分女婴生后5~7天阴道流出少量血性分泌物，或大量非脓性分泌物，可持续1周，称假月经。上述两种现象均由于来自母体的雌激素的影响在出生后中断所致。

4）"马牙"和"螳螂嘴"：部分新生儿口腔上腭中线和齿龈切缘上有散在黄白色、米粒大小的颗粒，是由上皮细胞堆积或黏液腺分泌物积留形成，俗称"马牙"，数周后可自然消退；少数新生儿有早熟齿，易脱落而吸入呼吸道，所以应拔除。两侧颊部各有一突起的脂肪垫，俗称"螳螂嘴"，对吸吮有利，不可挑割，以防发生感染。

5）新生儿红斑及粟粒疹：出生后1~2天，新生儿头部、躯干及四肢可出现大小不等的多形性红斑，称"新生儿红斑"，数日后自行消退；也可因皮脂腺堆积在鼻尖、鼻翼、面颊部形成小米粒大小黄白色皮疹，称"新生儿粟粒疹"，脱皮后自行消退，不必处理。

（二）常见护理诊断/问题

1. **有窒息的危险** 与溢乳、呕吐物吸入有关。
2. **有体温改变的危险** 与体温调节中枢发育不完善、环境温度有关。
3. **有感染的危险** 与新生儿免疫功能不成熟、皮肤黏膜屏障功能低下、脐部有开放性伤口有关。

（三）护理措施

1. **保持呼吸道通畅** 新生儿刚娩出时，在保暖的前提下，在开始呼吸前应迅速清除口、鼻腔内的黏液及羊水，防止引起吸入性肺炎或窒息；生后经常检查并清理鼻孔，避免物品阻挡新生儿口、鼻或压迫其胸部，保持呼吸通畅；喂乳时防止乳房堵住新生儿口鼻，喂乳后应竖抱新生儿轻拍其背部，帮助空气排出，然后取右侧卧位，防止溢乳和呕吐而引起窒息。

2. **维持体温稳定**

（1）提供适宜的环境：足月新生儿室应阳光充足，空气流通（避免空气直接对流），室内最好备有空调和空气净化设备，室温保持在22～24℃，相对湿度在55%～65%。

（2）保暖：新生儿娩出后应立即擦干皮肤，用温暖、柔软的包被包裹，减少散热。因地制宜采取保暖措施，使新生儿处于中性温度中。如戴帽、母亲怀抱、热水袋、暖箱和远红外辐射床等。对新生儿进行检查和护理时，避免不必要的暴露。接触新生儿的手、仪器、物品等均应预热。定时监测新生儿的体温，每4～6小时测1次。

3. **预防感染**

（1）严格消毒隔离制度：新生儿室内应湿式扫除，空气应予以净化。医护人员入室前应更换清洁衣、帽及鞋，接触每个新生儿前、后必须严格洗手或涂抹消毒液，避免交叉感染。若患感染性疾病或为带菌者应暂时调离新生儿室。

（2）保持脐部清洁干燥：新生儿娩出后无菌结扎脐带，残端应保持清洁干燥，每日检查有无渗血，保持脐带不被污染。

（3）皮肤黏膜护理：足月儿体温稳定后，每日沐浴；勤换尿布，每次大便后用温开水清洗会阴及臀部并拭干，以防发生尿布性皮炎。

（4）预防接种：新生儿出生后及时接种卡介苗和乙肝疫苗。

4. **合理喂养** 提倡早哺乳，出生后半小时内即进行皮肤接触，令其吸吮母乳，以促进母亲乳汁分泌，防止新生儿低血糖的发生，鼓励按需哺乳。无母乳者先试喂5%～10%葡萄糖水，无异常者可给予配方乳。定时、定磅秤准确监测体重。

5. **密切观察** 应注意监测和记录新生儿的体温、脉搏、呼吸状况，细心观察和记录其进食、精神状态、哭声、神经反射、皮肤颜色、肢体末梢的温度及大小便等情况。

（四）健康指导

1. 促进母婴情感交流　提倡母婴同室和母乳喂养，鼓励和指导双亲与新生儿眼神交流、说话、皮肤接触，以利于新生儿身心发育。

2. 新生儿保健的相关知识宣教　向家长介绍新生儿的日常保暖、喂养、皮肤护理、预防接种、预防感染等知识，指导其掌握相关技能。告知家长应加强新生儿的安全防护。

3. 新生儿疾病筛查　向家长解释新生儿筛查的项目及重要性，并给予相应的指导。

二、早产儿的特点与护理

（一）概述

1. 早产儿的特点

（1）外观特点：早产儿的体重常低于2 500g，身长不足47cm，哭声低弱，肌张力低下，其余外观特征表现见表6-1。

（2）生理特点：

1）呼吸系统：早产儿呼吸中枢及呼吸器官发育不完善，呼吸浅快而不规则，易发生周期性呼吸和呼吸暂停。周期性呼吸是指5～10秒短暂的呼吸停顿后又出现呼吸，不伴有心率、血氧饱和度变化及青紫；呼吸暂停是指呼吸停止时间>20秒，伴心率减慢<100次/分并出现发绀。早产儿肺发育不成熟，肺泡表面活性物质缺乏，易发生呼吸窘迫综合征。

2）循环系统：早产儿心率较足月儿快，血压较足月儿低，部分可伴有动脉导管未闭。

3）消化系统：早产儿吸吮、吞咽能力差，胃容量小，容易呛乳而引起乳汁吸入性肺炎。各种消化酶分泌不足、胆酸分泌量少，对脂肪的消化吸收较差。在缺氧、缺血、喂养不当等情况下，可发生坏死性小肠结肠炎。因胎粪形成较少及肠蠕动弱，胎粪排出常延迟。早产儿肝功能更不成熟，生理性黄疸程度比足月儿重，持续时间长，易引起胆红素脑病。肝糖原储存少，且肝脏合成蛋白质的功能差，易发生低血糖和低蛋白血症。肝内维生素K依赖凝血因子合成少，易发生出血症。

4）血液系统：早产儿白细胞和血小板较足月儿低，因红细胞生成素水平低下，先天性铁储备少，且血容量迅速增加，"生理性贫血"出现早，且胎龄越小，程度越重。维生素K、铁及维生素D储存较足月儿低，易发生出血症、贫血和维生素D缺乏病（佝偻病）。

5）泌尿系统：早产儿肾脏浓缩功能更差，排钠分数高，肾小管对醛固酮反应低下，易出现低钠血症。葡萄糖阈值低，易发生糖尿。肾小管排酸能力差，普通牛乳喂养时因蛋白含量高，易引起晚期代谢性酸中毒，因此，早产儿人工喂养应采用早产儿配方乳喂养。

6）神经系统：早产儿神经系统成熟度与胎龄关系密切，胎龄越小，原始反射难引出或反射引出不完全。早产儿脑室管膜下存在发达的胚胎生发层组织，因而易导致颅内出血及脑室周围白质软化。

7）免疫系统：早产儿特异性和非特异性免疫功能较足月儿差，IgG和补体水平较足月儿低，皮肤的屏障功能更弱，极易发生各种感染。

8）体温调节：早产儿体温调节能力更差，棕色脂肪少，产热量更低，寒冷时更易发生低体温而致寒冷损伤综合征；汗腺发育差，环境温度过高或过度保暖，体温易升高。

9）能量及体液代谢：早产儿热量需要基本同足月新生儿，由于吸吮及消化功能差，常需肠道外营养。

（二）常见护理诊断/问题

1. **自主呼吸障碍**　与呼吸中枢、呼吸器官发育不完善有关。
2. **有感染的危险**　与免疫功能不成熟、皮肤黏膜屏障功能差、脐部为开放性伤口有关。
3. **体温过低**　与体温调节功能差有关。
4. **营养失调：低于机体需要量**　与吸吮、吞咽、消化、吸收功能差有关。

（三）护理措施

1. **维持有效呼吸**　保持呼吸道通畅，早产儿仰卧时可在肩下放置小软枕，避免颈部弯曲、呼吸道梗阻。出现呼吸暂停时可立即采取拍打足底、托背、放置水囊床垫及刺激皮肤等措施，帮助恢复有效的自主呼吸，必要时可按医嘱给予氨茶碱或机械正压通气。出现发绀，呼吸急促、呼吸暂停是给氧的指征，吸氧浓度以维持动脉血氧分压6.7～10.7kPa（50～80mmHg）或经皮血氧饱和度88%～93%为宜，一旦症状改善立即停用，切忌常规吸氧，避免引发早产儿视网膜病或支气管肺发育不良。

2. **预防感染**　应严格执行无菌消毒、隔离制度，室内空气最好净化，严格控制流动探视人员。工作人员应强化洗手意识，穿隔离衣，戴帽和口罩。室内的物品应单独使用，定期更换、消毒，防止交叉感染。严格控制各种可能发生的感染。

3. **维持体温正常**

（1）早产儿室环境：室温维持在24～26℃，相对湿度在55%～65%。保持室内空气新鲜，并备有空调、空气净化装置、婴儿暖箱、远红外辐射床等。

（2）保暖：根据早产儿的体重、成熟度及病情给予不同的保暖措施。一般体重低于2 000g者，应置入温箱内保暖。体重超过2 000g者在箱外保暖，可通过戴帽、母亲怀抱、热水袋、添加包被等维持体温恒定。暴露操作时应在远红外辐射床保暖下进行。

4. **合理喂养**　尽早开奶，以防止低血糖，提倡母乳喂养，无法母乳喂养者以早产儿配方乳为宜。喂乳量根据早产儿耐受力而定，以不发生胃潴留及呕吐为原则，同时需要结合患儿的临床生理特点、病理情况以及喂养耐受情况制定个体化加量方案。喂养方法按早产儿具体情况而定。出生体重较大已有吮吸能力的可直接哺喂母乳，没有母乳者，人工用奶瓶喂养。对于吸吮、吞咽能力不全，体重较轻的早产儿应采取胃管喂养方法。若肠道喂养不耐受或营养不足时，辅以肠道外营养，多数早产儿可行外周静脉中心置管（PICC）进行静脉营养。

由于早产儿缺乏维生素K依赖凝血因子，出生后应肌注维生素K_1 1mg，连用3天以防出血；生后2周补充维生素AD制剂；4周后添加铁剂，并应补充维生素E、B族维生素、维生素C及叶酸；等等。

5. 密切观察病情 早产儿异常情况多，病情变化快，除监测生命体征外，还应密切观察进食情况、精神反应、哭声、反射、面色、皮肤颜色、肢体末梢的温度及大小便情况等。

6. 发展性照顾 发展性照顾（developmental care）是一种适合每个小儿个体需求的护理模式。这种护理模式可以促进早产儿体重增加、减少哭闹和呼吸暂停的次数。此模式的护理目标是使小儿所处的环境与子宫尽可能相似，并帮助小儿以有限的能力适应宫外的环境。护士应尽量减少不良刺激，把灯光调暗或者用毯子遮盖暖箱、使小儿侧卧或者用长条的毛巾环绕小儿、提供非营养性吸吮、保持安静、集中操作，以促进早产儿体格和精神的正常发育。

（四）健康指导

指导孕产妇加强孕期保健，避免早产；鼓励家长尽早探视并参与照顾早产儿，如拥抱、喂奶、与早产儿说话等；示范、指导如何为早产儿保暖、喂养及预防感染等，使家长得到良好的信息支持，帮助其树立照顾新生儿的信心；对住院期间给予吸氧的早产儿，分别于生后3、6、12个月进行眼睛检查，以防视网膜疾病的发生；按期预防接种；定期进行生长发育监测。

■ 第三节　新生儿窒息

新生儿乳腺肿大

一、概述

新生儿窒息（asphyxia of the newborn）是指胎儿因缺氧发生宫内窘迫或娩出过程中发生呼吸、循环障碍，以致出生后1分钟内无自主呼吸或未能建立规律性呼吸而导致低氧血症、高碳酸血症和代谢性酸中毒，是新生儿时期导致伤残或死亡的主要原因之一。

1. 病因 窒息的本质是缺氧，凡能造成胎儿或新生儿缺氧的因素均可引起窒息。

（1）孕母因素：孕母患有严重贫血、心脏病、糖尿病及肺部疾患等；孕母有妊娠并发症如妊高征等；孕母吸毒、吸烟、酗酒等；孕母年龄>35岁或<16岁以及多胎妊娠等。

（2）胎盘和脐带因素：前置胎盘、胎盘早剥、胎盘老化等；脐带受压、打结、脐带绕颈或牵拉。

（3）分娩因素：难产、手术产，如高位产钳；产程中使用镇静药或麻醉药不当；等等。

（4）胎儿因素：早产儿、巨大儿；宫内感染；呼吸道阻塞（羊水或胎粪吸入）；等等。

2. 病理生理

（1）呼吸改变：

1）原发性呼吸暂停：胎儿或新生儿窒息缺氧时，初起1~2分钟呼吸深快，如缺氧未及时纠正，随即转为呼吸抑制、心率减慢，即原发性呼吸暂停。此时患儿肌张力存在，循环系统功能尚正常，可有轻度发绀，如及时给氧或给予适当的刺激可恢复自主呼吸。

2）继发性呼吸暂停：若缺氧持续存在，则出现喘息样呼吸，继而出现呼吸抑制，即继发性呼吸暂停。此时肌张力消失，新生儿面色苍白，血压下降，呼吸运动减弱，如无外界正压通气，则无法恢复自主呼吸而死亡。

（2）各器官缺血缺氧改变：缺氧和酸中毒引起机体血液重新分布，肺、肠、肾、肌肉和皮肤等非生命器官血管收缩，血流量减少，以保证脑、心和肾上腺等生命器官的血流量。同时心肌收缩力增强，心率增快，心排出量增加，以及外周血压轻度上升，心、脑血流灌注得以维持。如低氧血症持续存在，无氧代谢使代谢性酸中毒进一步加重，体内储存糖原耗尽，脑、心肌和肾上腺的血流量也减少，心肌功能受损，心率和动脉血压下降，生命器官供血减少，脑损伤发生。非生命器官血流量则进一步减少而导致各脏器受损。

（3）血液生化和代谢改变：可引起血糖异常、低钠血症、低钙血症及高胆红素血症。

二、临床表现

1. 胎儿宫内窒息　早期有胎动增加，胎心率≥160次/分；晚期则胎动减少，甚至消失，胎心率<100次/分；胎儿肛门括约肌松弛，胎粪排出，羊水被污染。

2. 新生儿窒息 Apgar 评分　内容包括心率、呼吸、对外界刺激的反应、肌张力和皮肤颜色等5项；每项0～2分，总共10分，8～10分为正常，4～7分为轻度窒息，0～3分为重度窒息（表6-2）。生后1分钟评分可区别窒息程度，5分钟及10分钟评分有助于判断复苏效果和预后。

表6-2　新生儿 Apgar 评分表

体　征	评分标准			出生后评分
	0	1	2	1分钟、5分钟、10分钟
皮肤颜色	青紫或苍白	躯干红、四肢青紫	全身红	
心率（次/分）	无	<100	>100	
对外界刺激的反应	无反应	有些动作	哭，喷嚏	
肌张力	松弛	四肢略屈曲	四肢活动	
呼吸	无	慢、不规则	正常、哭声响	

注：来自沈晓明主编《儿科学》第7版，人民卫生出版社

3. 多脏器受损表现　少数患儿病情继续发展累及重要脏器而进入危重状态。①中枢神经系统：缺血缺氧性脑病和颅内出血。②呼吸系统：胎粪吸入综合征、肺透明膜病、肺出血等。③循环系统：缺血缺氧性心肌损害、心源性休克和心力衰竭。④泌尿系统：肾功能不全或肾衰竭及肾静脉血栓形成等。⑤消化系统：应激性溃疡和小肠结肠炎等。⑥代谢方面：低血糖、低血钙、低血钠及酸中毒。

三、辅助检查

血气分析可显示呼吸性酸中毒或代谢性酸中毒。当胎儿头皮血pH≤7.25时提示胎儿

有严重缺氧，需准备各种抢救措施。出生后应多次监测pH、$PaCO_2$和PaO_2，作为应用碱性溶液和供氧的依据。根据病情需要还可选择性监测血糖、血电解质、血尿素氮及肌酐等生化指标。

四、治疗原则

1. 预防和积极治疗孕母疾病

2. 早期预测　评估患儿娩出后可能有窒息危险时，娩出前应作好相应抢救准备，提倡新生儿科和产科医护人员共同参与处理。

3. 及时复苏　采用国际公认的ABCDE复苏方案。A（airway）：清理呼吸道；B（breathing）：建立呼吸；C（circulation）：维持正常循环；D（drugs）：药物治疗；E（evaluation and environment）：评价和环境（保温）。前三项最重要，其中A是根本，B是关键，评估和保温贯穿于整个复苏过程中。

4. 复苏后处理　监测呼吸、心率、血压、尿量、肤色、经皮血氧饱和度及窒息所致的神经系统症状等，注意维持内环境稳定，控制惊厥，治疗脑水肿，合理应用抗生素控制感染。

五、常见护理诊断/问题

1. 自主呼吸受损　与窒息导致低氧血症、高碳酸血症有关。

2. 体温过低　与缺氧、体温调节功能低下有关。

3. 有感染的危险　与免疫功能低下、污染的羊水吸入有关。

4. 潜在并发症：多器官受损

5. 焦虑（家长）　与病情危重及预后不良有关。

六、护理措施

1. 复苏　新生儿窒息的复苏应由产科及新生儿科医生、护士共同合作进行。

（1）复苏程序：严格按照A→B→C→D步骤进行，顺序不能颠倒。

A为通畅气道（要求在生后15～20秒钟内完成）。①保暖：置新生儿于远红外线辐射床上，用湿热干毛巾擦干头部和全身；②摆好体位：取仰卧位，肩部垫高2～3cm，使颈部轻微仰伸；③立即吸净口腔、鼻、咽及气道内分泌物和黏液，先吸口腔，再吸鼻腔，每次吸引时间不超过10秒。

B为建立呼吸。①触觉刺激：经上述处理仍无呼吸，可拍打婴儿足底1～2次或摩擦婴儿背部来促使呼吸出现，如出现正常呼吸，心率>100次/分，肤色红润或仅手足青紫者可给予观察；②气囊面罩正压通气：如触觉刺激后仍无自主呼吸或心率<100次/分，应立即用复苏气囊进行面罩加压通气，通气频率为40～60次/分，呼吸之比为1∶2，压力以出现胸廓运动和听诊呼吸音正常为宜。15～30秒后再进行评估，如心率>100次/分，出现自主呼吸可予以观察，如呼吸无规律，或心率<100次/分，应进行气管插管正压通气。

C为恢复循环。气管插管正压通气30秒后，如心率<60次/分或心率稳定在60～80次/分之间，应进行胸外心脏按压，按压方法：①双拇指法：操作者双拇指并排或重叠于患儿胸骨体下1/3处，其余手指围绕胸廓托在后背按压；②中示指法：操作者一手中示指并排按压患儿胸骨体下1/3处，另一只手支撑患儿背部（或背部垫硬垫），按压频率为120次/分（每按压3次，正压通气1次），按压深度以胸廓下陷1.5～2cm为宜，按压放松过程中，手指不离开胸壁，按压有效时可摸到颈动脉和股动脉搏动。按压30秒后评估心率恢复情况。

D为药物治疗。建立有效的静脉通路，保证药物及时、准确应用：胸外心脏按压不能恢复正常循环时，遵医嘱给予1:10 000肾上腺素。静脉用量0.1～0.3mL/kg，气管内用量0.5～1mL/kg，必要时3～5分钟重复一次；如心率仍<100次/分，可根据病情酌情用纠正酸中毒药物或扩容剂等。

（2）复苏后监护：监护主要内容为体温、呼吸、心率、血压、尿量、肤色和窒息所导致的神经系统症状；注意酸碱失衡、水与电解质紊乱、大小便异常、感染与喂养等问题。

2. 保暖 整个治疗护理过程中应注意患儿的体温情况，可将病儿置于远红外辐射床上，待病情稳定后再放置于暖箱中保暖，维持患儿肛温在36.5℃～37.5℃。

3. 预防感染 同早产儿护理。

七、健康指导

向新生儿家长介绍本病的相关知识，尤其应告知可发生神经系统严重的后遗症，如智能低下、听力下降、瘫痪等；指导家长对有后遗症的患儿进行康复训练，刺激患儿功能康复。

【知识拓展】

2015版新生儿复苏项目的重要变化

1. 在不需要复苏的足月儿/早产儿中，推荐延迟结扎脐带30秒；但在需要复苏的新生儿中，延迟结扎脐带证据不足（不推荐延迟结扎），低于29周的早产儿建议不延迟结扎。

2. 无窒息新生儿体温应该维持肛温在36.5～37.5℃。

3. 羊水粪染并表现出肌张力低、呼吸较差的新生儿，应放置在辐射救护台上，必要时启动PPV（Positive Pressure Ventilation 正压通气）；常规胎粪吸引因缺乏足够证据，已经不再推荐。每个新生儿都应该启动适当的通气和吸氧支持，如呼吸道被堵塞则应及时处理（如插管或吸出堵塞物）。

4. 在复苏的第一分钟，心率的评估尤为重要，可使用3联ECG（心电监测）。

5. 小于35周的早产儿开始复苏时，应用低流量给氧（21%～30%）。

6. 新生儿复苏培训应该比原有的以2年为周期更加频繁。

第四节 新生儿缺氧缺血性脑病

一、概述

新生儿缺氧缺血性脑病（hypoxic-ischemic encephalopathy，HIE）是指因各种围生期高危因素引起缺氧和脑血流减少或暂停而导致胎儿与新生儿的脑损伤，是新生儿窒息后的严重并发症，病情重，病死率高。

1. 病因　凡能引起新生儿窒息的因素均可以导致本病，宫内窘迫、围生期窒息是最主要的原因，此外，出生后严重心肺疾病、严重失血或贫血等也可引起。

2. 发病机制　当窒息缺氧为不完全性时，体内出现器官间血液重新分布，以保证脑组织血液供应；如缺氧继续存在，这种代偿机制失败，脑血流灌注量下降，遂出现第2次血流重新分布，即供应大脑半球的血流减少，以保证丘脑、脑干和小脑的血流灌注量（脑内血液分流），此时大脑皮质矢状旁区和其下面的白质（大脑前、中、后动脉灌注的边缘带）最易受损。如为急性完全性，则上述代偿机制不会发生，脑损伤可发生在基底神经节等代谢最旺盛的部位。缺氧及酸中毒还可导致脑血管自主调节功能障碍，形成"压力被动性脑血流"，当血压升高过大时，可造成脑室周围毛细血管破裂出血；而低血压时脑血流量减少，又可引起缺血性损伤。

二、临床表现

临床主要表现为意识及肌张力变化、脑干功能受损等，临床表现可分为轻、中、重三度（表6-3）。

新生儿缺血缺氧性脑病惊厥发作

表6-3　新生儿缺氧缺血性脑病的临床分度

分度	轻度	中度	重度
意识	兴奋、易激惹	嗜睡	昏迷
肌张力	正常	减低	松软
拥抱反射	活跃	减弱	消失
吸吮反射	正常	减弱	消失
惊厥	无	常有	多见，频繁发作
前囟张力	正常	正常或稍饱满	饱满、紧张
中枢性呼吸衰竭	无	有	明显
瞳孔改变	正常或扩大	缩小、对光反射迟钝	不等大、对光反射迟钝
病程	<3天	<14天	数周
预后	预后好	可能有后遗症	病死率高，多有后遗症

三、辅助检查

1. 影像学检查　头颅B超、CT、磁共振检查可确定病变部位、范围及性质等情况；脑电图有助于确定脑病变的程度、判断预后及对惊厥的鉴别。

2. 血生化检查　脑组织受损时，血清肌酸磷酸激酶同工酶升高（正常值 <10U/L），该项检查有助于确定脑组织损伤的程度和判断预后。

四、治疗原则

1. 对症支持疗法　①给氧，维持良好的通气功能（此为治疗的关键），保持 $PaO_2>6.7kPa$（50mmHg），$PaCO_2<5.32kPa$（40mmHg）；②纠正酸中毒：改善通气以纠正呼吸性酸中毒，在此基础上应用碳酸氢钠；③维持血压：应用多巴胺和多巴酚丁胺；④维持血糖在正常高值：以提供神经细胞代谢所需的能量；⑤补液：每日补液量控制在 60～80mL/kg。

2. 控制惊厥　首选苯巴比妥钠静脉滴注，顽固性抽搐者可加用地西泮或水合氯醛灌肠。

3. 治疗脑水肿　出现颅内高压症状可首先用呋塞米静脉推注，或用甘露醇静脉注射。

4. 亚低温疗法　采用人工诱导方法使体温下降2℃～4℃，以减少脑组织耗氧，保护脑细胞。降温方式以选择性头部降温为好，但此法仅适用于足月儿。

五、常见护理诊断／问题

1. 低效性呼吸型态　与缺氧引起的呼吸中枢抑制有关。
2. 潜在并发症　颅内压升高、呼吸衰竭。
3. 有废用综合征的危险　与缺氧导致的脑功能受损有关。

六、护理措施

1. 改善通气、给氧　及时清除患儿呼吸道分泌物，保持呼吸道通畅，将患儿头偏向一侧，防止窒息。根据缺氧和呼吸困难的程度，选择鼻导管吸氧或头面罩吸氧，如严重缺氧，可给予气管插管或机械辅助通气。

2. 严密监护，预防并发症　密切监护患儿的呼吸、心率、血压和血氧饱和度等情况，注意观察患儿的神志、瞳孔、前囟张力及抽搐等症状。遵医嘱使用药物，观察药物反应。

3. 亚低温治疗的护理

（1）降温：采用循环水冷却法进行选择性头部降温，使体温降至35.5℃开启体部保温，脑温降至34℃的时间应控制在30～90分钟。

（2）维持：亚低温治疗使头颅温度维持在34～35℃，由于头部的降温，体温也会相应地下降，所以必须注意保暖，给予患儿持续的肛温监测，维持肛温在35.5℃。

（3）复温：治疗结束后，必须给予复温。复温宜缓慢，时间>5小时，保证体温上升速度不高于每小时0.5℃。避免快速复温引起的低血压。

4. 早期康复干预　早期给予患儿动作训练和感知刺激的干预措施，促进脑功能的恢复。

七、健康指导

向新生儿家长耐心细致地解答病情，以取得理解，恢复期指导家长掌握康复干预的措施，并坚持定期随访。

第五节 新生儿颅内出血

一、概述

新生儿颅内出血（intracranial hemorrhage of the newborn，ICHN）是围产期新生儿常见的脑损伤，以早产儿多见，病死率高，严重者常留有神经系统后遗症。

新生儿颅内出血，其主要病因与围产期缺氧缺血及产伤密切相关：①早产，尤其是胎龄32周以下的早产儿；②围产窒息史，如宫内窘迫、反复呼吸暂停；③产伤，如胎头过大、头盆不称、急产、胎头吸引或产钳助产；④其他：快速输入高渗溶液，机械通气不当，新生儿肝功能不成熟，凝血因子不足等。

二、临床表现

新生儿颅内出血主要与出血部位和出血量有关，轻者可无症状，大量出血者可在短期内死亡。重度窒息及产伤者生后即可出现。多数在生后1～2天内出现。

1. **神志改变**　激惹、过度兴奋或表情淡漠、嗜睡、昏迷等。
2. **颅内压增高**　前囟紧张或隆起，血压增高，呕吐，脑性尖叫、抽搐等。
3. **呼吸改变**　呼吸增快或减慢，呼吸不规则或暂停等。
4. **瞳孔改变**　瞳孔对光反射迟钝或消失、瞳孔大小不等或散大。
5. **眼部症状**　凝视、斜视、眼球震颤及转动困难。
6. **肌张力改变**　早期增高以后减低。
7. **其他**　贫血、黄疸等。
8. **后遗症**　常有脑性瘫痪、脑积水、癫痫、智能低下、视力或听力障碍等。

三、辅助检查

脑脊液、影像学诊断、B超、CT和MRI均可作出诊断和判断预后。

四、治疗原则

1. **止血**　可选用维生素 K_1、酚磺乙胺（止血敏）、卡巴克络（安络血）等。
2. **镇静、止痉**　可选用苯巴比妥、安定等。
3. **降低颅内压**　首选利尿药呋塞米静注，严重者可用20%甘露醇静脉注射。
4. **应用脑代谢激活剂**　出血停止后，可给予胞磷胆碱、脑活素静脉滴注，10～14天为一个疗程，恢复期可给吡拉西坦（脑复康）。
5. **外科处理**　对危及生命的较大血肿需神经外科紧急处理。

五、常见护理诊断/问题

1. **低效性呼吸型态** 与呼吸中枢受抑制有关。
2. **有窒息的危险** 与惊厥、昏迷有关。
3. **体温调节无效** 与感染、体温调节中枢受损有关。
4. **潜在并发症**：颅内压增高

六、护理措施

1. **减少刺激，保持安静** 抬高患儿头部，减少噪声，集中进行各种操作。静脉穿刺最好用留置针，减少反复穿刺，防止加重颅内出血。尽量减少对患儿的移动和刺激，维持血压在稳定范围，特别是应防止早产儿血压有较大波动。

2. **严密观察病情** 观察患儿生命体征的变化，神志、瞳孔、呼吸、肌张力及囟门张力等改变，当出现两侧瞳孔大小不等、对光反射迟钝或消失、呼吸节律不规则等症状应考虑脑疝。定时测量头围，及时记录阳性体征并与医生取得联系。

3. **合理用氧** 及时清除呼吸道分泌物，保持呼吸道通畅，防止窒息。根据缺氧程度给予吸氧，注意用氧的方式和浓度。呼吸衰竭或严重呼吸暂停者需气管插管，机械通气。

4. **维持体温稳定** 体温过高者用物理降温，过低时采用远红外床、暖箱等保暖。

七、健康指导

向新生儿家长解答病情，并给予支持和安慰，减轻其紧张和恐惧心理。对有后遗症者，鼓励指导家长做好患儿智力开发、肢体功能训练。

第六节 新生儿黄疸

一、概述

新生儿黄疸（neonatal jaundice）又称新生儿高胆红素血症，是新生儿期由于血中胆红素在体内积聚引起的皮肤、巩膜及其他器官黄染的现象，其原因很多，可分为生理性黄疸和病理性黄疸两大类。严重者可导致胆红素脑病，造成神经系统的永久性损害，甚至死亡。

（一）新生儿胆红素代谢特点

1. **胆红素生成过多** 新生儿每日生成的胆红素约为 8.8mg/kg，超过成人（3.8mg/kg）的 2 倍。其原因：①胎儿血氧分压低，红细胞数量代偿性增加，出生后血氧分压升高，红细胞大量破坏；②新生儿红细胞寿命短，且血红蛋白分解速度是成人的 2 倍；③新生儿肝脏和其他组织中的血红素及骨髓中的红细胞前体较多。

2. **运转胆红素的能力较差** 刚娩出的新生儿可有不同程度的酸中毒，导致清蛋白与胆红素联结的数量减少；早产儿血中清蛋白的量偏低，影响胆红素的转运。

3. 肝功能不成熟 ①新生儿肝脏内摄取胆红素的Y、Z蛋白含量低，肝细胞摄取胆红素的能力差；②新生儿肝细胞内尿苷二磷酸葡萄糖醛酸基转移酶（UDPGT）含量低，且活性不足，形成结合胆红素的功能差；③出生时肝细胞将结合胆红素排泄到肠道的能力暂时低下。

4. 肠肝循环的特点 新生儿肠道内β—葡萄糖醛酸苷酶活性较高，可将结合胆红素转化成未结合胆红素，加之肠道内细菌量少，导致未结合胆红素又被肠壁重吸收入血循环回到肝脏。

（二）新生儿黄疸分类

1. 生理性黄疸 其特点：①一般状况良好。②足月儿一般在生后2～3天出现，4～5天最明显，5～7天消退，最迟不超过2周，早产儿多于生后3～5天出现，5～7天最明显，7～9天消退，最长可延迟至3～4周。每日血清胆红素升高<85μmol/L（5mg/dl）或每小时<0.85μmol/L（0.5mg/dl）。生理性黄疸始终是排除性诊断，必须排除病理性黄疸的各种原因后方可确定。通常认为，血清胆红素足月儿不超过221μmol/L（12.9mg/dl），早产儿不超过256μmol/L（15mg/dl）。

2. 病理性黄疸 其特点：①出现早：生后24小时出现黄疸；②程度重：血清总胆红素值已达到相应日龄及相关危险因素下的光龄干预标准，或每日血清胆红素升高>85μmol/L（5mg/dl）或每小时>0.85μmol/L（0.5mg/dl）；③黄疸持续时间长：足月儿>2周，早产儿>4周，并进行性加重；④黄疸退而复现；⑤血清结合胆红素>34μmol/L（2mg/dl）。具备其中任何一项者即可诊断为病理性黄疸。病理性黄疸的原因如下。

（1）感染性：①新生儿肝炎：大多为病毒通过胎盘传给胎儿或产程中被感染，以巨细胞病毒、乙型肝炎病毒为常见；以结合胆红素增高为主，伴厌食、呕吐、肝大及肝功能异常。②新生儿败血症、尿路感染、感染性肺炎等：因细胞素侵入，加速红细胞破坏、损伤肝细胞所致；早期以未结合胆红素增高为主或两者均高，晚期以结合胆红素增高为主，除黄疸外伴有全身中毒症状等表现。

（2）非感染性：①新生儿溶血病。②先天性胆道闭锁：多于生后2周开始出现黄疸并呈进行性加重，以结合胆红素增高为主，粪便呈灰白色（陶土色），肝脏进行性增大，3个月后可逐渐发展为肝硬化。③母乳性黄疸：常与生理性黄疸重叠且持续不退，患儿一般状态良好，可持续4～12周。胆红素可高达342μmol/L，尚无核黄疸的报道。④其他：遗传性疾病如葡萄糖-6-磷酸脱氢酶（G-6-PD）缺陷、红细胞丙酮酸激酶缺陷病等，药物性黄疸，如由维生素K_3、维生素K_4、新生霉素、磺胺类药物、头孢菌素等引起的黄疸。

（四）病理性黄疸的治疗原则

1. 去除引起病理性黄疸的病因，积极治疗原发病。

2. 给予蓝光治疗，降低血清胆红素；提早喂养，保持大便通畅。

3. 保护肝脏，避免应用对肝脏有损害及可能引起黄疸、溶血的药物。
4. 降低游离胆红素，适当应用酶诱导剂、输血浆和白蛋白。
5. 控制感染、保暖、营养支持，及时纠正酸中毒和缺氧。

二、新生儿溶血病

（一）概述

新生儿溶血病（hemolytic disease of newborn，HDN）是指由于母儿血型不合发生同族免疫反应，而引起的胎儿、新生儿的免疫性溶血，仅发生在胎儿和早期新生儿。其母子血型不合主要指ABO血型系统和Rh血型系统。其中，ABO溶血病最常见。

1. 病因及发病机制 主要是由于母体存在与胎儿不相容的血型抗体IgG，这种抗体通过胎盘进入到胎儿体内，导致抗原抗体的免疫反应，发生溶血。

（1）ABO血型不合：以母亲为O型，胎儿为A型或B型多见。如果母亲为AB型血或婴儿为O型血，则不发生ABO溶血病。50%的ABO溶血病发生在第一胎。其原因：O型血母亲在第一胎妊娠前可受到自然界A或B血型物质的刺激产生抗A和抗B抗体IgG，在妊娠时这两类抗体通过胎盘进入胎儿血液循环引起溶血。

（2）Rh血型不合：Rh血型系统有6种抗原，即D、E、C、d、e、c，其中RhD溶血病最常见，其次为RhE溶血病，Rh溶血病多发生于Rh阴性孕妇和Rh阳性胎儿之间。由于自然界无Rh血型物质，Rh溶血病一般不发生于第一胎。

（二）临床表现

症状的轻重和母亲产生的IgG抗体量、抗体与胎儿红细胞的结合程度及胎儿代偿能力有关，ABO溶血症多为轻症，Rh溶血病较重。新生儿溶血病主要表现为黄疸、贫血、水肿、心力衰竭、肝脾肿大，严重者导致胆红素脑病。

1. 两种溶血病的临床特点（表6-4）

表6-4 ABO血型不合溶血病和Rh血型不合溶血病的临床特点

比较项目	ABO血型不合溶血病	Rh血型不合溶血病
常见血型	母O型，子A型或B型	母Rh阴性，子Rh阳性
发病胎次	第1胎即可发病（50%）	一般发生在第2胎及以后，随胎次增加，受累越重
黄疸出现时间	多于生后2~3天出现	多于生后24小时内出现
贫血	出现晚且轻	出现早且重
肝脾肿大	不明显	明显
胎儿水肿	很少发生	全身水肿、胸腔积液、腹水
治疗		
需要产前检查	否	是
光疗的价值	很大	有限
换血的机会	约1%	约67%
晚期贫血的发生率	很少	经常

2. 胆红素脑病（核黄疸） 胆红素脑病是新生儿溶血病最严重的并发症，一般发生在生后 2～7 天，早产儿尤易发生。典型临床表现包括警告期、痉挛期、恢复期及后遗症期（表 6-7）。

表 6-7 胆红素脑病的典型表现

分期	表现	持续时间
警告期	反应低下，肌张力下降，吸吮力弱	0.5～1.5 天
痉挛期	肌张力增高，发热，抽搐，呼吸不规则	0.5～1.5 天
恢复期	肌张力恢复，体温正常，抽搐减少	2 周
后遗症期	听力下降，眼球运动障碍，手足徐动，牙釉质发育不良，智能落后	终生

（三）辅助检查

血型检测可见母子血型不合；红细胞、血红蛋白降低及网织红细胞、有核红细胞增多；血清胆红素增高，三项试验（①改良直接抗人球蛋白试验，即改良 Coombs' test；②患儿红细胞抗体释放试验；③患儿血清游离抗体试验）阳性。

（四）治疗原则

1. 产前治疗 可采用孕妇血浆置换术、宫内输血。

2. 新生儿治疗 包括换血疗法、光照疗法、纠正贫血及对症治疗（可输血浆、白蛋白，纠正酸中毒、缺氧，加强保暖，避免快速输入高渗性药物）。

三、新生儿黄疸的护理

（一）常见护理诊断/问题

1. 潜在并发症：胆红素脑病 与胆红素通过血－脑屏障有关。

2. 知识缺乏 患儿家长缺乏黄疸的护理知识。

（二）护理措施

1. 一般护理 注意保暖，合理喂养，保持皮肤、口腔清洁，维持水、电解质平衡，避免低温、低血糖和酸中毒。

2. 病情观察

（1）严密观察病情变化：观察患儿的体温、脉搏、呼吸，精神反应状态、神经系统症状和体征，及早发现胆红素脑病，注意患儿呼吸、心率改变，及时发现并积极处理心力衰竭。

（2）评估黄疸程度：注意皮肤、巩膜黄染的程度，大小便的色泽变化和神经系统表现。每 4～6 小时监测血清胆红素，判断其发展速度。如患儿出现拒乳、嗜睡、肌张力减低等胆红素脑病的早期表现，立即通知医生，给予及时处理。

（3）实施光照疗法、换血疗法的护理：参见第五章第九节和第十节。

（三）健康指导

使患儿家长了解病情，取得家长配合；若为母乳性黄疸，仍可继续母乳喂养；若为葡萄糖-6-磷酸脱氢酶（G-6-PD）缺陷者，需忌食蚕豆及其制品，患儿衣物保管时勿放樟脑丸，并注意药物选用，以免诱发溶血；发生胆红素脑病者，注意后遗症的出现，给予康复治疗和护理。

第七节　新生儿呼吸窘迫综合征

一、概述

新生儿呼吸窘迫综合征（neonatal respiratory distress syndrome，NRDS）又称新生儿肺透明膜病（hyaline membrane disease of the newborn，HMD），是由于缺乏肺表面活性物质（pulmonary surfactant，PS）所致，指新生儿出生后不久即出现进行性加重的呼吸窘迫和呼吸衰竭等症状，以早产儿多见。

1. 病因　PS是由肺泡Ⅱ型上皮细胞合成并分泌的一种磷脂蛋白复合物，在胎龄18～20周开始产生，35～36周迅速增加达肺成熟水平，所以本病在胎龄小于35周的早产儿更为多见。主要诱因：出生窒息、低体温、酸中毒、母亲糖尿病、产前出血、多胎中较晚出生者等。

2. 发病机制　表面活性物质能降低肺泡壁与肺泡内气体交界处的表面张力，保持呼气时肺泡张开。缺乏时，肺泡表面张力增高，肺顺应性降低，呼气时功能残气量明显降低，肺泡逐渐萎陷，吸气时肺泡难以充分扩张，潮气量和肺泡通气量减少，导致缺氧和CO_2潴留、缺氧、酸中毒引起肺血管痉挛，阻力增加，导致动脉导管及卵圆孔开放，形成右向左分流，同时可导致肺动脉高压。低氧血症等又抑制表面活性物质的合成，缺氧及混合性酸中毒使肺毛细血管通透性增高，肺间质水肿和纤维蛋白沉着于肺泡内表面形成嗜伊红透明膜，使气体弥散障碍，加重缺氧和酸中毒，进而抑制PS合成，形成恶性循环。

二、临床表现

本病多见于早产儿，尤其是胎龄32周以下的极低体重儿。多数患儿出生时情况尚可，生后6小时内出现呼吸窘迫，主要表现为呼吸增快（>60次/分）、皮肤青紫，胸廓吸气性凹陷和呼气性呻吟，双肺呼吸音减弱，早期听诊无啰音，以后可闻及细湿啰音。一般生后1～2天病情严重，3天后病情可逐渐恢复，但不少患儿并发肺部感染或PDA，使病情再度加重，并发颅内出血及肺炎者病程较长。呼吸窘迫呈进行性加重是本病特点。严重时呼吸表浅，呼吸节律不整、呼吸暂停及四肢松弛。如出生12小时后出现呼吸窘迫，一般不考虑本病。

呼吸窘迫综合征
（气促、吸气性凹陷）

三、辅助检查

1. 羊水检测　分娩前抽取羊水测卵磷脂（PL）和鞘磷脂（S）的比值，若卵磷脂/

鞘磷脂（L/S）<2：1，提示胎儿肺发育不成熟。

2. **血气分析**　PaO_2 下降，$PaCO_2$ 升高，pH 值降低。

3. **X 线检查**　早期双肺呈普遍性透过度降低，可见弥漫性均匀一致的细颗粒（肺泡不张）网状影，即毛玻璃样改变；以后出现支气管充气征；严重时双肺野均呈白色，即"白肺"。动态拍摄 X 线胸片有助于诊断及治疗效果的评估。

4. **泡沫试验**　将患儿胃液（代表羊水）1mL 加 95% 乙醇 1mL，振荡 15s，静置 15 分钟，如果沿管壁有多层泡沫，则为阳性。阳性者可排除本病。

四、治疗原则

立即氧疗，辅助呼吸；尽早使用 PS 替代疗法；维持酸碱平衡；保证液体和营养供应。

五、常见护理诊断/问题

1. **自主呼吸障碍**　与 PS 缺乏导致肺不张、呼吸困难有关。
2. **气体交换受损**　与 PS 缺乏及肺透明膜形成有关。
3. **营养失调：低于机体需要量**　与摄入量不足有关。
4. **感染的危险**　与机体免疫力低下有关。

六、护理措施

1. **保持呼吸道通畅，维持自主呼吸**

（1）维持有效呼吸，及时清除口、鼻、咽部分泌物，必要时于雾化吸入后及时吸痰，保持呼吸道通畅。

（2）供氧及辅助呼吸：在未经摄片确诊前，根据发绀程度选用鼻导管、面罩或头罩吸氧，因早产儿易发生氧中毒，以维持 PaO_2 6.7～9.3kPa（50～70mmHg）和经皮血氧饱和度（$TcSO_2$）85%～93% 为宜。注意预防氧中毒所致的晶体后纤维化和支气管肺发育不良。如临床症状加重，应采用持续气道正压呼吸（CPAP）给氧。病情危重者如用纯氧 CPAP 后，病情仍无好转，应行气管插管和使用人工呼吸机，用间歇正压通气（IPPV）和呼气末正压呼吸（PEEP）。

（3）保暖：将患儿安置在辐射式抢救台上或暖箱内，使患儿皮肤温度保持在 36℃～37℃ 之间，减少氧耗及不必要地干扰，防止低氧血症。

（4）严密观察病情：监测体温、呼吸、心率、血氧饱和度等。

2. **PS 替代疗法的护理**　协助医生尽早将 PS 替代品经气管直接滴入肺内。滴入前彻底吸净气道内分泌物，将患儿头稍后仰，使气道伸直，在患儿吸气时滴入并转动患儿体位，从仰卧位转至右侧位再至左侧位，使药物较均匀进入各肺叶；也可在滴入后，用复苏器加压给氧，以助药液扩散。

3. **合理喂养**　保证营养供给，如不能经口喂养，可给予鼻饲喂养或静脉补充营养。

4. **预防感染**　多为早产儿，抵抗力较差，应做好各项消毒、隔离工作。

七、健康指导

加强高危妊娠和分娩的监护及治疗，预防早产；安慰家长，减轻压力；让家长了解病情及治疗过程，增强治疗信心，同时做好育儿知识的宣传工作。

第八节 新生儿脐炎

一、概述

脐炎（omphalitis）是由于断脐时或出生后处理不当，脐残端被细菌入侵、繁殖而引起的局部急性炎症。最常见的病原菌是金黄色葡萄球菌，其次为大肠埃希菌、溶血性链球菌等。

二、临床表现

轻者脐轮与脐周皮肤轻度红肿，可伴有少量浆液脓性分泌物。重者脐部和脐周明显红肿发硬，分泌物呈脓性且量多，常有臭味。可向周围皮肤或组织扩散，引起腹壁蜂窝织炎、皮下坏疽、腹膜炎、败血症等。轻症者除脐部异常外，体温及食欲均正常，重症者则有发热、吃奶差等非特异性表现。

三、辅助检查

血常规白细胞总数及粒细胞升高，脐部分泌培养阳性（有脐炎表现者）。

四、治疗原则

局部消毒，抗生素治疗及对症治疗等。

五、常见护理诊断/问题

1. *皮肤完整性受损*　与脐部感染有关。
2. *潜在并发症：腹膜炎、败血症*

六、护理措施

1. *脐部护理*

（1）轻者脐周无扩散者局部用2%碘酒及75%乙醇消毒，保持局部干燥。有明显脓液、脐周有扩散或出现全身症状者，除局部消毒外，可遵医嘱进行抗生素治疗。

（2）脐带残端脱落后，注意观察脐窝有无樱红色的肉芽肿，如有应及早处理。脐带残端长时间不脱落，应观察是否断脐时结扎不牢，应考虑重新结扎。

2. *病情观察*　观察脐部有无潮湿、渗液或脓性分泌物，如有应及时治疗。同时观察患儿的精神状态、食欲、肤色等。

七、健康指导

向家长宣教正确的消毒方法：必须从脐带的根部由内向外环形彻底清洗消毒，保持局部干燥。进行婴儿脐部护理时，应先洗手，注意婴儿腹部保暖。指导家长避免尿布污染脐部，尿布前端勿覆盖脐部，及时更换污染的尿布。

第九节 新生儿败血症

一、概述

新生儿败血症（neonatal septicemia）是指病原菌侵入血液循环并在其中生长繁殖、产生毒素而造成的全身性感染，是新生儿期常见的严重感染性疾病，其发病率和病死率较高。

1. 病因及发病机制

（1）病原菌：我国以葡萄球菌最常见，其次是大肠杆菌等G⁻杆菌；近年因极低出生体重儿的存活率提高和血管导管、气管插管的普遍使用，使表皮葡萄球菌、铜绿假单胞菌等条件致病菌败血症增多。

（2）感染途径：可发生于产前、产时或产后。产前感染与孕妇有明显的感染有关，特别是羊膜腔感染；产时感染主要是胎儿通过产道时被感染，如胎膜早破、产程延长等；产后感染是最常见的感染途径，细菌通过皮肤黏膜创面、呼吸道、消化道入侵。各种导管、仪器消毒不严时也可致医源性感染。

二、临床表现

无特征性表现。生后7天内起病的为早发型，生后7天后起病的为迟发型。常累及多个系统，主要以全身中毒症状为主；全身中毒症状的早期表现："三少"，即"少吃、少哭、少动"，随着病情进展表现为"七不"，即不吃、不哭、不动、体温不升（或发热）、体重不增、精神不好（萎靡、嗜睡）、面色不好（苍白或灰暗）。少数严重者很快发展为循环衰竭、呼吸衰竭、DIC、中毒性肠麻痹、酸碱紊乱和胆红素脑病，常并发化脓性脑膜炎。

三、辅助检查

外周血象、细菌培养、病原菌抗原检查、急相蛋白和血沉检查等有助于明确诊断。

四、治疗原则

1. 抗生素治疗原则 早期、足量、足疗程、静脉用药，一般需10～14天。

2. 对症、支持治疗 保暖、给氧，纠正酸中毒及电解质紊乱；及时处理脐炎、脓疱疮等局部感染灶；保证能量与水分的供给；必要时输注新鲜血、粒细胞、血小板、早产儿可静注免疫球蛋白。

五、常见护理诊断/问题

1. **体温调节无效** 与感染有关。
2. **皮肤完整性受损** 与脐炎、脓疱疮等感染灶有关。
3. **营养失调：低于机体需要量** 与吸吮无力、摄入量不足有关。
4. **潜在并发症** 肺炎、化脓性脑膜炎、感染性休克等。

六、护理措施

1. **维持体温稳定** 密切观察体温变化，患儿体温易波动，除感染因素外，还易受环境因素影响，当体温低或体温不升时，及时给予保暖措施；当体温过高时以物理降温为主。
2. **处理局部病灶，保持皮肤完整性** 保持皮肤干燥、清洁，做好口腔、脐部、臀部护理；对脐炎、脓疱疮等病灶加强护理，促进皮肤早日愈合，防止感染蔓延扩散。
3. **保证营养供给，增加机体抵抗力** 可经口喂养，必要时采取静脉营养或鼻饲喂养。
4. **密切观察病情** 加强巡视，及时记录病情变化，如患儿出现面色青灰、呕吐、脑性尖叫、前囟饱满、两眼凝视提示有脑膜炎的可能；如出现口渴、皮肤弹性降低、尿量减少等症状表明患儿有水电解质紊乱；如患儿面色苍白、皮肤发花、四肢厥冷、脉搏细弱、皮下有出血点等症状应考虑感染性休克或DIC，应立即与医生联系，及时抢救。

七、健康指导

指导家长正确喂养及护理患儿，讲解相关疾病知识，保持患儿清洁卫生。

第十节 新生儿寒冷损伤综合征

一、概述

新生儿寒冷损伤综合征（neonatal cold injure syndrome）简称新生儿冷伤，又称新生儿硬肿症，是由多种原因引起的皮肤和皮下脂肪变硬及水肿，常伴有低体温及多器官功能损伤。

病因及发病机制：主要与寒冷、早产、窒息及感染有关。

1. **寒冷和保温不足** ①体温调节中枢发育不成熟。②皮肤表面积相对较大，皮下脂肪少，皮肤薄，血流丰富，易于失热。③躯体小，总液体含量少，体内储存热量少，对失热的耐受能力差，寒冷时即使少量热量丢失，体温便可降低。④以棕色脂肪组织的化学产热方式为主，缺乏寒战等物理产热方式。⑤皮下脂肪中饱和脂肪酸含量比未饱和脂肪酸多，前者熔点高，当受寒或其他原因引起体温降低时，皮脂容易发生凝固硬化，出现皮肤硬肿。
2. **严重感染** 某些疾病严重感染、缺氧、心力衰竭和休克等使能源物质消耗增加等造成低体温和皮肤硬肿。严重的颅脑疾病也可抑制尚未成熟的体温调节中枢使散热大于产热，出现低体温和皮肤硬肿。

3. 多器官功能损害 低体温和皮肤硬肿，可引起微循环障碍，导致皮肤毛细血管通透性增加，出现水肿。低体温持续存在和（或）硬肿面积扩大，缺氧和代谢性酸中毒加重，引起多器官功能受损。

二、临床表现

寒冷季节发病较多，出生3天内或早产新生儿多见。

1. 一般表现 早期哺乳差，哭声低，反应低下。

2. 低体温 新生儿体核温度，肛门内5cm处温度 <35℃，严重者 <30℃，新生儿由于腋窝含较多棕色脂肪，寒冷时氧化产热，使局部温度升高，腋温－肛温差（TA–R）由正值变为负值，TA–R可以作为判断棕色脂肪产热状态的指标，正常状态下，棕色脂肪不产热，TA–R<0℃；重症硬肿症时，棕色脂肪耗尽，则TA–R<0℃；新生儿硬肿症初期，棕色脂肪代偿产热增加，则TA–R≥0℃。

3. 皮肤硬肿 皮肤硬、肿、冷，紧贴皮下组织，不易移动如硬橡皮样，局部颜色呈暗红色或发绀。硬肿常呈对称性，发生顺序依次为：小腿→大腿外侧→整个下肢→臀部→面颊→上肢→躯干至全身。硬肿范围可按：头颈部20%，双上肢18%，前胸及腹部14%，背及腰骶部14%，臀部8%，双下肢26%计算。严重者可妨碍关节活动，胸部受累可致呼吸困难。

4. 多器官功能损害 早期心率减慢，微循环障碍，严重时休克、心力衰竭、DIC、肺出血、肾功衰竭等，肺出血是较常见的并发症。

5. 病情分度 临床根据体温及皮肤硬肿范围分为：轻度：体温≥35℃、皮肤硬肿范围 <20%；中度：体温 <35℃、皮肤硬肿范围20%～50%；重度：体温 <30℃、皮肤硬肿范围 >50%，常伴有器官功能障碍。

三、辅助检查

根据病情需要，监测血常规、动脉血气和血电解质、血糖、尿素氮、肌酐，行DIC筛查试验。必要时可查ECG及X线胸片等。

四、治疗原则

1. 复温 复温是低体温患儿治疗的关键。复温原则是逐步复温，循序渐进。

2. 支持疗法 供给充足的热量有助于复温和维持正常体温，但有明显心肾功能损害者，注意严格控制输液速度和液体入量。

3. 对症治疗 有感染者应用抗生素。及时纠正酸中毒、循环衰竭、DIC等。

五、常见护理诊断／问题

1. 体温过低 与体温调节中枢发育不完全、寒冷、早产、感染、缺氧等因素有关。

2. 皮肤完整性受损 与皮肤硬肿、水肿，局部血液供应不良有关。

3. **有感染的危险** 与新生儿免疫功能低下、皮肤黏膜屏障功能低下有关。

4. **营养失调：低于机体需要量** 与吸吮无力、摄入不足有关。

5. **潜在并发症：肺出血、DIC等**

6. **知识缺乏** 家长缺乏正确保暖及育儿知识。

六、护理措施

1. **复温** 通过提高环境温度（减少散热或外加热），以恢复和保持正常体温。

（1）肛温>30℃、TA-R≥0℃的患儿，提示体温虽低，但棕色脂肪产热较好，此时可通过减少散热使体温回升。将患儿置于已预热至30℃的温箱内，每小时提高箱温0.5～1℃，箱温不超过34℃，使患儿6～12小时内恢复正常体温。

（2）肛温<30℃且TA-R<0℃的患儿，其体温很低，棕色脂肪被耗尽，此时靠患儿自身的棕色脂肪产热已难以恢复正常体温，因此，先以高于患儿体温1～2℃的温箱温度（不超过34℃）开始复温，每小时提高箱温1～1.5℃，一般在12～24小时内可使体温恢复正常。

如无上述条件，也可用热水袋、热炕、电热毯包裹或母亲怀抱取暖等方法，但要注意防烫伤和闷捂窒息。

2. **合理喂养** 轻者能吸吮者可经口喂养；吸吮无力者用滴管、鼻饲或静脉营养保证能量供给。

3. **保证液体供给，严格控制补液速度** 应用输液泵控制。建立输液记录卡，每小时记录输入量及速度，根据病情加以调节，以防止输液速度过快而引起心衰和肺出血。

4. **控制感染** 根据血培养和药敏结果应用抗生素，做好消毒隔离，加强皮肤护理。

5. **密切观察病情** 密切观察体温、脉搏、呼吸、硬肿范围及程度、尿量、有无出血症状等，详细记录出入水量，备好抢救药物、氧气、吸引器、复苏气囊和呼吸机等抢救用物，如发现患儿出现呼吸困难、面色突然青紫、肺部湿啰音等肺出血症状，立即通知医生，及时抢救。

七、健康指导

介绍与疾病相关的知识及保暖、喂养等育儿知识，鼓励母乳喂养，保证足够热量。

第十一节 新生儿低血糖

一、概述

新生儿出生后血糖浓度有一个自然下降继而上升的过程，并且许多低血糖的新生儿并无任何临床症状和体征，因此，长期以来新生儿低血糖的定义一直未完全统一。目前多数学者认为，全血葡萄糖水平低至2.2mmol/L（40mg/dl）应诊断为新生儿低血糖

（neonatal hypoglycemia）。新生儿低血糖多见于早产儿及小于胎龄儿。葡萄糖是新生儿脑细胞的基本能量来源，若不及时纠正低血糖将会造成永久性的脑损伤。

病因及发病机制包括：①肝糖原储存不足：主要见于早产儿、小于胎龄儿和双胎中体重轻者肝糖原储存少，出生后若延迟喂奶或摄入不足就容易发生低血糖。②葡萄糖消耗增加：应激及严重疾病，如创伤、严重感染、低体温、先天性心脏病等，由于热量摄入不足，葡萄糖利用增加，可致低血糖。③胰岛素水平过高：主要见于糖尿病母亲婴儿、Rh溶血病、Beckwith综合征、婴儿胰岛细胞增生症等。④先天性遗传内分泌和代谢性缺陷疾病：如半乳糖血症、先天性果糖不耐受症、枫糖尿病、先天性垂体功能低下等，常出现持续顽固的低血糖。

二、临床表现

低血糖多出现于生后24～72小时内，糖尿病母亲的婴儿生后数小时即可出现症状。大多数患儿并无临床症状，即使出现症状也多为非特异性的。多表现为反应差或烦躁、喂养困难、震颤、惊厥、阵发性青紫、呼吸暂停或呼吸增快、哭声减弱或音调变高等，也可出现面色苍白、多汗、体温不升、心动过速等。经静脉注射葡萄糖后上述症状消失，血糖恢复正常。

三、辅助检查

常用微量纸片法测定血糖，异常者采静脉血测定血糖以明确诊断。对可能发生低血糖者可在生后进行持续血糖测定。对持续顽固性低血糖者，进一步做血胰岛素、胰高糖素、T4、TSH、生长激素及皮质醇等检查，以排除先天性内分泌疾病或代谢性缺陷病。

四、治疗原则

无症状低血糖可给予进食葡萄糖，如无效改为静脉输注葡萄糖。对有症状患儿都应静脉输注葡萄糖。对持续或者反复低血糖者除静脉输注葡萄糖外，结合病情予氢化可的松静脉点滴、胰高血糖素肌注或泼尼松口服。

五、常见护理诊断/问题

1. **营养失调：低于机体需要量**　与热能摄入不足、消耗增加有关。

2. **潜在并发症：呼吸暂停**

3. **知识缺乏**　家长缺乏正确的喂养知识。

六、护理措施

1. **喂养**　出生后能进食者尽早喂养，根据病情给予10%葡萄糖或吸吮母乳。早产儿或窒息儿尽快建立静脉通路，保证葡萄糖的输入。

2. **监测**　定期监测血糖，静脉输注葡萄糖时及时调整输入量及速度。

3. **观察**　密切观察病情变化，注意有无震颤、惊厥、多汗、呼吸暂停等，有呼吸暂停时立即通知医生，及时处理。

七、健康指导

介绍与疾病相关的知识及喂养等育儿知识，避免可导致低血糖的高危因素（如寒冷损伤等）。

第十二节　新生儿低钙血症

一、概述

新生儿低钙血症（neonatal hypocalcemia）是新生儿惊厥的常见原因之一，主要与暂时的生理性甲状旁腺功能低下有关。血清总钙低于1.8mmol/L（7.0mg/dl）或游离钙低于0.9mmol/L（3.5mg/dl）即为低钙血症。

其主要病因与胎儿及新生儿甲状旁腺功能暂时受到抑制有关。早期低血钙发生于生后3天内，多见于早产儿、小于胎龄儿、IDM及母亲患妊娠高血压综合征所生婴儿。晚期低血钙发生于生后3天后，高峰在第1周末，多见于牛乳喂养的足月儿。

二、临床表现

症状可轻重不同，与血钙浓度不一定平行，多出现于生后5~10天。主要表现为烦躁不安、肌肉抽动及震颤，手腕内屈，踝部伸直，可有惊跳及惊厥等，喉痉挛不常见。惊厥发作时常伴有呼吸暂停和发绀。早产儿生后3天内易出现血钙降低，通常无明显体征，可能与其发育不完善、血浆蛋白低和酸中毒时血清游离钙相对较高等有关。血钙和尿钙检查有助诊断。

三、辅助检查

血清总钙<1.8mmol/L（7mg/dl），血清游离钙<0.9mmol/L（3.5mg/dl），血清磷>2.6mmol/L（8mg/dl），碱性磷酸酶多正常。必要时还应检测母血钙、磷和PTH水平。心电图QT间期延长（早产儿>0.2秒，足月儿>0.19秒）提示低钙血症。

四、治疗原则

静脉或口服补钙。晚期低血钙患儿应用母乳或配方乳喂养。甲状旁腺功能不全者除补钙外，加服维生素D。

五、常见护理诊断/问题

1. 有窒息的危险　与低血钙造成喉痉挛有关。
2. 知识缺乏　缺乏育儿知识。

六、护理措施

1. 观察病情,备好急救物品 备好吸引器、氧气,行气管插管、气管切开需要的物品等急救物品,一旦发生喉痉挛等紧急情况,便于争分夺秒组织抢救。

2. 遵医嘱补钙

(1) 10%葡萄糖酸钙静注或静滴时均要用5%~10%葡萄糖液稀释至少一倍,推注要缓慢,经稀释后药液推注速度<1mL/min,并予心电监护,以免注入过快引起呕吐和心脏停止及导致死亡等毒性反应。如心率<80次/分,应停用。

(2) 口服补钙时,应在两次喂奶间给药,禁忌与牛奶搅拌在一起,影响钙吸收。

七、健康指导

介绍育儿知识,鼓励母乳喂养,多晒太阳。在不允许母乳喂养的情况下,应给予母乳化配方奶喂养,保证钙的摄入。或牛奶喂养期间,加服钙剂和维生素D。

【案例评析】

患儿,女,出生后第2天,因嗜睡2天,抽搐4次入院。患儿是第2胎第2产,胎龄39周,胎儿脐带绕颈2周,分娩前3小时胎儿宫内窘迫,产钳助产娩出,羊水Ⅲ度污染,Apgar评分:2分(1分钟)–5分(5分钟)–9分(10分钟),留院观察。母乳喂养,吸吮差、反应迟钝、嗜睡,哭声低,抽搐4次,表现为双眼上翻,凝视,头后仰,四肢抖动,持续数秒至数分钟后自行缓解。

体格检查:T36.2℃,P120/次分,R46次/分。体重3.7kg。嗜睡,反应差、哭声无力,呼吸不规则,前囟门紧张饱满,双瞳孔等大,直径约2mm,呼吸不均匀,口周青紫。无三凹征,双肺呼吸音粗,无啰音。心音有力,节律规整,心率120次/分。腹软,肠鸣音无异常,脊柱四肢无异常,四肢肌张力减低,拥抱反射、吸吮反射减弱,Babinski征(+)。

辅助检查:头颅CT检查脑实质内见广泛片状低密度影。血气分析结果:Ph 7.24,$PaCO_2$ 64.5mmHg,PaO_2 39mmHg。

问题:

1. 该患儿出生时是否存在窒息,是何种程度的窒息?如何对新生儿进行Apgar评分?
2. 该患儿目前初步的临床诊断是什么?存在的主要护理诊断/问题是什么?
3. 相应的护理措施是什么?

解析:

1. 存在窒息,是重度窒息。
2. (1) 临床诊断:新生儿缺氧缺血性脑病。

    (2) 主要护理诊断:①低效性呼吸型态:与缺氧引起的呼吸中枢抑制有关;②潜在并发症:颅内压升高、呼吸衰竭。③有废用综合征的危险:与缺氧导致的脑功能受损有关。④焦虑（家长）：与病情危重、预后不良有关。

3. 相应的护理措施：①改善通气、给氧；②严密监护，预防并发症；③亚低温治疗的护理；④早期康复干预；⑤心理护理。

学习检测

A2 型题

1. 陈女士之女，阴道分娩后 1 天，胎龄 212 天出生，体重 2.3kg，唇周发绀，呼吸急促，此时应（　　）。

　　A. 给予纯氧　　　　　　　　　B. 间歇高流量给氧

　　C. 持续高流量给氧　　　　　　D. 间歇低流量给氧

　　E. 高压舱氧疗

2. 李女士之女，生后 4 天，洗澡时发现两侧乳腺均有蚕豆大小肿块，轻挤后有白色液体流出。下列处理正确的是（　　）。

　　A. 用手挤压　　　　　　　　　B. 挑割肿块

　　C. 手术切除　　　　　　　　　D. 无须处理

　　E. 应用抗生素

3. 李女士之子，阴道分娩后第 3 天，胎龄 230 天出生，体重 2.2kg，体温 35℃。以下处理措施不妥的是（　　）。

　　A. 保持呼吸道通畅　　　　　　B. 置温箱中保暖

　　C. 及早使用抗生素　　　　　　D. 严格执行消毒隔离制度

　　E. 输液过程中应注意控制滴速

4. 患儿，男，32 周早产，夏季出生，出生后出现哭声异常，阵发性青紫，肢体抖动。查血糖 1.60mmol/L，诊断为新生儿低血糖。该患儿出现低血糖的最可能的主要原因是（　　）。

　　A. 新生儿窒息　　　　　　　　B. 母亲低血糖

　　C. 摄糖过多　　　　　　　　　D. 早产

　　E. 寒冷损伤

5. 新生儿，男，出生 1 天，出生时有窒息史，经抢救 3 分钟后呼吸恢复，出生 5 小时出现烦躁、尖叫、囟门饱满、拥抱反射消失，诊断为新生儿颅内出血，对其的护理措施不妥的是（　　）。

　　A. 保持安静，避免各种刺激

　　B. 注意保暖，必要时吸氧

　　C. 头肩部抬高 15°～30° 以减轻脑水肿

　　D. 抱起喂乳，喂乳后拍背，以防溢乳

E. 按医嘱应用止血剂

6. 足月男婴，出生后 20 小时出现黄疸，精神差，血清胆红素为 228umol/L，母亲血型 O 型，子血型 A 型，直接抗人球蛋白试验（＋）。首先应考虑（　　）。

    A. 生理性黄疸　　　　　　　　　　B. 新生儿肝炎

    C. 新生儿败血症　　　　　　　　　D. 新生儿溶血症

    E. 新生儿胆道闭锁

7. 男婴，足月顺产，出生后第 3 天，面部皮肤发黄，精神尚佳，食欲好，体温 36.8℃。血白细胞 $12×10^9$/L，中性粒细胞 55%，血清胆红素 165μmol/L。该患儿最可能的诊断是（　　）。

    A. 新生儿肝炎　　　　　　　　　　B. 新生儿溶血症

    C. 新生儿败血症　　　　　　　　　D. 新生儿生理性黄疸

    E. 新生儿胆红素脑病

8. 王女士之子，胎龄 286 天出生，出生体重 3.7kg，查其体重位于同胎龄体重的第 80 百分位。该新生儿属于（　　）。

    A. 足月儿，小于胎龄儿　　　　　　B. 足月儿，适于胎龄儿

    C. 足月儿，大于胎龄儿　　　　　　D. 早产儿，小于胎龄儿

    E. 过期产儿，大于胎龄儿

A3 型题

（9、10 题共用题干）

患儿，男，足月臀位产，出生体重 5.0kg，出生后 10 小时突然惊厥，烦躁不安。体检：体温 37℃，前囟饱满，双眼凝视，肌张力高，四肢抽搐，心率 150 次/分，肺部体征（−），血常规正常。

9. 该患儿最可能的诊断是（　　）。

    A. 新生儿肺炎　　　　　　　　　　B. 新生儿破伤风

    C. 新生儿颅内出血　　　　　　　　D. 新生儿败血症

    E. 新生儿手足搐搦症

10. 该患儿最可能的发病原因是（　　）。

    A. 产伤　　　　　　　　　　　　　B. 缺氧

    C. 缺血　　　　　　　　　　　　　D. 感染

    E. 寒冷损伤

第七章
儿童营养及营养障碍性疾病患儿的护理

学习目标

1. 掌握婴儿喂养；维生素 D 缺乏性疾病、蛋白质 – 能量营养不良的临床表现、常见护理诊断/问题及护理措施。

2. 熟悉维生素 D 缺乏性疾病和蛋白质 – 能量营养不良的概念、病因及治疗原则。

3. 了解儿童能量与营养的需求、膳食安排；儿童单纯性肥胖的临床表现、常见护理诊断/问题及护理措施；维生素 D 缺乏性疾病的发病机制、辅助检查。

学习导入

张小雨，男，1岁。患儿昨天清晨突然晕倒，伴有面色苍白、四肢厥冷、出冷汗，由妈妈立即送来医院就诊入院。妈妈自述孩子自小食欲较差，进食量少，伴有腹泻。检查：患儿身高、体重均低于同龄、同性别儿童，面色苍白，精神不振。

思考

1. 你认为患儿最可能的医疗诊断是什么？
2. 该患儿存在的主要护理问题是什么，应如何护理？

第一节 儿童能量与营养的需求

营养（nutrition）是指人体获得和利用食物维持生命活动的整个过程。营养素（nutrients）为食物中经过消化吸收和代谢能够维持生命活动的物质。儿童由于生长发育迅速，新陈代谢旺盛，对营养素的需求相对较多，而自身消化功能不完善，喂养不当易发生营养紊乱性疾病。因此，在饮食护理中必须根据儿童的生理特点，供给合理的营养种类和数量，保证儿童的健康成长。

一、能量的需求

儿童所需要的能量主要来自食物中的宏量营养素。宏量营养素在体内产能分别为蛋白质16.8kJ/g（4kcal/g）、脂肪37.8kJ/g（9kcal/g）、碳水化合物16.8kJ/g（4kcal/g）。儿童对能量的需要包括以下5个方面。

（一）基础代谢率

婴幼儿基础代谢率（BMR）较成人高，随年龄增长逐渐减少。不同年龄平均每日基础代谢约需能量：婴儿230kJ（55kcal）/kg；7岁184kJ（44kcal）/kg，12岁126kJ（30kcal）/kg，接近成人。婴幼儿时期，基础代谢的能量需要占总能量的50%～60%。

（二）食物的热力作用

食物的热力作用（TEF）是指人体摄取食物而引起的机体能量代谢的额外增多，主要用于食物消化、吸收、转运、代谢和储存。三大营养素中以蛋白质的热力作用最高，为本身产生能量的30%。食物的热力作用与食物的种类有关，婴儿摄入的食物中蛋白质含量较高，食物的热力作用占总能量的7%～8%；采用混合膳食的年长儿，此项约占总能量的5%。

（三）活动消耗

不同儿童所消耗的能量差异很大。爱活动的儿童比同龄安静儿童活动所需的能量高3～4倍。一般婴儿需63～84kJ（15～20kcal）/kg，到12～13岁时需126kJ（30kcal）/kg。

（四）生长所需

生长发育消耗的能量为儿童时期所特需，与儿童生长的速度成正比，即随年龄增长逐渐减少。1岁以内的婴儿生长最快，此项所需占总能量的25%～30%。6个月以内的婴儿，每日需167～209kJ（40～50kcal）/kg；6个月至1岁每日需63～84kJ（15～20kcal）/kg；1岁以后儿童生长速度趋于平稳，每日约需20kJ（5kcal）/kg，至青春期体格发育加速，能量需求再次增加。

（五）排泄消耗

正常情况下未经消化吸收的食物排泄至体外所损失的能量占总能量的10%以内，当腹泻或消化功能紊乱时可成倍增加。

以上5部分能量的总和即儿童能量需要的总量。一般常用的估算方法：新生儿第1周约为250kJ（60kcal）/kg，第2～3周约418kJ（100kcal）/kg，1岁以内婴儿平均每日所需总能量约418.4kJ（100kcal）/kg，以后每增长3岁约减去42kJ（10kcal）/kg，到15岁时约达成人需要量，为250kJ（60kcal）/kg。

二、营养素的需要

（一）宏量营养素

1. 蛋白质 1岁内婴儿蛋白质的推荐摄入量为1.5～3g/（kg·d），占总能量的8%～15%。婴幼儿生长发育迅速，必须保证优质蛋白质供给的质与量，所以婴幼儿食物中应有50%以上的优质蛋白，主要来源于动物（乳类、蛋、肉、鱼等）和大豆。

2. 脂类 脂类包括脂肪、胆固醇、磷脂。人体不能合成的不饱和脂肪酸为必需脂肪酸，必须由食物提供。食物中乳类、肥肉、蛋黄、植物油等均含有丰富的脂肪。婴儿期脂肪所供能量占每日总能量的35%～50%，随着年龄的增长，脂肪占总能量的比例下降，年长儿为25%～30%。脂肪摄入过多可影响食欲，引起腹泻；长期缺乏可引起营养不良、脂溶性维生素缺乏症等。

3. 碳水化合物 碳水化合物是人体能量的主要来源。6月龄内婴儿的碳水化合物主要是乳糖、蔗糖、淀粉类。2岁以上儿童，碳水化合物产生的能量占总能量的55%～65%。碳水化合物产能 >80% 或 <40% 都不利于健康。谷类、水果、蔬菜、乳类等食物中碳水化合物较丰富。

（二）微量营养素

1. 矿物质 人体内除去碳、氢、氧、氮以外的元素称为矿物质，包括常量元素和微量元素。

（1）常量元素：必需的常量元素包括钙、磷、镁、钠、钾、氯、硫7种，在体内发挥重要作用。

（2）微量元素：必需的微量元素包括碘、锌、硒、铜、钼、铬、钴、铁、锰、镍、硅、锡、钒、氟14种元素。其中，铁、碘、锌缺乏症是全球最主要的微量营养素缺乏病。各种常见元素的作用和来源见表7-1。

表7-1 各种常见元素的作用和来源

种类	作用	来源
钙	为凝血因子，能降低神经、肌肉的兴奋性，是构成骨骼、牙齿的主要成分	乳类、豆类、绿叶蔬菜
磷	是骨骼、牙齿、细胞核蛋白、各种酶的主要成分，协助糖、脂肪及蛋白质的代谢，参与缓冲系统，维持酸碱平衡	乳类、肉类、豆类、五谷类

续表

种类	作用	来源
镁	构成骨骼、牙齿成分，激活糖代谢酶，与神经肌肉兴奋性有关，为细胞内阳离子，参与细胞代谢过程，常与钙同时缺乏，导致手足搐搦症	谷类、豆类、干果、肉、乳类
钾	构成细胞质的要素，维持酸碱平衡，调节神经肌肉活动	果汁、紫菜、乳、肉
钠、氯	调节人体液体酸碱性，调节水分交换，保持渗透压平衡	食盐、新鲜食物、蛋类

2. 维生素　维生素是维持人体正常生理功能所必需的一类有机化合物，其主要功能是调节人体的新陈代谢。按其溶解性可分为脂溶性（维生素A、D、E、K）与水溶性（B族和C族）两大类，其中脂溶性维生素可储存于体内，无须每日供给，因其排泄较慢，缺乏时症状出现较迟，过量易中毒；水溶性维生素易溶于水，从尿中排泄迅速，不易在体内储存，必须每日供给，缺乏可迅速出现相应症状。各种维生素的作用和来源见表7-2。

表7-2　各种维生素的作用和来源

维生素种类		作用	来源
脂溶性维生素	维生素A	促进生长发育，维持上皮细胞的完整性，增加皮肤黏膜的抵抗力，为形成视紫红质所必需的成分，促进免疫功能	肝、牛乳、鱼肝油、胡萝卜素
	维生素D	调节钙、磷代谢，促进肠道对钙的吸收，维持血液钙浓度，有利于骨骼矿化	鱼肝油、肝、蛋黄；人皮肤日光合成
	维生素K	由肝脏利用、合成凝血酶原	肝、蛋、豆类、青菜；肠内细菌合成
	维生素E	促进细胞成熟与分化，是一种有效的抗氧化剂	麦胚油、豆类、蔬菜
水溶性维生素	维生素B_1（硫胺素）	构成脱羧辅酶的主要成分，为糖代谢所必需的成分，维持神经、心肌的活动功能，调节胃肠蠕动，促进生长发育	米糠、麦麸、豆、花生、酵母
	维生素B_2（核黄素）	为辅黄酶的主要成分，参与机体氧化过程，维持皮肤、口腔和眼的健康	肝、蛋、乳类、蔬菜、酵母
	维生素B_6	为转氨酶和氨基酸脱羧酶的组成成分，参与神经、氨基酸及脂肪代谢	各种食物中，也可在肠道由细菌合成
	维生素B_{12}	参与核酸的合成，促进四氢叶酸的形成，促进细胞及细胞核的成熟，对生血和神经组织代谢有重要作用	肝、肾、肉等动物性食品
	叶酸	活性形式四氢叶酸是体内转移"一碳基团"的辅酶，参与核苷酸的合成，特别是胸腺嘧啶核苷酸的合成，有生血作用；胎儿期缺乏引起神经管畸形	绿叶蔬菜、肝、肾、酵母较丰富，乳类次之，羊乳含量甚少
	维生素C	参与人体的羟化和还原过程，对胶原蛋白、细胞间黏合质、神经递质（去甲肾上腺素等）的合成，类固醇的羟化，氨基酸代谢，抗体及红细胞的生成等均有重要作用	各种水果及新鲜蔬菜

（三）其他膳食成分

1. 膳食纤维　膳食纤维主要来自植物的细胞壁，为不被小肠酶消化的非淀粉多糖，包括纤维素、半纤维素、果胶、树脂和木质素等，婴幼儿可从谷类、新鲜蔬菜、水果中获得一定量的膳食纤维。膳食纤维具有吸收大肠水分、软化大便、增加大便体积，促进肠蠕动等功能。

2. 水　水是人体的重要组成部分，参与体内所有的新陈代谢及体温调节活动。儿童水的需要量与能量摄入、食物种类、肾功能成熟度、年龄等因素有关。婴儿新陈代谢旺盛，水的需要量相对较多，为150mL/(kg·d)，以后每3年减少约25mL/(kg·d)，至成人为40～45mL/(kg·d)。

第二节 儿童喂养及膳食安排

合理喂养是儿童健康成长的基础。儿童喂养包括3个阶段，即以母乳或其他乳类为主要食品的哺乳阶段；在乳类之外引入其他食品的过渡阶段和成人饮食阶段。

一、婴儿喂养

婴儿喂养的方式有母乳喂养、部分母乳喂养及人工喂养3种，其中以母乳喂养最为理想。

（一）母乳喂养

母乳是婴儿出生数月内最好的天然食物，可以满足6个月以内婴儿全部液体、能量和营养素的需要，母乳中的各种营养素和多种生物活性物质为婴儿提供全方位的健康保障。

1. 母乳的成分

（1）蛋白质：母乳生物效价高，易被婴儿利用。母乳含必需氨基酸比例适宜，其中牛磺酸是牛乳的10～30倍，能促进婴儿神经系统和视网膜的发育。母乳蛋白质以乳清蛋白为主，在婴儿胃中形成细小的乳凝块，有利于消化。酪蛋白为β-酪蛋白，含量较少，凝块小。酪蛋白与乳清蛋白比值为1:4，易被消化吸收。

（2）碳水化合物：母乳中90%的碳水化合物为乙型乳糖（β-双糖），有利于脑发育；有利于双歧杆菌、乳酸杆菌生长，抑制大肠杆菌繁殖，产生B族维生素；有利于促进肠蠕动；有利于小肠对钙、镁和氨基酸的吸收。母乳中还含有糖脂、糖蛋白、核苷酸及低聚糖。

（3）脂肪：母乳能量的50%由脂肪提供，母乳含有较多脂肪酶，有利于脂肪的消化、吸收。母乳含不饱和脂肪酸较多，除含有亚油酸、亚麻酸外，还含有微量的花生四烯酸和DHA，胆固醇也很丰富，这些物质有利于婴儿神经系统的发育。母乳中宏量营养素的产能比例适宜。

（4）矿物质：母乳中矿物质含量低，适宜婴儿不成熟的肾脏发育水平，吸收率高于牛乳。母乳中钙、磷比例适当（2:1），钙吸收率（50%～70%）高于牛乳（20%）；母乳中含低分子量的锌结合因子-配体，锌吸收率高；铁含量与牛奶相当，但铁吸收率（49%）高于牛奶（4%）。

（5）维生素：水溶性维生素、维生素A含量与乳母膳食有关，而维生素D、E、K不易通过血液循环进入乳汁，因此与乳母膳食成分关系不大。

（6）免疫物质：母乳中含有大量免疫物质，特别是初乳中含量更高。①免疫球蛋白：母乳中含丰富的SIgA，SIgA有抗感染和抗过敏的作用；母乳中还含有少量IgG、IgM抗体及一些特异性抗体；②免疫细胞：母乳中含有大量免疫活性细胞，如巨噬细胞和淋巴细胞，免疫活性细胞释放多种细胞因子，发挥免疫调节作用；③乳铁蛋白：母乳中含较多乳铁蛋白，能夺走多种细菌赖以生长的铁，从而抑制细菌的生长；④溶菌酶：母乳中的溶菌酶能水解细菌胞壁中的乙酰基多糖，使之破坏并增强抗体的杀菌效能；⑤其他：母乳的双歧因子含量也远远多于牛奶。双歧因子能促进双歧杆菌、乳酸杆菌生长，抑制大肠杆菌生长。母乳中的催乳素也是一种有免疫调节作用的活性物质，可促进新生儿免疫功能的成熟。母乳中特有的低聚糖可阻止细菌黏附于肠黏膜，促进乳酸杆菌生长。

2. 母乳成分的变化　分娩后7日以内的乳汁为初乳，初乳量少，呈淡黄色，质地黏稠，含蛋白质高（主要为免疫球蛋白）而脂肪低，维生素A、牛磺酸和矿物质的含量丰富，对新生儿的生长发育和抗感染能力十分重要。7～14日为过渡乳，脂肪含量逐渐增加而蛋白质含量逐渐降低。14日～9个月的乳汁为成熟乳，每日泌乳总量可达700～1000mL，营养成分适当。10个月以后的乳汁为晚乳，总量和营养成分都减少。

3. 母乳喂养的优点

（1）母乳中不仅含有适合婴儿消化且比例适宜的营养素，还具有多种免疫物质，可增强婴儿的抗病能力，促进免疫系统的发育；可降低婴幼儿感染性疾病的风险。

（2）对子代的过敏性疾病有保护作用。

（3）对婴儿早期健康生长发育和成年期慢性病风险具有保护效应；可降低远期肥胖风险。

（4）经济、方便、温度及泌乳速度适宜。还可密切母子感情，有利于婴儿智力和心理行为以及情感发展。

（5）可促进母亲产后体重恢复到孕前状态，可降低母亲2型糖尿病、乳腺癌和卵巢癌的发病风险。

4. 母乳喂养的护理

（1）产前准备：孕妇应充分了解母乳喂养的优点，树立母乳喂养的信心；保证合理营养，使孕期体重增加适当（12～14kg）；保障充足的睡眠，心情愉快，防止各种有害因素的影响，使孕妇保持良好的身心状态；做好乳头保健，每日用清水擦洗乳头。

（2）指导哺乳技巧：

1）尽早开奶，按需哺乳：婴儿出生后第一口食物应是母乳。开奶时间越早越好，出生后即可与母亲皮肤接触，并开始让婴儿分别吸吮双侧乳头各3～5分钟，可吸吮出数毫升初乳。这种亲子接触有利于乳汁的分泌，并有利于预防婴儿过敏，并减轻新生儿黄疸、体质量下降和低血糖的发生。

2）促进乳汁分泌：哺乳期母亲先湿热敷乳房2～3分钟后，从外侧边缘向乳晕方向轻拍或按摩乳房，促进乳房感觉神经的传导和泌乳。两侧乳房应先后交替进行哺乳，每次哺乳应让乳汁排空，充分排空乳房，会有效刺激泌乳素大量分泌，可以产生更多的乳汁。若一侧乳房奶量已能满足婴儿需要，则将另一侧的乳汁用吸奶器吸出。

3）每次哺乳时间不宜过长：通常每次哺乳时在开始哺乳的2～3分钟内乳汁分泌极快，占全部乳量的50%，4分钟时吸乳量占全部乳量的80%～90%，以后乳汁渐少，因此，每次哺乳时间保持每侧15分钟左右。

4）掌握正确的喂哺技巧：哺乳前先清洗双手，清洁乳头。采取舒适姿势，使母亲全身肌肉放松，体位舒适，一方面利于乳汁排出，另一方面可刺激婴儿的口腔动力，便于吸吮。一般喂哺时采用坐位，一手怀抱婴儿，使其头、肩部枕于母亲哺乳侧肘弯部；另一手拇指和其余四指分别放在乳房上、下方，手掌托住乳房，将整个乳头和大部分乳晕置于婴儿口中。当奶流过急时，母亲可采取示、中指轻夹乳晕两旁的"剪刀式"喂哺姿势。哺乳结束时，用示指向下轻按婴儿下颌退出乳头，避免在口腔负压的情况下拉出乳头造成局部疼痛或皮肤损伤。每次喂哺后将婴儿竖起、头部紧靠在母亲肩部，轻拍背部将空气排出，然后将婴儿右侧卧位，以防止溢乳。正确的喂哺技巧还包括如何唤起婴儿的最佳进奶状态，如哺乳前让婴儿用鼻推压或舔母亲的乳房，哺乳时婴儿的气味、身体的接触都可刺激乳母的射乳反射；等待哺乳的婴儿应是清醒状态、有饥饿感。

5）保持心情愉快、保证合理的营养及良好的社会及家庭支持可促进泌乳。

（3）掌握母乳喂养禁忌：凡是母亲感染HIV、患有严重疾病，如活动性肺结核、癌症、精神类疾病以及重症心、肾疾病等不宜哺乳。乙型肝炎的母婴传播主要发生在临产或分娩时，是通过胎盘或血液传递的，因此乙肝病毒携带者并非哺乳禁忌，但这类婴儿应在出生后24小时内给予特异性高效乙肝免疫球蛋白，继之接受乙肝疫苗免疫接种。新生儿患有某些疾病，如半乳糖血症遗传代谢病，是母乳喂养的禁忌证。

5. **断乳**　断乳指由完全依赖乳类喂养逐渐过渡到多元化食物的过程。随着婴儿长大，母乳已不能满足婴儿的营养需要与生长需要。因此，婴儿6个月开始引入非流质食物，并逐渐减少哺乳次数，增加引入食物的量，继续母乳喂养至24月龄。

（二）混合喂养

母乳与配方奶或牛乳、羊乳等动物乳同时喂养婴儿为混合喂养，也称部分母乳喂养，有如下两种方法。

1. **补授法**　补授法是补充母乳量不足的方法。母乳喂哺次数不变，每次先喂母乳，将两侧乳房吸空后，再根据婴儿需要补充配方奶或动物乳。补授法能刺激乳汁分泌，防止母乳进一步减少。

2. **代授法**　代授法是用配方奶或其他代乳品一次或数次替代母乳的方法。适宜4～6个月婴儿，为断离母乳做准备。即在某一次母乳哺喂时，有意减少哺母乳量，以增加配方奶或动物乳量，逐渐替代此次母乳量。以此类推直到完全替代所有母乳。

（三）人工喂养

以配方奶或其他代乳品（如牛乳、羊乳、马乳等）完全替代母乳喂养的方法，称为人工喂养。4～6个月以内的婴儿由于各种原因不能进行母乳喂养时可采用此方法。

1. **牛乳**　人工喂养时常用牛乳，但成分不适合婴儿。主要缺点：牛乳中乳糖含量低于母乳，主要是甲型乳糖，利于大肠杆菌生长，易导致腹泻；牛乳中蛋白质含量高，以酪氨酸为主，易在胃中形成较大乳块，不易消化；牛乳含有β乳白蛋白和牛血清白蛋白，可致某些婴儿过敏、腹泻；牛乳中脂肪颗粒大，且缺乏脂肪酶难以消化；不饱和脂肪酸（亚麻酸仅2%）明显低于母乳（8%）；矿物质含量高，增加婴儿肾脏负荷；缺乏各种免疫因子是牛乳与母乳的最大区别，所以牛乳喂养婴儿患感染性疾病的机会较多。

2. 配方奶　配方奶是以母乳的营养素含量及其组成为生产依据，对牛乳进行改造的奶制品。其适合婴儿的消化能力和肾功能，添加了一些重要的营养素，强化婴儿生长所需的微量营养素。这种奶粉营养接近母乳，但不具备母乳的其他优点，尤其是缺乏母乳中的免疫活性物质和酶，故仍不能代替母乳，但在不能母乳喂养时可首选配方奶粉。

3. 全牛奶的家庭改造　若无条件选用配方奶而采用牛乳喂养婴儿时，为了适合婴儿的消化能力和肾功能，需进行稀释、加糖、加热的改造。

4. 奶量摄入的估计　婴儿能量需要量约为418.4kJ（100kcal）/（kg·d），一般市售婴儿配方奶粉100g供能约2 029kJ（500kcal），故需婴儿配方奶粉约20g/（kg·d）以满足需要。100mL全牛奶可供能272kJ（65kcal）。

5. 人工喂养的注意事项

（1）奶嘴与温度：奶嘴的软硬度与奶嘴孔的大小应适宜，孔的大小以奶瓶倒置时液体呈滴状连续滴出为宜。乳液的温度应与体温相似。喂哺前先将乳汁滴在成人手腕掌侧测试温度，若无过热感，则表明温度适宜。

（2）乳液的浓度与量：不可过稀、过浓或过少。

（3）避免空气吸入：喂哺时持奶瓶呈斜位，使奶嘴及奶瓶的前半部充满乳汁，防止婴儿在吸奶的同时吸入空气。喂哺完毕抱起婴儿，并轻拍后背，促进其将吞咽的空气排出。

（4）加强卫生：在无冷藏条件下，乳液应分次配制，每次配乳所用奶具等应洗净、消毒。在有冷藏条件下，乳液冷藏时间不宜超过4小时。

（5）调整奶量：婴儿食量存在个体差异，应注意观察婴儿食欲、体重、粪便的性状，随时调整奶量。婴儿获得合理喂养的标志是发育良好，二便正常，食奶后安静。

（四）婴儿食物转换

婴儿4~6月龄后，纯乳类喂养已不能满足其需要，故需逐渐向固体食物转换，以保障婴儿的健康。此期为婴儿食物的过渡期，又称换乳期。婴儿的食物转换过程是培养婴儿对其他食物的兴趣，让其逐渐适应各种食物的味道，并培养其自行进食能力及良好的饮食习惯，最终顺利地由乳类为主的食物过渡到进食固体为主的食物的过程。

1. 不同喂养方式婴儿的食物转换　纯母乳喂养婴儿的食物转换是逐渐用配方奶完全替代母乳，同时引入其他食物；部分母乳喂养和人工喂养婴儿的食物转换是逐渐引入其他食物。

2. 食物转换的原则　引入食物的质与量应循序渐进，从少到多，从稀到稠，从细到粗，从一种到多种，逐渐过渡到固体食物。天气炎热和婴儿患病时应暂停引入新食物。食物

第七章 儿童营养及营养障碍性疾病患儿的护理

转换时应先选择既易于婴儿消化吸收,又能满足其生长需要且不易引发过敏的食物。

3. 食物引入的种类和方法 应根据婴儿发育状况、消化系统成熟程度决定引入的其他食物的种类(表 7-3)。

表 7-3 食物引入的种类和方法

月龄	食物形状	引入的食物	餐数		进食技能
			主餐	辅餐	
6月龄	泥状食物	铁配方米粉、配方奶、蛋黄、菜泥、水果泥	6次奶(断夜间奶)	逐渐加至1次	用勺喂
7~9月龄	末状食物	粥、烂面、烤馒头片、饼干、鱼、全蛋、肝泥、肉末	4次奶	1餐饭 1次水果	学用杯
10~12月龄	碎食物	厚粥、软饭、面条、馒头、碎肉、碎菜、豆制品、带馅食品等	3次奶	2餐饭 1次水果	抓食 断奶瓶 自用勺

> 【知识拓展】
>
> **6~12月龄婴儿喂养指南**
>
> 1. 奶类优先,继续母乳喂养。
> 2. 及时、合理添加辅食。
> 3. 尝试多种多样的食物,膳食少糖、无盐、不加调味品,但可添加少量食用油。
> 4. 逐渐让婴儿自己进食,培养良好的进食能力。
> 5. 定期监测生长发育情况。
> 6. 注意饮食卫生。

二、幼儿膳食安排

(一)幼儿进食特点

1. 食物摄取量相对减少 1岁后儿童生长速度减慢,对能量的需求较婴儿期相对减少,食欲有所下降。

2. 心理行为影响 幼儿期常有探索性行为及自主选择食物的欲望,应允许幼儿参与进食,培养其独立进食能力。同时可以通过自己选择食物种类及量而达到膳食平衡。

3. 家庭成员进食习惯的影响 幼儿喜好模仿,家庭成员对食物的反应及进食行为可作为幼儿的榜样。因此,家长应注意不挑食、不偏食、不暴饮暴食,进食要按时定量、细嚼慢咽。同时幼儿期注意力易分散,切忌边进食边玩、边进食边看电视,导致食欲下降和消化不良。

4. 进食技能的培养 幼儿的进食技能发育状况与婴儿期的训练有关,错过训练吞咽、咀嚼的关键期,长期食物过细,幼儿期会表现为不愿吃固体食物。

(二)幼儿膳食安排

幼儿膳食中营养素和能量的摄入以及各营养素之间的配比需满足该年龄阶段儿童的

生理需要。蛋白质每日40g左右，其中优质蛋白应占总蛋白的1/2。蛋白质、脂肪和碳水化合物产能比约为1∶3∶6。膳食安排需合理，食物种类应多样。此期儿童四餐两点为宜，奶量每日应在400～500mL。频繁进食、夜间进食、过多饮水均会影响儿童的食欲。

三、学龄前儿童膳食安排

学龄前儿童正处于生长发育阶段，对各种营养素的需要量相对高于成人。学龄前儿童的膳食应注意粗细粮的合理搭配，以一日三餐两点为宜。多吃蔬菜和水果，多饮水，每天水的总摄入量为1 300～1 600mL。食量与体力活动要平衡，保证体重增长。不挑食、不偏食，培养良好的饮食习惯。

四、学龄儿童和青春期少年膳食安排

儿童青少年在青春期生长速度加快，尤其肌肉和骨骼的增长速度快，对各种营养素的需要增加。三餐定时定量，保证吃好早餐，使整个上午精力充沛。多饮白开水，每天800～1 400mL，多吃富含钙、铁、锌和维生素C的食物，预防和控制肥胖，避免盲目节食。

第三节 蛋白质–能量营养不良

一、概述

蛋白质–能量营养不良（protein-energy malnutrition，PEM）是由多种原因引起的能量和（或）蛋白质长期摄入不足或吸收障碍，不能维持正常新陈代谢而导致自身组织消耗的营养缺乏性疾病。多见于3岁以下婴幼儿。主要表现为体重减轻、皮下脂肪减少和皮下水肿，常伴有各器官系统功能紊乱。临床上常见3种类型：以能量供应不足为主的消瘦型；以蛋白质供应不足为主的水肿型以及介于两者之间的消瘦–水肿型。

1. 病因

（1）供给不足（原发性营养不良）：我国儿童营养不良主要是因喂养不当所致。如母乳不足，未及时添加其他乳品；奶粉配制过稀；突然停止喂奶未及时引入其他食物；长期以淀粉食品为主食；年长儿的不良饮食习惯；等等。

（2）疾病因素（继发性营养不良）：消化道畸形，迁延性腹泻，急、慢性传染病，过敏性肠炎，严重心、肝、肾疾病等造成营养素吸收不良或消耗增加。

（3）需要量增加：早产、双胎或多胎、低体重出生儿等因生长发育速度较快，营养需要量增加而引起营养不良。

2. 病理生理 由于长期能量供应不足，导致自身组织消耗，体温偏低；蛋白质摄入不足或丢失过多，使体内蛋白质代谢处于负平衡，血清总蛋白、白蛋白下降，发生低蛋

白水肿;体内大量脂肪消耗致血清胆固醇浓度下降,肝细胞脂肪浸润及变性。糖原不足或消耗增多可引起低血糖甚至猝死;水、盐代谢异常易出现低渗性脱水、酸中毒、低血钾、低血钠、低血钙和低血镁症;各系统器官功能低下,免疫功能下降,易并发各种感染。

二、临床表现

1. 身体状况 体重不增是营养不良的早期表现,继而出现体重下降,皮下脂肪逐渐减少以至消失。皮下脂肪减少的顺序首先是腹部,其次为躯干、臀部、四肢,最后为面颊,皮下脂肪层厚度是判断营养不良程度的重要指标之一。患儿还可出现皮肤干燥、苍白、逐渐失去弹性、肌张力减低、肌肉萎缩等。不同程度营养不良的临床表现见表7-4。

表7-4 婴幼儿不同程度营养不良的临床表现

项目	一度(轻度)	二度(中度)	三度(重度)
体重低于正常均值	15%~25%	25%~40%	>40%
腹部皮下脂肪厚度	0.4~0.8cm	<0.4cm	消失
肌张力正常	正常	降低、肌肉松弛	低下、肌肉萎缩
身长(高)	正常	低于正常	明显低于正常
精神状态	无明显变化	烦躁	萎靡、抑制与烦躁交替

2. 分型和分度 根据患儿体重及身高减少情况,5岁以下儿童营养不良的分型和分度如下。

(1)体重低下型:体重低于同年龄、同性别参照人群值的均值减2SD为体重低下。如体重低于均值减2~3SD为中度;低于均值减3SD为重度。该指标主要反映患儿有慢性或急性营养不良。

(2)生长迟缓型:身高(长)低于同年龄、同性别参照人群值的均值减2SD为生长迟缓。如低于均值减2~3SD为中度;低于均值减3SD为重度。此项指标主要反映过去或长期慢性营养不良。

(3)消瘦型:体重低于同性别、同身高(长)参照人群值的均值减2SD为消瘦。如体重低于均值减2~3SD为中度;低于均数减3SD为重度。此项指标主要反映近期急性营养不良。

3. 并发症 ①营养性贫血:以缺铁性贫血最常见;②感染:以呼吸道和消化道的感染最常见;③多种维生素及微量元素的缺乏:以维生素A缺乏最常见;④自发性低血糖:患儿突然出现面色苍白、神志不清、呼吸暂停、脉搏缓慢、体温不升。

三、辅助检查

1. 血清蛋白测定 白蛋白浓度降低是特征性改变;胰岛素样生长因子I(IGFI)不仅反应灵敏且受其他因素影响较小,是诊断蛋白质营养不良的较好指标。

2. 酶活性测定 血清淀粉酶、脂肪酶、胆碱酯酶、转氨酶、碱性磷酸酶、胰酶和黄嘌呤氧化酶等活力下降,经治疗可迅速恢复正常。

3. 其他 胆固醇、各种电解质及微量元素浓度皆可下降,生长激素水平升高。

四、治疗原则

早期发现，早期治疗，采取综合性治疗措施，主要措施包括调整饮食以及补充营养物质；消除病因，改进喂养方法；积极治疗原发病；控制继发感染；促进消化和改善代谢功能；纠正并发症。

五、常见护理诊断/问题

1. **营养失调：低于机体需要量**　与能量、蛋白质摄入不足和（或）需要、消耗过多有关。
2. **有感染的危险**　与机体免疫功能低下有关。
3. **生长发育迟缓**　与营养物质缺乏，不能满足生长发育的需要有关。
4. **潜在并发症**　营养性缺铁性贫血、低血糖、维生素 A 缺乏。
5. **知识缺乏**　患儿家长缺乏营养知识及育儿经验。

六、护理措施

1. **调整饮食，增加营养物质**　根据营养不良的程度、消化能力和对食物的耐受情况逐步调整饮食的量和种类。饮食调整的原则：由少到多、由稀到稠、循序渐进，逐渐增加饮食，直至恢复正常。

（1）能量的供给：①轻度营养不良患儿，开始每日可供给能量250～330kJ/kg（60～80kcal/kg），以后逐渐递增。当能量供给达每日585kJ/kg（140kcal/kg）时，体重一般可获得满意增长，待体重接近正常后，恢复供给正常需要量。②中、重度营养不良患儿，能量供给从每日165～230kJ/kg（45～55kcal/kg）开始，逐步少量增加；若消化吸收能力较好，可逐渐增加到每日727kJ/kg（120～170kcal/kg），并按实际体重计算所需能量。待体重恢复，体重与身高（长）接近正常后，恢复供给正常需要量。

（2）蛋白质的供给：蛋白质摄入量从每日1.5～2.0g/kg开始，逐步增加到3.0～4.5g/kg，过早给予高蛋白食物可引起腹胀、肝大。除乳制品外，可给予蛋类、肝泥、肉末、鱼粉等高蛋白食物，必要时也可添加酪蛋白水解物、氨基酸混合液或要素饮食。

（3）维生素及微量元素的补充：给予富含维生素和微量元素的食物（新鲜菜和水果），应从少量逐渐增多，以免引起腹泻。

（4）尽量保证母乳喂养：对还能母乳喂养的儿童，要特别注意尽量母乳喂养，所增加的补充食品最好是半流质和固体食物。

（5）选择合适的补充途径：首选口服补充的方法；如果患儿食欲差、吞咽困难、吸吮力弱，可选择鼻胃管喂养；如果肠内营养明显不足或胃肠道功能严重障碍，则应选静脉营养。

（6）帮助患儿建立良好的饮食习惯。

2. **促进消化、改善食欲**　按医嘱给予各种消化酶和 B 族维生素、锌制剂口服；必要时给予蛋白同化类固醇制剂、胰岛素注射等。

3. 预防感染 保持皮肤清洁、干燥，防止皮肤破损；做好口腔护理，保持生活环境舒适卫生，注意做好保护性隔离，防止交叉感染。

4. 观察病情 密切观察患儿的病情变化。观察有无低血糖、维生素A缺乏、酸中毒等临床表现并及时报告，如发生自发性低血糖应遵医嘱立即静脉注射25%葡萄糖溶液。同时应每日记录进食情况，定期测量体重、身高（身长）及皮下脂肪厚度，以判断治疗效果。

七、健康指导

向患儿家长介绍科学育儿知识，提倡母乳喂养，避免在夏季断奶，指导添加辅食，合理搭配饮食，纠正不良的饮食习惯；保证充足睡眠，坚持户外活动；预防感染；按时进行预防接种；先天畸形患儿应及时手术治疗；做好发育监测。

第四节 儿童单纯性肥胖

一、概述

儿童单纯性肥胖症（obesity）是由于长期能量摄入超过人体的消耗，使体内脂肪过度积聚、体重超过一定范围的一种营养障碍性疾病。近年来，儿童肥胖症的发病率呈逐渐上升趋势。肥胖不仅影响儿童的健康，儿童期肥胖还可延续至成年，增加患高血压、糖尿病、冠心病、胆石症、痛风等疾病的风险，因此应引起家庭和社会对本病防治的重视。

单纯性肥胖占肥胖的95%～97%，不伴有明显的内分泌和代谢性疾病，常见病因如下。

1. 能量摄入过多 长期摄入的营养超过机体代谢需要，多余的能量便转化为脂肪贮积于体内，导致肥胖。

2. 活动量过少 活动过少和缺乏适当的体育锻炼是发生肥胖的重要因素。

3. 遗传因素 肥胖有高度遗传性，父母肥胖，子女肥胖发生率高达70%～80%；双亲之一肥胖，后代肥胖发生率为40%～50%；双亲正常的后代发生肥胖者仅10%～14%。

4. 其他 精神创伤以及心理异常等因素也可致儿童过量进食。

二、临床表现

肥胖可发生于任何年龄，但常见于婴儿期、5～6岁和青春期。患儿食欲旺盛且喜吃甜食和高脂肪食物。明显肥胖的患儿常有疲劳感，用力时出现气短或腿痛。严重者可因脂肪过度堆积而限制胸廓扩展及膈肌运动，导致肺通气不良，引起低氧血症、气急、红细胞增多，严重时心脏扩大、心力衰竭甚至死亡，称肥胖-换气不良综合征。

体格检查可见患儿皮下脂肪丰满，但分布均匀。严重肥胖者胸腹、臀部及大腿皮肤出现皮纹，两下肢负荷过重可致膝外翻和扁平足。肥胖儿童性发育较早，所以最终身高略低于正常儿童。

儿童肥胖的诊断以体重超过同性别、同身高参照人群均值10%~19%者为超重，超过20%者为肥胖。其中，超过20%~29%者为轻度肥胖；超过30~49%者为中度肥胖；超过50%者为重度肥胖。

三、辅助检查

肥胖儿童血甘油三酯、胆固醇、β脂蛋白增高；胰岛素增高，生长激素水平降低，生长激素刺激试验的峰值也较正常儿童为低。肝脏超声检查常有脂肪肝。

四、治疗原则

饮食疗法和运动疗法是两项最主要措施。可采取控制饮食，增加运动，消除心理障碍，配合药物治疗的综合措施。药物应慎用。

五、常见护理诊断/问题

1. **营养失调：低于机体需要量** 与高能量食物摄入过多和（或）运动过少有关。
2. **体像紊乱** 与肥胖引起自身形体改变有关。
3. **社交障碍** 与肥胖造成心理障碍有关。
4. **知识缺乏** 患儿及其家长缺乏合理营养知识。

六、护理措施

1. **饮食管理** 患儿每日摄入的能量要低于机体消耗的总能量，但要保证正常生长发育需要，因此，限制饮食开始不宜过急，避免使体重骤降。推荐低脂肪、低糖类、高蛋白质、高微量营养素的食品；鼓励患儿多吃体积大而能量低的蔬菜类食品；养成良好的饮食习惯，如少食多餐，不吃夜宵和零食，避免过饱；等等。

2. **运动疗法** 选择既有效又易于坚持的运动如晨间跑步、爬楼梯、跳绳、游泳等，每日坚持运动至少30分钟，活动量以运动后轻松愉快、不感到疲劳为度。

3. **行为矫正和心理支持** 行为疗法在控制体重方面效果明显。家庭的参与对肥胖患儿的行为治疗至关重要。常鼓励患儿坚持控制饮食及加强锻炼，增强减肥信心。鼓励患儿多参加集体活动，改变其孤僻、自卑的心理，帮助患儿建立健康的生活方式及自我管理的能力。

七、健康指导

向患儿家长宣传科学喂养知识，培养儿童良好的饮食习惯；改变家长"越胖越健康"的陈旧观念；指导家长带领儿童坚持运动，增加活动量；对患儿实施生长发育监测，定期门诊观察。

第五节 维生素D缺乏性疾病

一、营养性维生素D缺乏性佝偻病

（一）概述

营养性维生素D缺乏性佝偻病（rickets of vitamin D deficiency）是由于儿童体内维生素D不足导致钙、磷代谢紊乱，产生的一种以骨骼病变为特征的全身慢性营养性疾病。常见于2岁以下婴幼儿。随着卫生保健水平和经济文化水平的提高，其发病率逐年降低。

1. 维生素D的来源、生理功能及调节

（1）维生素D的来源：维生素D的来源有三个途径：母体-胎儿的转运、食物中的维生素D和皮肤的光照合成。皮肤的光照合成是儿童和青少年维生素D的主要来源。人类皮肤中的7-脱氢胆固醇经日光中紫外线照射后转化为胆固化醇，即内源性维生素D_3。

（2）维生素D的生理功能：①促进小肠黏膜细胞合成钙结合蛋白，增加肠道对钙、磷的吸收，促使骨钙沉积；②增加肾近曲小管对钙、磷的重吸收，特别是磷的重吸收，提高血钙磷浓度，利于骨的矿化作用；③促进成骨细胞增殖和破骨细胞分化，直接影响钙磷在骨的沉积和重吸收。目前研究认为1,25-$(OH)_2D_3$不仅是一种重要的营养成分，还是激素前体，参与多种细胞的增殖、分化和免疫功能的调控过程，对人体有很多其他重要作用。

（3）维生素D代谢的调节：机体主要通过控制肾脏-羟化酶活性来调控维生素D内分泌系统。1,25-$(OH)_2D_3$、甲状旁腺素（PTH）、降钙素和血清钙、磷浓度是主要调节因子。

2. 病因

（1）围生期维生素D不足：母亲妊娠期特别是妊娠后期维生素D营养不足以及早产、双胎均可导致婴儿体内维生素D储存不足。

（2）日光照射不足：婴幼儿长期缺乏户外活动（因紫外线不能透过玻璃）；城市高大建筑、烟雾、尘埃、气候等因素阻挡和吸收了紫外线；北方冬季日照时间短，紫外线弱等，均可影响内源性维生素D的生成。

（3）生长速度快，需要量增加：骨骼生长速度与维生素D和钙的需要量成正比。如早产或双胎婴儿体内储存的维生素D不足，且出生后生长速度较足月儿快，易发生本病。

（4）摄入不足：天然食物及母乳中维生素D较少，婴儿若户外活动少也易患本病。

（5）疾病及药物影响：胃肠道或肝胆疾病影响维生素D吸收；严重肝肾疾病可致维生素D羟化障碍。长期服用苯巴比妥、苯妥英钠等，可使体内25-$(OH)D_3$加速分解为无活性的代谢物，导致维生素D不足。糖皮质激素有对抗维生素D对钙的转运的作用。

3. 发病机制 长期维生素 D 严重缺乏造成肠道吸收钙、磷减少，血钙水平降低，甲状旁腺素（PTH）分泌增加以动员骨释放钙、磷，使血钙浓度维持正常或接近正常。但 PTH 同时也抑制肾小管重吸收磷，使尿磷排除增加、血磷降低。当血清钙、磷浓度不足时，骺软骨正常生长和钙化受阻，骨基质不能正常矿化，成骨细胞代偿增生，碱性磷酸酶分泌增加，未钙化的骨样组织沉积，骨骺端增厚，向两侧膨出，形成临床上所见的肋骨"串珠"和"手、足镯"等体征，出现骨的生长停滞。扁骨和长骨骨膜下的骨质也矿化不全，骨皮质渐为不坚硬的骨样组织代替，骨膜增厚，骨质疏松，容易受肌肉牵拉和重力影响而发生弯曲变形，甚至病理性骨折；颅骨骨化障碍表现为颅骨变薄和软化、颅骨骨样组织堆积出现"方颅"。

维生素 D 缺乏性疾病的发病机理

（二）临床表现

本病最常见于 3 月龄～2 岁的婴幼儿，主要表现为生长最快部位的骨骼改变、肌肉松弛及神经兴奋性改变。临床上分期如下。

1. 初期（早期） 多见于 3～6 个月内的婴儿。主要为神经兴奋性增高，如易激惹、夜惊、烦躁、多汗，尤其头部多汗而刺激头皮，致婴儿摇头擦枕，出现枕秃。

2. 活动期（激期） 常见于 3 个月～2 岁的婴幼儿，主要表现为骨骼改变和运动功能发育迟缓。

（1）骨骼改变：

1）头部：①颅骨软化：多见于 3～6 个月的婴儿，即用手固定婴儿头部，指尖略用力压顶骨后部或枕骨中央部，可有压乒乓球的感觉，故称"乒乓头"；②方颅：多见于 7～8 月龄患儿，由于额骨和顶骨双侧骨样组织增生呈对称性隆起，变成"方盒样"头型，严重时呈马鞍状或十字状头型（图 7-1）。③前囟增大或闭合延迟，出牙迟，牙釉质缺乏并易患龋齿。

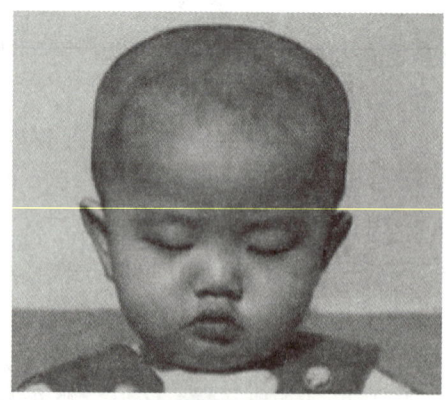

图 7-1 方颅

2）胸部：①肋骨串珠：胸廓畸形多见于 1 岁左右婴儿。肋骨与肋软骨交界处因骨样组织堆积而膨大呈钝圆形隆起，上下排列如串珠状，称为佝偻病串珠。②肋膈沟：膈肌附着部位的肋骨长期受膈肌牵拉而内陷，形成一条沿肋骨走向的横沟，称为肋膈沟或郝氏沟。③鸡胸：第7、8、9肋骨与胸骨相连处软化内陷，致胸骨柄前突，形成鸡胸；如胸骨剑突部向内陷，可形成漏斗胸。这些胸廓畸形均可影响呼吸功能。

3）四肢：①腕踝畸形：多见于6个月以上患儿，腕、踝部肥厚的骨骺形成钝圆形环状隆起，称佝偻病手、足镯。②下肢畸形：见于能站立或会行走的1岁左右患儿，由于骨质软化与肌肉关节松弛，双下肢因负重可出现下肢弯曲，形成严重的膝内翻（O型腿）、膝外翻（X型腿）畸形（图7-2、图7-3）。

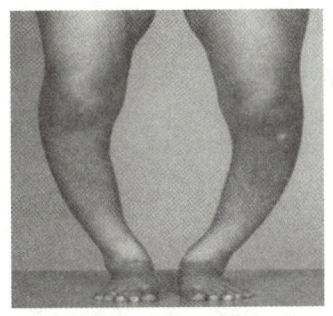

图7-2　膝内翻

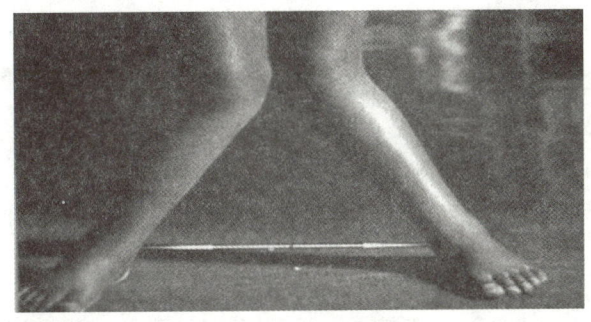

图7-3　膝外翻

4）脊柱：因韧带松弛，患儿会坐或站立后可致脊柱后凸或侧凸畸形。

（2）运动功能发育迟缓：由于低血磷致肌肉糖代谢障碍，使全身肌肉松弛，肌张力降低和肌力减弱，坐、立、行等运动功能发育落后，腹肌张力低下、腹部膨隆如蛙腹。

（3）神经、精神发育迟缓：重症患儿神经系统发育迟缓，表情淡漠，语言发育落后，条件反射形成缓慢；免疫力低下，易合并感染及贫血。

3. 恢复期　经治疗及日光照射后，患儿临床症状和体征逐渐减轻或消失。

4. 后遗症期　多见于2岁以后的儿童，临床症状消失。因婴幼儿期严重佝偻病，残留不同程度的骨骼畸形或运动功能障碍。

维生素D缺乏性佝偻病临床表现

（三）辅助检查

1. 血生化检查　初期血清25-（OH）D_3下降，PTH升高，血钙下降，血磷降低，碱性磷酸酶正常或稍高。激期除血清钙稍低外，其余指标改变更加明显。恢复期血钙、磷逐渐恢复正常，碱性磷酸酶需1～2个月降至正常。

2. X线检查　初期常无骨骼表现，X线检查可正常或钙化稍带模糊。激期X线长骨片显示钙化带消失，干骺端呈毛刷样、杯口状改变，骨骺软骨盘增宽（>2mm），骨密度减低，骨皮质变薄；可有骨干弯曲畸形或青枝骨折，骨折可无临床症状。

（四）治疗原则

治疗原则为控制病情活动，防止骨骼畸形。

1. 一般治疗　应加强营养，及时添加辅食，调整膳食结构，增加膳食钙的摄入。经常晒太阳，增加户外活动时间。

2. **药物治疗** 活动期口服维生素D制剂，2 000～4 000IU/d，连服1个月后改为400～800IU/d；重症患儿有并发症或口服困难者，可采用大剂量突击疗法，维生素D 15万～30万IU一次肌注，2～3个月后改为预防量口服，治疗1个月后复查。

3. **钙剂补充** 维生素D缺乏性佝偻病在补充维生素D的同时，也可给予适量的钙剂。

4. **外科手术** 严重的骨骼畸形可采取外科手术矫正畸形。

（五）常见护理诊断/问题

1. **营养失调：低于机体需要** 与日光照射不足和维生素D摄入不足有关。
2. **生长发育迟缓** 与钙、磷代谢异常致骨骼、神经发育迟缓有关。
3. **有感染的危险** 与免疫功能低下有关。
4. **潜在并发症** 骨骼畸形、药物副作用。
5. **知识缺乏** 患儿家长缺乏佝偻病的预防及护理知识。

（六）护理措施

1. **户外活动** 生后2～3周即可带婴儿进行户外活动。夏季气温太高，可在阴凉处活动，尽量暴露皮肤。冬季也要保证每日1～2小时户外活动时间，在室内活动时要开窗。

2. **补充维生素D** 按时添加辅食，给予富含维生素D、钙、磷和蛋白质的食物；遵医嘱供给维生素D制剂，注意维生素D过量的中毒表现。

3. **加强生活护理，预防感染** 保持室内空气清新，阳光充足，温湿度适宜，避免交叉感染。

4. **预防骨骼畸形和骨折** 衣服宽松、柔软，床铺松软，避免早坐、早站、早行走和久坐、久站，以防骨骼畸形。严重佝偻病患儿的肋骨、长骨易发生骨折，护理操作时应避免重压和强力牵拉。

5. **加强体格锻炼** 对已有骨骼畸形的患儿可采取主动和被动的矫正方法。如胸廓畸形，可作俯卧位抬头展胸运动；下肢畸形可施行肌肉按摩，"O"型腿可以按摩外侧肌，"X"型腿可按摩内侧肌。对于行外科手术矫治者，指导患者家长正确使用矫形器具。

【知识拓展】

维生素D中毒的表现

维生素D摄入过量可引起中毒。维生素D中毒剂量的个体差异大。儿童每日服用2万～5万IU，或每日2 000IU/kg，连续数周或数月即可发生中毒。敏感儿童每日4 000IU，连续1～3个月即可中毒。

早期症状为厌食、恶心、倦怠、烦躁不安、低热，继而出现呕吐、顽固性便秘、体重下降。重症出现惊厥、血压升高、烦渴、尿频、夜尿，甚至脱水、酸中毒；尿中出现蛋白质、红细胞、管型等改变，继而发生慢性肾衰竭。

（七）健康指导

1. **疾病讲解** 向孕妇及患儿父母讲述有关疾病的相关知识。

第七章　儿童营养及营养障碍性疾病患儿的护理

2. 药物指导　新生儿生后第 2 周始每日给予维生素 D 400～800IU 至 2 岁；早产儿、低出生体重儿、双胎儿生后即应每日补充维生素 D 800～1 000IU，连用 3 个月后改为每日 400～800IU。注意预防维生素 D 中毒。

3. 其他　指导家长合理喂养；正确进行户外活动；及早治疗腹泻及其他慢性疾病；定期到儿童保健门诊随访。

二、维生素 D 缺乏性手足搐搦症

（一）概述

维生素 D 缺乏性手足搐搦症（tetany of vitamin D deficiency）是由于维生素 D 缺乏致血钙降低，导致神经肌肉兴奋性增高，而出现惊厥、手足肌肉抽搐或喉痉挛等症状，多见于 6 个月以下小婴儿。目前由于预防工作普及，本病发病率已较少见。

（二）临床表现

维生素 D 缺乏性手足搐搦症的临床表现主要为惊厥、喉痉挛和手足搐搦，并有不同程度的活动性佝偻病表现。

1. 隐匿型　血清钙多在 1.75～1.88mmol/L，没有典型发作症状，可通过刺激神经肌肉引出下列体征：①面神经征：以指尖或叩诊锤轻叩患儿颧弓与口角间的面颊部，引起眼睑和口角抽动者为阳性，新生儿期可呈假阳性。②腓反射：以叩诊锤叩击膝外侧腓骨小头处的腓神经，引起足向外展者为阳性。③陶瑟征：用血压计袖带裹上臂，充气使血压维持在收缩压与舒张压之间，5 分钟之内出现手痉挛症状者为阳性。

2. 典型发作　血清钙低于 1.75mmol/L 时可出现惊厥、手足搐搦和喉痉挛。①惊厥：多见于婴儿期，突然发作，表现为四肢抽动，两眼上翻，面肌颤动，神志不清。缓解后多入睡，醒后活泼如常。每次发作时间可短至数秒钟或数分钟。发作次数可几日 1 次或 1 日数次。一般不发热，发作轻时仅有短暂的眼球上窜和面肌抽动，神志清楚。②手足搐搦：多见于较大婴幼儿，发作时手足痉挛呈弓状，双手腕部屈曲，手指强直，拇指向掌心内收呈"助产士手"（图 7-4）；足部踝关节伸直，足趾同时向下弯曲呈"芭蕾舞足"（图 7-5）。③喉痉挛：多见于婴儿，喉部肌肉痉挛，声门部分或完全关闭，导致呼吸困难，有时可突然发生窒息，甚至死亡。上述三种症状以无热惊厥最常见。

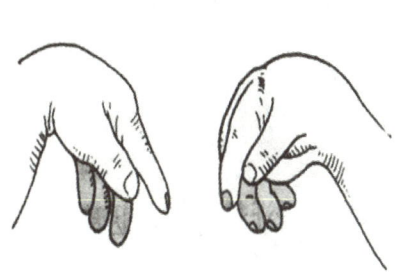

图 7-4　助产士手

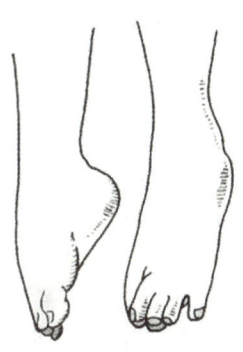

图 7-5　芭蕾舞足

117

（三）辅助检查

血清总钙降低（低于1.75～1.88mmol/L），血磷正常或升高，尿钙阴性。

（四）治疗原则

1. 急救处理　立即吸氧，保持呼吸道通畅；迅速控制惊厥或喉痉挛。喉痉挛者须立即将舌头拉出口外，并进行口对口呼吸或加压给氧，必要时作气管切开以保证呼吸道通畅。控制惊厥或喉痉挛，可用地西泮每次 0.1～0.3mg/kg 肌注或缓慢静脉注射，或10%水合氯醛保留灌肠，每次 40～50mg/kg。

2. 钙剂治疗　常用10%葡萄糖酸钙 5～10mL，10%葡萄糖液 5～20mL 稀释，缓慢静脉注射（10分钟以上）或滴注。惊厥反复发作时可每日注射 2～3 次。惊厥停止后改口服钙剂。

3. 维生素 D 治疗　症状控制后，按维生素 D 缺乏性佝偻病补充维生素 D。

（五）常见护理诊断/问题

1. 有窒息的危险　与惊厥发作及喉痉挛有关。

2. 有受伤的危险　与惊厥发作及手足搐搦有关。

3. 营养失调：低于机体需要量　与维生素 D 缺乏有关。

（六）护理措施

1. 控制惊厥及喉痉挛　遵医嘱立即给予镇静剂、钙剂。静脉注射钙剂时需缓慢推注（10分钟以上）或滴注，注意监测心率，以免血钙骤升导致心搏骤停；避免药液外渗，以免造成局部坏死。

2. 防止窒息　一旦出现惊厥或喉痉挛者，应立即吸氧，做好气管插管或气管切开前准备。喉痉挛者立即将舌头拉出口外，同时将患儿头偏向一侧，清除口鼻分泌物，保持呼吸道通畅，避免吸入性窒息；出牙的患儿应在上、下门齿间放置牙垫，以防咬伤舌头，必要时行气管插管或气管切开。

3. 定期户外活动，补充维生素 D

（七）健康指导

指导家长合理喂养，正确补充维生素D和钙剂；教会家长惊厥、喉痉挛发作的处理方法，如使患儿平卧，松开衣领，颈部伸直，头偏向一侧，以保持呼吸道通畅，同时呼叫医护人员。

【案例评析】

患儿，女，7个月，冬季出生，人工喂养，一直未添加辅食，近来晚上经常啼哭，烦躁不安，睡觉后出汗，头部出汗明显，无发热。

体格检查：体温、呼吸、血压、心率均正常。有枕秃，其他无异常。X线检查未见异常。

问题：

1. 你认为该患儿最可能的医疗诊断是什么？属于临床哪一期？
2. 该患儿存在的主要护理诊断/问题及相应的护理措施是什么？

解析：

1. 该患儿诊断为维生素D缺乏性佝偻病，临床分期为初期，即早期。

2.（1）主要护理诊断/问题：①营养失调：低于机体需要：与日光照射不足和维生素D摄入不足有关。②有感染的危险：与免疫功能低下有关。③知识缺乏：患儿家长缺乏佝偻病的预防及护理知识。

（2）相应的护理措施：①指导家长经常带患儿进行户外活动。②遵医嘱供给维生素D制剂，指导家长合理添加辅食。③保持室内空气清新，阳光充足，温湿度适宜，预防感染。

学习检测

A2 型题

1. 患儿，男，1岁，因食欲差，母乳少，以米糊、稀饭喂养，未添加其他辅食，诊断为营养不良Ⅰ度。推测该患儿最先出现的症状是（　　）。

　　A. 身长低于正常　　　　　　B. 体重不增

　　C. 皮肤干燥　　　　　　　　D. 皮下脂肪减少

　　E. 肌张力低下

2. 患儿，女，1岁，牛奶喂养，未添加辅食。近4个月来，食欲差，面色苍白，皮肤弹性差，精神不振，体重6kg，皮下脂肪0.2cm。该患儿目前最主要的护理措施是（　　）。

　　A. 口服胃蛋白酶帮助消化　　B. 合理喂养

　　C. 增加户外活动　　　　　　D. 预防低血糖

　　E. 预防感染

3. 患儿4岁，曾患佝偻病。查体见：鸡胸、严重的"X"形腿。该患儿的治疗原则是（　　）。

　　A. 多晒太阳　　　　　　　　B. 多作户外运动

　　C. 给予预防量维生素D　　　D. 给予治疗量维生素D

　　E. 可考虑矫形手术治疗

4. 患儿，男，2岁，自幼人工喂养，食欲极差，有时腹泻，皮肤干燥、苍白，腹部皮下脂肪厚度约0.3cm，脉搏缓慢，心音较低钝。该患儿首优的护理诊断是（　　）。

　　A. 营养失调：低于机体需要量　　B. 腹泻

C. 有感染的危险　　　　　　　　　　D. 有皮肤受损的危险

E. 潜在并发症：缺铁性贫血、低血糖、维生素 A 缺乏病

5. 患儿，女，7 个月，诊断为维生素 D 缺乏性佝偻病。以下是患儿骨样组织堆积表现的是（　　）。

　　A. 方颅　　　　　　　　　　　　B. 肋缘外翻

　　C. 鸡胸　　　　　　　　　　　　D. O 型腿

　　E. 颅骨软化

6. 患儿，男，1 岁，有肋骨串珠，肋膈，被诊断为维生素 D 缺乏性佝偻病，护士正确的护理是（　　）。

　　A. 多练走　　B. 多练站　　C. 避免久站　　D. 多练坐　　E. 用矫正器

A3 型题

（7、8 题共用题干）

患儿，3 个月，人工喂养，未添加辅食。平时多汗，睡眠不安，今突发惊厥，查血钙 1.3mmol/L。

7. 该患儿最可能的临床诊断是（　　）。

　　A. 新生儿颅内出血　　　　　　　B. 化脓性脑膜炎

　　C. 新生儿低血糖　　　　　　　　D. 维生素 D 缺乏性手足搐搦症

　　E. 新生儿破伤风

8. 对该患儿采取的紧急处理是（　　）。

　　A. 静脉注射 50% 葡萄糖　　　　　B. 肌注止痉药

　　C. 肌注维生素　　　　　　　　　D. 静脉注射 10% 葡萄糖酸钙

　　E. 立即现场抢救，做人工呼吸

第八章
呼吸系统疾病患儿的护理

学习目标

1. 掌握不同年龄小儿呼吸频率正常值；上呼吸道感染、急性支气管炎、肺炎、急性支气管哮喘的临床表现、护理问题及护理措施。
2. 熟悉小儿上呼吸道感染、急性支气管炎、肺炎、急性支气管哮喘的病因、辅助检查、治疗原则和健康指导。
3. 了解小儿呼吸系统解剖生理特点及免疫特点。

学习导入

张果，女，3岁。5天前无明显诱因出现发热，体温最高38.2℃，伴阵发性干咳，家长带其到住家附近一家医院就诊，治疗效果不佳，昨日体温升至39.2℃，咳嗽加重伴喘息，咳出少量黄痰，因而来院就诊。门诊查体：精神弱，面色口唇红润；体温39.0℃，呼吸30次/分，呼吸节律整，轻度喘息。胸部X线：两肺纹理增多，右中上肺野有点片影，肺门稍著。

思考

1. 你认为该患儿最可能的医疗诊断是什么？
2. 该患儿存在的主要护理问题是什么，应如何护理？

第一节 儿童呼吸系统解剖生理特点

（一）解剖特点

呼吸系统以环状软骨下缘为界分为上呼吸道和下呼吸道，上呼吸道包括鼻、鼻窦、咽、咽鼓管、会厌、喉，下呼吸道包括气管、支气管、毛细支气管、呼吸性支气管、肺泡管及肺泡。

1. 鼻和鼻窦 婴幼儿鼻腔相对短小、狭窄，无鼻毛，黏膜柔嫩，血管丰富，所以易受感染，且感染时由于鼻黏膜肿胀充血，易发生鼻塞而导致呼吸不畅，影响吮奶和吞咽。鼻腔黏膜与鼻窦黏膜相延续，且鼻窦口相对较大，所以患急性鼻炎时易累及鼻窦，发生鼻窦炎。

2. 咽部 婴幼儿咽部较狭窄且垂直；咽鼓管相对宽、短、直，且呈水平位，所以鼻咽部感染易引起中耳炎。咽扁桃体生后6个月已发育，腭扁桃体在1岁末才逐渐增大，4～10岁时达到高峰，14～15岁逐渐退化，所以婴儿期少见扁桃体炎发生。

3. 喉部 小儿喉部呈漏斗形，喉腔较窄，软骨柔软，缺乏弹力组织，所以支撑作用薄弱；黏膜柔嫩，血管及淋巴组织丰富，因而喉部有感染发生时易引起喉头水肿、狭窄，出现声音嘶哑和吸气性呼吸困难。

4. 气管和支气管 婴幼儿的气管和支气管腔相对狭小；软骨柔软缺乏弹力组织，支撑作用弱；黏膜柔嫩，血管丰富；黏液腺分泌不足致气道较干燥；纤毛运动较差而清除能力差；因而婴幼儿易发生呼吸道感染，感染又易发生充血、水肿而导致呼吸道阻塞。右侧支气管为主支气管的直接延伸，走向垂直且短粗，因而有异物吸入时则易进入右侧支气管。

5. 肺 儿童肺弹力纤维发育较差，血管丰富，肺间质发育旺盛，肺泡数量较少，致使肺含血量多而含气少，所以肺部易发生感染，感染时易引起间质性炎症、肺气肿或肺不张等。

6. 胸廓 婴幼儿胸廓的上下径较短，前后径较长，呈桶状；肋骨呈水平位，呼吸肌发育差，膈肌位置较高，胸腔小而肺相对较大。呼吸时胸廓运动幅度较小，肺不能充分地扩张、通气、换气，患病时易因缺氧和二氧化碳潴留而出现青紫。小儿纵隔周围组织松软，因而在胸腔积液或积气时易致纵隔移位。

（二）生理特点

1. 呼吸频率和节律 呼吸系统发育尚不完善，故小儿呼吸频率较快。年龄越小，频率越快。婴幼儿易出现呼吸节律不齐，甚至呼吸暂停，尤以早产儿、新生儿更为多见。

2. 呼吸类型 婴幼儿呼吸肌发育不全，胸廓运动范围小，故呈腹式呼吸。随着年龄的增长及呼吸肌的逐渐发育，婴幼儿开始站立行走，使膈肌和腹腔脏器下降，肋骨逐渐由水平位变为斜位，由此，学龄期儿童的呼吸类型逐渐转化为胸腹式呼吸。

3. 呼吸功能 因小儿的肺活量、潮气量、每分通气量和气体弥散量均较成人小，而气道阻力大于成人，所以小儿的呼吸功能储备能力较低，一旦呼吸系统发生疾病，较易发生呼吸功能不全。

（三）免疫特点

小儿呼吸道的非特异性免疫和特异性免疫功能均较差。由于婴幼儿呼吸道的生理屏障功能差，难以有效地阻止尘埃进入及清除吸入的尘埃和异物颗粒；且婴幼儿呼吸道黏膜SIgA不足，肺泡巨噬细胞功能低下，乳铁蛋白、溶菌酶、干扰素及补体等免疫活性物质不足，所以易患呼吸道感染。

第二节 急性上呼吸道感染

一、概述

急性上呼吸道感染（acute upper respiratory infection，AURI）简称上感，是由各种病原体引起的鼻、咽或喉部急性感染，是儿科最常见的呼吸道疾病。

各种病原体均可引起急性上呼吸道感染，但由病毒感染引起的占90%以上，主要有鼻病毒、呼吸道合胞病毒、流感病毒、副流感病毒、腺病毒、柯萨奇病毒等。病毒感染后可继发细菌感染，最常见的细菌为溶血性链球菌，其次是肺炎链球菌、流感嗜血杆菌等，肺炎支原体感染近年来逐渐增多。

婴幼儿上呼吸道的解剖和免疫特点决定了此年龄段小儿易患本病。尤其是营养不良、维生素D缺乏性佝偻病、先天性心脏病、免疫缺陷病患儿更容易发病。受凉、劳累、居住拥挤、环境污染、被动吸烟、密切接触呼吸道感染患者等均为上呼吸道感染的诱因。

二、临床表现

1. 一般类型的上感 年长儿主要以呼吸道局部症状为主，全身症状较轻；婴儿大多病情较重，多起病急骤，常伴有明显的全身症状。局部症状：鼻塞、流涕、打喷嚏、咳嗽、咽部痒痛等。全身主要表现：全身不适、乏力、发热、畏寒、头痛、烦躁不安、拒乳；部分患儿还可伴有食欲不振、呕吐、腹泻、脐周阵发性疼痛等消化道症状，少数患儿体温可高达39～40℃或更高，甚至可因高热出现热性惊厥。

体检可发现咽部充血，扁桃体肿大，颌下和颈淋巴结肿大、触痛等；肺部听诊呼吸音一般正常。部分肠道病毒感染的患儿伴有不同形态的皮疹。

2. 两种特殊类型的上感

（1）疱疹性咽峡炎（herpangina）：由柯萨奇A组病毒感染引起，好发于夏、秋季。临床特点为起病急，主要表现有高热、咽痛、流涎、拒食等。体检可见咽部充血，在咽腭弓、软腭、悬雍垂可见2～4mm大小的灰白色疱疹，周围有红晕，疱疹破溃后形成溃疡，病程1周左右。

（2）咽-结合膜热（pharyngo-conjunctive fever）：由腺病毒3、7型感染引起，好发

于春夏季，散发或有小流行。以发热、咽炎、结膜炎并存为特征。主要表现为高热、咽痛、眼部刺痛、畏光、流泪等。体检发现咽部充血，一侧或双侧滤泡性眼结合膜炎，颈及耳后淋巴结肿大，有时伴有胃肠道症状。病程1~2周。

3. 并发症　急性上呼吸道感染向邻近器官及下呼吸道蔓延可引起鼻窦炎、中耳炎、结膜炎、咽后壁脓肿、颈淋巴结炎、喉炎、支气管炎及肺炎等；婴幼儿可并发高热惊厥；年长儿链球菌感染后，可引起的免疫反应性疾病如急性肾小球肾炎、风湿热等。

三、辅助检查

病毒感染时白细胞计数正常或偏低，淋巴细胞计数相对较高；病毒分离和血清学检查可明确病原。细菌感染时白细胞计数及中性粒细胞可增高；在使用抗菌药物前行咽拭子培养可发现致病菌。C-反应蛋白（CRP）和前降钙素原（PCT）有助于鉴别细菌感染。

四、治疗原则

1. 一般治疗　适当休息，多饮水，注意呼吸道隔离，预防并发症的发生。

2. 病因治疗　无发热，免疫功能正常的患者一般无须应用抗病毒药物。有继发细菌感染或发生并发症时可加用抗生素治疗，如青霉素类、头孢菌素类、大环内酯类等。

3. 对症治疗　高热患儿可采用物理降温或药物降温。对高热惊厥患儿给予抗惊厥药物治疗。咽痛者可含服咽喉片。也可遵医嘱服用中药制剂辅助治疗。

五、常见护理诊断/问题

1. 体温过高　与上呼吸道感染和炎症有关。

2. 舒适的改变　与鼻塞、咽痛、头痛等有关。

3. 潜在并发症　高热惊厥、中耳炎。

六、护理措施

1. 密切观察体温变化，适度降低体温

（1）休息与环境：急性期患儿应保证充分休息，充足睡眠。保持室内空气新鲜，但要注意避免对流风直接吹到患儿。必要时进行空气消毒。

（2）饮食护理：鼓励患儿多饮温开水，有助于加快毒素排泄和降低体温。给予易消化的流质或半流质清淡饮食，要注意少食多餐；必要时静脉补充营养和水分。

（3）观察体温变化，必要时遵医嘱降温：发热患儿每4h测量一次体温，注意观察热型、发热程度及伴随的症状。高热、超高热或有高热惊厥史的患儿，每1~2小时测量体温1次。当体温达到38.5℃或以上时，遵医嘱应用物理降温或药物降温。

2. 改善患儿舒适度

（1）及时清理鼻腔及咽喉部位的分泌物和鼻痂，尤其是鼻塞严重影响吃奶的患儿，宜在哺乳前15分钟清除鼻腔分泌物，根据医嘱应用滴鼻剂通畅气道。

（2）做好口腔护理，保持口腔清洁，婴幼儿可在饭后喂少量温开水冲洗口腔，年长儿可饭后漱口，口唇涂油脂润唇避免干燥。

（3）采取退热措施出汗后要及时给患儿更换衣服，保持衣服干燥、清洁，使患儿舒适。

3. 观察病情变化

（1）应注意检查有无口腔黏膜斑和皮疹、注意咳嗽性质的变化、注意观察神志状态和神经系统症状。以便能早期发现麻疹、猩红热、脑脊髓膜炎等急性传染病。

（2）注意鼻窦炎、中耳炎、结膜炎、咽后壁脓肿、颈淋巴结炎、喉炎、支气管炎及肺炎、急性肾小球肾炎、风湿热等并发症的症状观察。

七、健康指导

指导家长掌握上呼吸道感染的预防知识。居室空气要新鲜，尽量减少居室环境污染及被动吸烟对小儿的危害；注意加强小儿体格锻炼，增加户外活动，避免到人员密集的公共场所；指导家长进行家庭护理，如注意休息，多饮水，饮食宜清淡；向家长介绍并发症的早期表现，一旦发现，要及时到医院就诊进行妥善处理；建议家长带儿童接种流感疫苗，提高呼吸道免疫力，减少上呼吸道感染。

第三节　急性支气管炎

一、概述

急性支气管炎（acute bronchitis）是指由各种病原体引起的支气管黏膜感染，因气管常同时受累，所以又称为急性气管支气管炎。婴幼儿多见，常继发于上呼吸道感染之后，或为一些急性呼吸道传染病（麻疹、百日咳等）的一种表现。

病原体为各种病毒、细菌或病毒及细菌的混合感染。凡能引起上呼吸道感染的病原体皆可引起支气管炎，而以病毒为主要病因。特异性体质、免疫功能失调、营养不良、佝偻病及支气管局部的结构异常等均为本病的危险因素。

二、临床表现

起病可急可缓，大多先有上感的症状，之后以咳嗽为主要表现。初为刺激性干咳，1~2天后有痰液咳出。婴幼儿症状较重，常有发热，体温高低不一，多在38.5℃左右，可伴有呕吐、腹泻等消化道症状。一般全身症状不明显。肺部听诊呼吸音粗糙，或有少许散在干、湿啰音。啰音的特点是易变，常在体位改变或咳嗽后减少甚至消失。一般无气促和发绀。

三、辅助检查

血常规检查时，白细胞正常或稍高，合并细菌感染时，可明显增高。胸部X线检查无异常改变或有肺纹理增粗。

四、治疗原则

主要是控制感染和止咳、化痰、平喘等对症治疗。

五、常见护理诊断/问题

1. **体温过高**　与病毒或细菌感染有关。
2. **清理呼吸道无效**　与痰液黏稠不易咳出有关。

六、护理措施

1. **密切观察体温变化，适度降低体温**　参见本章第二节。
2. **保持呼吸道通畅**　保持室内空气清新，温湿度适宜，减少对支气管黏膜的刺激，以利于排痰。注意休息，保证充足的水分及营养的供给，鼓励患儿多饮水。指导并鼓励患儿有效咳嗽，以利于呼吸道通畅，易于排痰。痰液黏稠者可采用雾化吸入，促进排痰。遵医嘱使用抗生素、止咳祛痰剂、平喘剂等，并注意观察药物疗效及副作用。注意观察有无缺氧症状，必要时给予吸氧。

七、健康指导

参见本章第二节。

第四节　肺炎

肺炎（pneumonia）是由不同病原体感染或其他非感染因素（如羊水吸入、过敏等）所致的肺部炎症。儿童肺炎以支气管肺炎多见，主要表现为发热、咳嗽、气促、呼吸困难和肺部固定的中、细湿啰音。本病是儿科的常见疾病，也是我国住院小儿死亡的第一位原因。肺炎一年四季均可发病，以冬春寒冷季节及气候骤变时多见。

一、支气管肺炎（bronchopneumonia）

（一）概述

1. **病因**　病因主要以细菌和病毒为主，也可由细菌、病毒混合感染引起。发达国家小儿肺炎以病毒感染为主，主要有呼吸道合胞病毒、腺病毒、流感病毒、副流感病毒、巨细胞病毒、肠病毒、鼻病毒等。发展中国家小儿肺炎以细菌感染为主，常见的细菌有肺炎链球菌、金黄色葡萄球菌、肺炎杆菌、流感嗜血杆菌、大肠杆菌、军团菌等。近年来，肺炎支原体、衣原体、流感嗜血杆菌感染引起的肺炎有增加的趋势。

2. **发病机制及病理生理**　病原体常由呼吸道入侵，少数经血行入肺。肺炎的病理变化以肺组织充血、水肿、炎性浸润为主，影响通气和换气功能，导致缺氧和二氧化碳潴留，出现低氧血症和高碳酸血症。进而导致机体代谢和器官功能障碍，使循环系统、神经系统、消化系统出现一系列症状及水、电解质与酸碱平衡紊乱。

(二) 临床表现

1. 轻症肺炎　轻症肺炎仅表现为呼吸系统症状和肺部的相应体征。大多起病较急，主要表现为发热、咳嗽、气促和肺部固定的中、细湿啰音。①发热：热型不定，多为不规则热，也可表现为弛张热或稽留热，新生儿、重度营养不良患儿可不发热，甚至体温降低；②咳嗽：较频繁，初期为刺激性干咳，极期咳嗽减轻，恢复期为有痰咳嗽；③气促：呼吸增快，可达40~80次/分，并有鼻翼扇动和吸气性凹陷，重者呈点头状呼吸，三凹征，唇周发绀等。④肺部可闻及较固定的中、细湿啰音。新生儿及小婴儿症状、体征可不典型。此外可出现全身表现，如食欲减退或拒食、精神不振、烦躁不安、轻度腹泻或呕吐等。

2. 重症肺炎　除呼吸系统症状和全身中毒症状加重外，重症肺炎还可累及循环、神经、消化系统，出现相应的表现。

(1) 循环系统：轻度缺氧可致心率增快，重症肺炎可合并心肌炎和心力衰竭。心肌炎主要表现为面色苍白、心音低钝、心律不齐，心电图显示ST段下移和T波低平、倒置。心力衰竭主要表现：①呼吸突然加快，安静时>60次/分；②心率突然加快，安静时婴儿>180次/分、幼儿>160次/分；③心音低钝或出现奔马律；④骤发极度烦躁不安，明显发绀，面色发灰；⑤肝脏迅速增大；⑥少尿或无尿，颈静脉怒张，颜面或下肢水肿等。

(2) 神经系统：轻度缺氧表现为烦躁或嗜睡。发生脑水肿时出现意识障碍、惊厥、昏迷、前囟隆起、瞳孔对光反射迟钝或消失、呼吸节律不齐甚至停止、有时有脑膜刺激征等。

(3) 消化系统：轻度表现为食欲减退、呕吐和腹泻，重症可发生中毒性肠麻痹，出现腹胀、肠鸣音消失，发生消化道出血时可呕吐咖啡样物、便血或大便潜血试验阳性。

(4) 其他：发生休克及DIC时，表现为血压下降、四肢发凉、脉搏细速以及皮肤、黏膜、胃肠道出血。

3. 并发症　若延误诊断或病原体致病力强可引起脓胸、脓气胸、肺大疱、肺不张等。

(三) 辅助检查

1. 血常规　病毒感染时白细胞总数正常或降低，细菌感染时白细胞总数和中性粒细胞多增高，并伴有核左移。

2. 胸部X线检查　早期肺纹理增粗，以后两肺中、下野有散在的大小不等的斑、片状阴影，可融合成片。

3. 病原学检查　病原学检测对治疗有指导意义，临床采用的方法：鼻咽拭子或气管分泌物做病毒分离。免疫学方法检测病原特异性抗原及其代谢产物；病原特异抗体检测、冷凝集实验、核酸探针法检测病原体的DNA或聚合酶链反应技术（PCR）等检测手段。

（四）治疗原则

肺炎宜采用综合治疗措施，主要为控制感染，改善通气，对症治疗，防治并发症。

1. 控制感染 针对不同病原体选择敏感的抗感染药物。抗生素的使用原则：选用敏感且渗入下呼吸道浓度高的抗生素，早期用药、联合用药、足量足疗程用药。细菌感染可选用青霉素类、头孢菌素类、大环内酯类等抗生素；肺炎支原体和衣原体感染，应选择大环内酯类抗生素；病毒性肺炎可选用利巴韦林等抗病毒药物。

理疗促进炎症吸收

2. 对症治疗 缺氧患儿给予氧气吸入；发热患儿可采取物理降温或药物降温；有咳嗽、咳痰、喘憋症状患儿给予止咳、祛痰、平喘治疗。

3. 其他 对中毒症状明显、喘憋严重、脑水肿、感染性休克、呼吸衰竭患儿，可应用糖皮质激素治疗。

（五）常见护理诊断/问题

1. **气体交换受损** 与肺部炎症所致通气、换气功能障碍有关。
2. **清理呼吸道无效** 与呼吸道分泌物量多、不易咳出有关。
3. **体温过高** 与肺部感染有关。
4. **营养失调：低于机体需要量** 与摄入不足、消耗增加有关。
5. **潜在并发症** 心功能衰竭、中毒性脑病、呼吸衰竭、中毒性肠麻痹。

（六）护理措施

1. 改善呼吸功能

（1）环境与休息：定时开窗通风，保持病室空气新鲜，温湿度适宜。患儿需卧床休息，尽量保持患儿安静，以减少氧的消耗。

（2）氧疗：凡有呼吸困难、喘憋、口唇发绀、面色发灰等缺氧症状，应立即给予氧气吸入。一般采用鼻导管给氧，氧流量为0.5～1L/min，氧浓度不超过40%。重症肺炎缺氧严重者应采用面罩给氧，氧流量为2～4L/min，氧浓度为50%～60%。若患儿出现呼吸衰竭，则改用机械通气正压给氧。氧疗过程中应定时评估给氧效果并记录。

（3）遵医嘱使用抗感染药物，消除肺部炎症，减少炎性分泌物，并注意科学用药，且观察药物疗效及不良反应。

2. 保持呼吸道通畅 鼓励患儿多饮水；采取半卧位或头抬高位，并经常变换体位，定时翻身、拍背，边拍边指导和鼓励年长儿进行有效咳嗽，促进痰液排出；对痰液黏稠不易咳出者，可使用超声雾化吸入；必要时吸痰清除痰液，吸痰不可过频和过慢，以免损伤呼吸道黏膜；遵医嘱给予止咳药、祛痰药、平喘药；等等。

雾化吸入

3. 降低体温 密切监测发热患儿的体温变化，采取适当降温措施，避免发生高热惊厥。

4. 补充营养及水分 鼓励患儿多饮水，给予营养丰富、易消化的流质、半流质饮食，少量多餐,防止过饱而影响呼吸。哺喂时将患儿头部抬高或抱起,防止食物呛入气管发生呛咳或窒息。重症患儿不能进食时,宜遵医嘱经鼻胃管喂养。必要时静脉输液补充液体和营养,输液时要严格控制输液量和输液速度,以免加重心脏负担,诱发心功能衰竭。

5. 密切观察病情,防治并发症

(1)如患儿合并心力衰竭,需立即报告医生,同时给氧并控制输液速度,做好抢救准备。若患儿口吐粉红色泡沫样痰则为肺水肿的表现,可给患儿吸20%~30%乙醇湿化氧,间歇吸入,每次吸入不宜超过20分钟,并注意观察患儿有无出现脑水肿、中毒性脑病、胃肠道出血、中毒性肠麻痹,及时报告医生并配合抢救。

(2)若患儿病情突然加重,烦躁不安、剧烈咳嗽,患侧呼吸运动受限、体温持续不降或退而复升等,提示并发了脓胸或脓气胸,应及时报告医生并配合医生进行胸腔穿刺术或胸腔闭式引流,并做好术后护理。

(七)健康指导

1. 护理指导 指导母乳喂养的乳母哺喂时防呛咳的方法;呛咳严重的可将乳汁挤出后,通过鼻胃管喂养。指导患儿家长给患儿拍背,有利于分泌物排除和肺部炎症消散。

2. 预防知识宣教 指导家长科学育儿,按时接种各种疫苗。患有营养不良、先天性心脏病、贫血等疾病的患儿应积极治疗。肺炎高发期应避免去人员密集的公共场所,避免交叉感染。教会家长在急性呼吸道感染初期及时带患儿就医,使疾病在早期能得到有效的控制。

二、几种不同病原体所致肺炎的特点(表8-3)

表8-3 几种不同病原体所致肺炎的特点

	呼吸道合胞病毒性肺炎	腺病毒肺炎	金黄色葡萄球菌肺炎	肺炎支原体肺炎
好发年龄	多见于3岁以内,尤其1岁以内婴儿	多见于6个月~2岁婴幼儿	多见于新生儿、婴幼儿	各年龄段均可发病,学龄期儿童及青少年常见
临床特征	起病急,发热。喘憋为突出表现,迅速出现呼吸困难及缺氧症状。肺部听诊可闻及哮鸣音及中、细湿啰音。重症主要见于6个月以下婴儿	起病急骤,全身中毒症状明显,发热,多呈稽留高热;咳嗽频繁,阵发性喘憋、呼吸困难和发绀。肺部体征出现较迟,多在发热3~5日后开始出现湿啰音,常有肺气肿征象	金黄色葡萄球菌能产生多种毒素与酶,使肺部发生广泛的出血、坏死小脓肿,并可出现迁徙性化脓性病灶。起病急、病情重、发展快、全身中毒症状明显。多呈弛张热。患儿烦躁不安、面色苍白、咳嗽、呻吟、呼吸浅快和发绀。皮肤常见猩红热样皮疹。重症者可出现惊厥甚至休克。易并发脓胸、脓气胸、肺大泡等。肺部体征出现早,双肺可闻及散在中、细湿啰音	起病初全身不适,刺激性干咳为突出表现,初为干咳,后转为顽固性剧咳,常有黏稠痰液,少数病例有类似百日咳样阵咳,可持续1~4周。肺部体征多不明显,所以体征与剧咳及发热等临床表现不一致是本病特点之一
胸部X线	可见两肺小点片状、斑片状阴影。部分有不同程度肺气肿	胸部X线改变较体征出现早,为大小不等的片状阴影或融合成大病灶	起病初,临床症状已很严重,但X线却仅有小片状阴影	肺门阴影增浓;支气管肺炎改变;间质性肺炎改变;均一的实变影。体征轻微而胸片阴影显著是本病另一特点

续表

	呼吸道合胞病毒性肺炎	腺病毒肺炎	金黄色葡萄球菌肺炎	肺炎支原体肺炎
末梢血象	白细胞总数大多正常	白细胞总数大多正常或偏低	白细胞总数和中性粒细胞增高伴核左移，并有中毒性颗粒	白细胞数正常或增多，血清冷凝集试验多呈阳性

第五节 支气管哮喘

一、概述

支气管哮喘（bronchial asthma），简称哮喘，是由多种因素参与、多种细胞介导的气道慢性炎症性疾病。患者具有气道高反应性特征，当接触到物理、化学、生物等刺激因素时，可发生广泛的、不同程度的、可逆性气流受限，临床表现为反复发作的喘息、呼吸困难、咳嗽、胸闷等症状。多数患儿可自行或经治疗后缓解。

哮喘的病因尚未完全清楚，遗传、过敏体质与本病发作有密切关系。常见的诱发因素：室内变应原、室外变应原、食入变应原、呼吸道感染病原体、药品和食品添加剂、情绪过度激动、运动和过度通气、冷空气刺激、强烈气味、被动吸烟等均可触发哮喘发作。

二、临床表现

1. **症状** 哮喘的典型表现为发作性、呼气性呼吸困难，伴有哮鸣音、胸闷、咳嗽、咳白色泡沫痰。发作前常有干咳、打喷嚏、眼痒流泪等征兆，发作时可短时间内出现严重的呼吸困难、低氧血症。病人被迫坐起，严重时表现为烦躁不安、喘憋、张口抬肩、大汗、发绀。咳嗽变异型哮喘患儿咳嗽为唯一症状。在夜间或凌晨发作或加重是哮喘的特征之一。有些症状轻者可自行缓解，但大部分需用药后缓解。

2. **体征** 体检可见桶状胸、三凹征、颈静脉怒张。发作时双肺呈过度充气状态，叩诊呈鼓音。听诊可闻及弥漫分布的呼气相哮鸣音，呼气相延长。严重发作时呼吸音低下甚至听不到，哮鸣音消失，临床上称为"闭锁肺"，闭锁肺的出现预示着病情危重。哮喘发作间歇期可无任何症状和体征。

3. **哮喘危重状态** 若哮喘严重发作，经用药后严重呼吸困难仍未能缓解，甚至进行性加重者，称为哮喘危重状态（哮喘持续状态）。随着病情进展出现"闭锁肺"，闭锁肺是支气管哮喘最危险的体征。患儿可由挣扎状态转为软弱无力，甚至死于呼吸衰竭。

三、辅助检查

1. **血常规** 白细胞大多正常，白细胞分类可见嗜酸性粒细胞增高。
2. **肺功能测定** 可见峰流速值（PEF）或第一秒用力呼气量（FEV_1）减低。
3. **过敏原检测** 有助于明确过敏原。
4. **胸部 X 线检查** 哮喘发作期间可见透亮度增加和肺气肿表现。

四、治疗原则

治疗方针：坚持长期、持续、规范、个体化治疗。

1. **急性发作期** 快速缓解症状。用药物缓解支气管痉挛、减轻气道水肿和炎症、减少痰液分泌。常用的药物有 β_2 受体激动剂、糖皮质激素、茶碱类药物、抗胆碱药物。

2. **慢性持续期和临床缓解期** 患者应做好自我管理、预防复发、防止症状加重、提高生命质量。措施包括避免触发因素、抗炎、降低气道高反应、防止气道重塑。常用的药物有吸入型糖皮质激素、白三烯调节剂、缓释茶碱、长效 β_2 受体激动剂、肥大细胞稳定剂等。

五、常见护理诊断/问题

1. **低效性呼吸型态** 与支气管痉挛、气道水肿和炎症所致气道阻力增加有关。
2. **清理呼吸道无效** 与呼吸道分泌物增加、黏稠及排痰无力有关。
3. **焦虑** 与哮喘反复发作有关。
4. **知识缺乏** 缺乏哮喘的防护知识。

> **【知识拓展】**
>
> **儿童哮喘诊断标准**
>
> 《儿童支气管哮喘诊断与防治指南（2016年版）》
>
> 临床表现不典型者（如无明显喘息或哮鸣音），应至少具备以下1项：（1）证实存在可逆性气流受限：①支气管舒张试验阳性：吸入速效 β_2 受体激动剂（如沙丁胺醇压力定量气雾剂 200～400μg）后15min第一秒用力呼气量（FEV_1）增加≥12% ②抗感染治疗后肺通气功能改善：给予吸入糖皮质激素和（或）抗白三烯药物治疗4～8周，FEV_1 增加≥12%；（2）支气管激发试验阳性；（3）最大呼气峰流量（PEF）日间变异率（连续监测2周）≥13%。
>
> 符合第1～4条或第4、5条者，可以诊断为哮喘。
>
> 注：摘编自中华医学会儿科学分会呼吸学组、《中华儿科杂志》编辑委员会2016年修订的《儿童支气管哮喘诊断与防治指南》

六、护理措施

1. **一般护理** 保持室内空气新鲜、温湿度适宜。环境安静、舒适，无刺激性气味。护理操作尽可能集中进行，减少打扰。

2. **缓解气道痉挛，减轻呼吸困难** 置患儿于坐位或半坐位；吸氧，根据血气分析结果调整吸氧方式和流量；给予雾化吸入稀释痰液，痰液多、咳痰困难者可吸痰；痰液黏稠者注意保证摄入足够的水分，防止痰栓形成；有感染者，遵医嘱应用抗生素抗感染；教会、鼓励患儿做深而慢的护理运动。

3. **密切观察病情变化** 监测呼吸和心率，注意呼吸困难、喘憋的表现和变化。若发现患儿出现意识障碍、呼吸衰竭要及时通知医生，必要时采用机械通气。若发现患儿发绀、大汗、血压下降、呼吸音减弱等哮喘危重状态的症状和体征，应及时配合医生共同抢救。

4. 心理护理 哮喘发作时，护士要守护和安慰患儿，尽量满足患儿的合理要求，鼓励患儿及其家长表达不适和不安，采取措施缓解患儿的恐惧心理。在缓解期，给患儿及其家长讲解哮喘的病因、发作的诱因及预防发作的方法和用药，令其树立信心，争取他们的合作。

七、健康指导

1. 加强呼吸肌功能锻炼 指导患儿坚持体格锻炼，增强体质，提高呼吸道的免疫力；指导患儿采用腹部呼吸运动法、向前弯曲运动法、胸部扩张运动法，加强呼吸肌的力量，改善呼吸功能。

2. 介绍用药方法 教会家长与年长儿正确选择长期预防用药和快速缓解用药；教会家长和年长儿正确、安全用药，尤其是掌握吸入方法和技术；掌握药物不良反应的预防、识别和处理。

3. 介绍哮喘预防知识 过敏性体质者在日常的生活当中应避免接触容易引发哮喘的物质；预防呼吸道感染，避免密切接触呼吸道感染患者；饮食宜清淡，少刺激，不宜过饱，注意各种营养素的充足和平衡；发若现某种食物确实可诱发患者支气管哮喘发病，应避免进食。

4. 指导家长和年长儿对病情进行监测，坚持写哮喘日记，自我监测呼气峰流速，并知晓个人峰流速最佳值；当在峰流速值<80%个人最佳值时，提示哮喘发作，需用药治疗。

【案例评析】

患儿，女，3岁。因发热、咳喘5天，加重1天入院。患儿5天前无明显诱因出现发热，体温最高38.2℃，伴阵发性干咳，到住家附近一家医院就诊，诊断为"上呼吸道感染"。给予阿莫西林治疗3天效果不佳，昨日体温升至39.2℃，咳嗽加重伴喘息，有少量黄痰，因而来院就诊。门诊查体：精神弱，面色口唇发绀；体温39.0℃，呼吸40次/分，轻度喘息；心率120次/分、四肢末梢暖；余未见异常。检查：白细胞（WBC）$16.2×10^9$/L；中性粒细胞（N）0.663；淋巴细胞（L）0.263；血红蛋白（Hb）126g/L。胸部X线报告：两肺纹理增多，右中上肺野有点片阴影，肺门稍著。

入院查体：精神弱，食欲差，面色发绀；T 39.5℃；听诊：HR120次/分，心音有力；R 28次/分，肺部可闻及干湿啰音和喘鸣音；BP 75/50mmHg，W 13.8kg；腹软，腹膜刺激征（−），四肢温暖。

入院后观察病情：体温39.2℃，给予儿童百服宁溶液（对乙酰氨基酚口服溶液）5mL口服，1小时后体温降至37.5℃；呼吸40次/分，咳嗽、喘息伴三四征，咳痰费力，能咳出少量黄痰，常因咳痰诱发呕吐。血气分析结果回报：PaO_2 75.6mmHg，SaO_2 0.91，$PaCO_2$ 45.8mmHg。经劝说患儿能配合治疗。

问题：

1. 你认为该患儿最可能的医疗诊断是什么？
2. 该患儿是否存在低氧血症？需要吸氧吗？在吸氧的过程中应重点观察哪些内容？
3. 该患儿存在的主要护理诊断/问题及相应的护理措施是什么？

解析：

1. 该患儿最可能的医疗诊断是支气管肺炎。

2. 该患儿存在缺氧症状，需要吸氧，氧疗过程中需要重点观察患儿的生命体征，临床表现（如精神状态、缺氧症状是否缓解、发绀是否减轻、呼吸的次数及节律等）。

3.（1）主要护理诊断/问题：①体温过高：与呼吸道感染有关；②气体交换受损：与肺部炎症改变和肺内分流有关；③有营养失调的危险：与呕吐使营养丢失过多和摄入不足有关。

（2）相应的护理措施：给予吸氧、降温、调整饮食，遵医嘱给予化痰药物等治疗；密切观察病情变化；监测血气指标及时发现吸氧管脱落；指导家长可以间断地为患儿拍背，有痰液咳出时告知护士观察痰液性质和量。

学习检测

A2 型题

1. 患儿，1岁半。发热、流涕3天，今日外耳道流出少量脓性分泌物，考虑为中耳炎。其患中耳炎的原因是（　　）。

　　A. 鼻毛少　　　　　　　　　　B. 鼻腔相对狭小
　　C. 纤毛运动差　　　　　　　　D. 咽鼓管宽、短、直
　　E. 喉部较长，呈漏斗状

2. 患儿，男，9个月，诊断为"重症肺炎"，护士在更换液体时发现患儿口吐粉红色泡沫样痰。下列处理正确的是（　　）。

　　A. 大量间歇氧气吸入　　　　　B. 少量间歇氧气吸入
　　C. 吸入20%～30%乙醇湿化的氧气　　D. 持续高流量氧气吸入
　　E. 持续低流量氧气吸入

3. 患儿，1岁半，诊断为"支气管肺炎"，口周发绀、鼻翼扇动，护士在给予该患儿鼻管氧吸入时应设置的氧流量是（　　）。

　　A. 0.5～1L/min　　　　　　　B. 1.5～2L/min
　　C. 0～2L/min　　　　　　　　D. 0～3L/min
　　E. 4L/min 以上

4. 患儿，1岁，金黄色葡萄球菌肺炎，护士在护理时发现患儿突然出现呼吸困难加重，经吸痰、给予氧气吸入后无明显缓解，应考虑有可能是（　　）。

　　A. 呼吸性酸中毒　　　　　　　B. 肺部炎症加重

C. 高热所致　　　　　　　　D. 并发脓气胸

E. 合并心力衰竭

5. 患儿，1岁。3天前因受凉出现发热、咳嗽、喘憋、食欲减退。查体：体温38.2℃，心率140次/分，呼吸56次/分，口周发绀、鼻翼扇动，肺部听诊闻及中量湿啰音。护士应采取的首要护理措施是（　　）。

A. 静脉补液　　　　　　　　B. 物理降温

C. 雾化吸入　　　　　　　　D. 吸痰

E. 吸氧

A3型题

（6、7题共用题干）

患儿，2岁。因咳嗽两天，喘憋半天入院。体检：体温38.4℃，脉搏96次/分，呼吸45次/分，呈呼气性呼吸困难。听诊：两肺布满哮鸣音及少量细湿啰音，诊断为支气管哮喘。

6. 对该患儿的护理措施不妥的是（　　）。

A. 保持室内空气清新　　　　B. 少量饮水

C. 定时为患儿拍背　　　　　D. 超声雾化吸入

E. 密切观察病情变化，必要时吸氧

7. 对该患儿家长进行健康指导，不正确的是（　　）。

A. 介绍病因　　　　　　　　B. 指导对该患儿的护理方法

C. 解释超声雾化吸入的作用　D. 说明本病有反复发作的倾向

E. 患儿烦躁时应使用镇静药物

（8、9题共用题干）

患儿，女，4个月。因咳嗽2天，气急伴发绀2小时入院，体格检查：体温38.6℃，烦躁不安，呼吸82次/分，两肺布满细湿啰音，心率182次/分，心音低钝，出现奔马律，肝肋下3.5cm。

8. 该患儿最可能的诊断是（　　）。

A. 支气管哮喘　　　　　　　B. 喘息性支气管炎

C. 间质性肺炎　　　　　　　D. 支气管肺炎合并心衰

E. 大叶性肺炎

9. 按医嘱给予吸氧、强心、利尿、血管活性药物后，现患儿出现腹胀、肠鸣音减弱，血生化检查血钾4.0mmol/L；为消除腹胀，不妥的措施是（　　）。

A. 按医嘱补钾　　　　　　　B. 肛管排气

C. 禁食及胃肠减压　　　　　D. 腹部热敷

E. 按医嘱应用新斯的明

第九章
消化系统疾病患儿的护理

学习目标

1. 掌握口炎、婴幼儿腹泻的临床表现、常见护理诊断/问题及护理措施；儿童体液平衡的特点及液体疗法。
2. 熟悉口炎、婴幼儿腹泻的概念、病因及治疗原则。
3. 了解消化系统解剖生理特点，婴幼儿腹泻的发病机制、辅助检查。

学习导入

患儿，男，10个月。3天前因受寒出现呕吐、腹泻，呕吐3～4次/天，呕吐物为胃内容物，腹泻6～8次/天，大便为黄色蛋花汤样，有少许黏液，无脓血。妈妈自行给予"保济口服液"，效果不佳。昨日呕吐、腹泻频繁，出现水样便，尿量明显减少，所以来就诊。

思考

1. 你认为该患儿最可能的医疗诊断是什么？
2. 该患儿存在的主要护理问题是什么，应如何护理？

儿科护理

第一节 儿童消化系统解剖生理特点

一、口腔

足月新生儿出生时已具有较好的吸吮和吞咽功能；早产儿则较差。婴幼儿口腔黏膜薄嫩，血管丰富，唾液腺不够发达，口腔黏膜干燥，易受损伤和局部感染；3个月以下婴儿因唾液中淀粉酶含量低，所以不宜喂淀粉类食物；3~4个月时唾液分泌开始增加，5~6个月时明显增多，但婴儿口底浅，尚不能及时吞咽所分泌的全部唾液，常发生生理性流涎。

二、食管

婴儿的食管呈漏斗状，黏膜薄嫩、腺体缺乏、弹力组织及肌层尚不发达，下食管括约肌发育不成熟，控制能力差，常发生胃食管反流。婴儿吸奶时如吞咽过多空气，易发生溢奶。

三、胃

婴儿胃略呈水平位，由于贲门和胃底部肌张力低，而幽门括约肌发育较好，因而易溢奶和呕吐。胃容量在新生儿时为30~60mL，1~3个月时为90~150mL，1岁时为250~300mL，5岁时为700mL~850mL，成人约为2 000mL，由于哺乳后不久幽门即开放，胃内容物陆续进入十二指肠，因而实际哺乳量超过上述容量限制。胃排空时间因食物种类不同而异，水的排空时间为1.5~2小时；母乳为2~3小时；牛乳为3~4小时；早产儿胃排空慢，易发生胃潴留。

四、肠

儿童肠管相对比成人长，一般为身长的5~7倍，或为坐高的10倍。婴幼儿肠黏膜肌层发育差，肠系膜柔软而长，升结肠与后壁固定差，易发生肠扭转和肠套叠。肠壁薄，通透性高，屏障功能差，肠内毒素、消化不全产物和过敏原等可经肠黏膜进入体内，引起全身感染和变态反应性疾病。

五、肝

年龄越小，肝脏相对越大。正常婴幼儿肝脏可在右肋缘下触及，6~7岁后则不易被触及。婴儿肝脏结缔组织发育较差，肝细胞再生能力强，不易发生肝硬化，但肝功能不成熟，解毒能力差，在缺氧、感染、中毒等情况下易使肝细胞发生肿胀、脂肪浸润、变性、坏死而发生肝肿大和变性，影响其正常功能。婴儿期胆汁分泌较少，所以对脂肪的消化和吸收功能较差。

六、胰腺

出生时胰液分泌量少，3～4个月时胰腺发育较快，胰液分泌量随年龄的增长而增加，但6个月内胰淀粉酶活性较低，1岁后才接近成人。新生儿及小婴儿胰蛋白酶和脂肪酶的活性较低，胰淀粉酶活性更低，所以对蛋白质和脂肪的消化功能较差，且3个月以下婴儿不宜喂淀粉类食物。婴幼儿时期胰腺液及其消化酶的分泌易受炎热天气和疾病的影响而被抑制，从而发生消化不良。

七、肠道细菌

胎儿肠道内是无菌的，生后数小时细菌即侵入肠道，主要分布在结肠和直肠。肠道菌群受食物成分影响，单纯母乳喂养儿以双歧杆菌占绝对优势，人工喂养和混合喂养儿肠内的大肠埃希菌、嗜酸杆菌、双歧杆菌及肠球菌所占比例几乎相等。正常肠道菌群对侵入肠道的致病菌有一定的拮抗作用，但婴幼儿肠道正常菌群脆弱，易受许多内外界因素影响而致菌群失调，导致消化功能紊乱。

八、健康婴儿粪便

（一）**人乳喂养儿粪便** 人乳喂养儿粪便为黄色或金黄色，多为均匀膏状或带少许黄色粪便颗粒，或较稀薄，绿色、不臭，呈酸性反应（pH 4.7～5.1）。平均每日排便2～4次，一般在添加辅食后次数减少。

（二）**人工喂养儿粪便** 人工喂养儿粪便为淡黄色或灰黄色，较干稠，呈中性或碱性反应（pH 6～8）。因牛乳含酪蛋白较多，粪便有明显的蛋白质分解产物的臭味，有时可混有白色酪蛋白凝块。大便每日1～2次，易发生便秘。

（三）**混合喂养儿粪便** 混合喂养儿粪便与人工喂养儿粪便相似，但较软、黄。添加谷类、蛋、肉、蔬菜、水果等食物后粪便性状逐渐接近成人。大便每日1次左右。

第二节　口炎

一、概述

口炎（stomatitis）是由病毒、真菌、细菌等感染引起的口腔黏膜炎症，若病变局限于舌、牙龈、口角也可称为舌炎、牙龈炎、口角炎等。本病多见于婴幼儿，可单独发生也可继发于全身性疾病，如急性感染、腹泻、营养不良、久病体弱和维生素B缺乏、维生素C缺乏等。不注意口腔卫生或各种疾病导致机体抵抗力下降等因素，均可导致口炎的发生。

二、临床表现

1. 鹅口疮 鹅口疮又名雪口病。为白色念珠菌感染所致，多见于新生儿和营养不良、腹泻、长期应用广谱抗生素或激素患儿，新生儿多由使用不洁奶具或出生时经产道而感染。本病特征是口腔黏膜表面出现白色乳凝块样物。初呈点状或小片状，可逐渐融合成大片，不易擦去，强行拭去可见充血性创面。患处不痛，不流涎，不影响进食。轻者无全身症状。严重者可累及消化道或呼吸道，引起真菌性肠炎或真菌性肺炎，出现拒食、吞咽困难等。

2. 疱疹性口炎 疱疹性口炎由单纯疱疹病毒Ⅰ型感染所致，1～3岁小儿多见，传染性强。患儿出现低热或高热，牙龈红肿，触之易出血，在牙龈、舌、唇内和颊黏膜等口腔黏膜上可见单个、一簇或几簇小水疱，迅速破裂后形成浅表溃疡，上面覆盖黄白色纤维素性分泌物。多个小溃疡可融合成不规则的较大溃疡，周围黏膜充血，有时累及上腭及咽部。口唇可红肿裂开，近口角及唇周皮肤可有疱疹，局部疼痛，出现流涎、拒食、烦躁，颌下淋巴结常肿大。

3. 溃疡性口炎 溃疡性口炎主要由链球菌、金黄色葡萄球菌、肺炎链球菌等感染引起，多见于婴幼儿，常发生于急性感染、长期腹泻等抵抗力下降时，口腔不洁有利于细菌繁殖而致病。病变常见于舌、唇内及颊黏膜处，可蔓延到唇及咽喉部。局部表现为初时口腔黏膜充血水肿，继而形成大小不等的糜烂或溃疡，表面有纤维素性炎性分泌物形成的灰白色或黄色假膜，边界清楚，易拭去，露出溢血的创面，但不久又被假膜覆盖。患儿局部疼痛、流涎、拒食、烦躁，常有发热，可达39℃～40℃，局部淋巴结肿大。

三、辅助检查

1. 病原学：鹅口疮可取白膜少许放在玻片上，加10%氢氧化钠溶液1滴，在显微镜下可见真菌菌丝和孢子；溃疡性口炎涂片染色可见大量细菌。

2. 血常规：溃疡性口炎白细胞总数和中性粒细胞显著增多。

四、治疗原则

以加强口腔卫生，局部用药为主；配合饮食调整，减轻疼痛；注意水分及营养的补充。

五、常见护理诊断/问题

1. 口腔黏膜受损 与口腔不洁、抵抗力低下及病原体感染有关。

2. 疼痛 与口腔黏膜炎症损伤有关。

3. 体温过高 与感染有关。

4. 知识缺乏 家长缺乏对口炎的防护知识。

六、护理措施

1. 口腔护理

（1）保持口腔清洁：根据不同病因选择不同溶液清洁口腔。疱疹性口炎水泡破溃形成溃疡面可用3%过氧化氢溶液或0.1%利凡诺溶液清洗；鹅口疮可用2%碳酸氢钠溶液清洗，以饭后1小时清洗为宜。年长儿可用含漱剂。鼓励患儿多饮水以湿润和清洁口腔。对流涎者，及时清除流出物，保持皮肤干燥、清洁，避免引起皮肤湿疹及糜烂。

（2）局部涂药：遵医嘱根据不同病情选择合适的药物进行涂抹。涂药前先清洁口腔，然后用将纱布或干棉球放在颊黏膜腮腺管口处或舌系带两侧，以隔断唾液；再用干棉球将病变部黏膜表面分泌物吸干净后方能涂药。涂药时应用棉签在溃疡面上滚动式涂药，切不可涂擦，以免加重疼痛。涂药后嘱患儿闭口10分钟，然后取出纱布或棉球并叮嘱患儿不可立即漱口、饮水或进食。

2. 减轻疼痛 以高能量、高蛋白、含丰富维生素的温凉流质或半流质饮食为宜，因口腔黏膜糜烂、溃疡引起疼痛影响进食者，在进食前局部涂2%利多卡因，同时避免摄入刺激性食物。对不能进食者，应给予肠道外营养，以确保能量与水分供给。

3. 降低体温 密切监测患儿体温变化，发热时应给患儿多饮水，做好口腔护理。体温超过38.5℃时给予物理降温，必要时遵医嘱给予药物降温。

七、健康指导

1. 护理指导 向家长介绍口炎的病因、临床表现、治疗、护理措施及预防要点；指导家长学会正确的口腔涂药方法，正确处理食具、玩具的消毒。鹅口疮患儿使用过的奶瓶、水瓶及奶头应放于5%碳酸氢钠溶液内浸泡30分钟后洗净再煮沸消毒。疱疹性口炎具有较强的传染性，应注意隔离，以防传染。

2. 预防知识宣教 宣传均衡营养对提高机体抵抗力的重要性，避免偏食、挑食，培养良好的饮食习惯。纠正患儿吮指、不刷牙等不良习惯，培养其养成良好的卫生习惯。

第三节　婴幼儿腹泻

一、概述

婴幼儿腹泻（infantile diarrhea）又称腹泻病，是一组由多病原、多因素引起的以大便性状改变和大便次数增多为特点的消化道综合征，是婴幼儿最常见的疾病之一，尤其以6个月～2岁婴幼儿发病率高，1岁以内者约占一半，四季均可发病，但夏秋季发病率最高。

1. 病因

（1）易感因素：

1）消化系统发育不成熟：胃酸及消化酶分泌不足，酶活力低，不能适应食物质和量的较大变化。

2）生长发育快：对营养物质的需求相对较多，消化道功能经常处于紧张状态，易发生消化系统功能紊乱。

3）机体防御功能较差：婴儿胃酸偏低，胃排空较快，对进入胃内的细菌杀灭能力较弱；血清免疫球蛋白（尤其是IgM、IgA）及胃肠分泌型IgA（SIgA）水平低，免疫功能较差。

4）肠道菌群失调：新生儿生后尚未建立正常肠道菌群、改变饮食使肠道内环境改

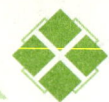

变，或因长期大量使用广谱抗生素导致肠道正常菌群失调而引起肠道感染。

5）人工喂养：由于不能从母乳中获得体液因子（SIgA、乳铁蛋白等）、巨噬细胞和粒细胞、溶菌酶和溶酶体等抗肠道感染的物质，而且牛乳加热过程中上述成分会被破坏，加上食物、食具易被污染，所以人工喂养儿肠道感染的发生率明显高于母乳喂养儿。

（2）感染因素：

1）肠道内感染：可由病毒、细菌、真菌、寄生虫引起，以前两者多见，尤其是病毒。①病毒感染：寒冷季节的婴幼儿腹泻80%由病毒感染引起，其中秋冬季以轮状病毒最多见，其次有星状和杯状病毒、肠道病毒（包括柯萨奇病毒、埃可病毒、肠道腺病毒）、冠状病毒等。②细菌感染（不包括法定传染病）：以致腹泻大肠埃希菌最多见。根据引起腹泻的大肠杆菌不同致病毒性和发病机制，已知菌株可分为5大组，分别为致病性大肠埃希菌（EPEC）、产毒性大肠埃希菌（ETEC）、侵袭性大肠埃希菌（EIEC）、出血性大肠埃希菌（EGEC）、黏附—集聚性大肠埃希菌（EAEC）。其次为空肠弯曲菌、耶尔森菌、鼠伤寒沙门菌、金黄色葡萄球菌、绿脓杆菌、变形杆菌等。③真菌：有白色念珠菌、曲霉菌、毛菌，婴儿以白色念珠菌性肠炎多见。④寄生虫：常见为蓝氏贾第鞭毛虫、阿米巴原虫和隐孢子虫等。

2）肠道外感染：如患中耳炎、上呼吸道感染、肺炎、泌尿系感染、皮肤感染或急性传染病时，可由于发热、感染原释放的毒素的作用而并发腹泻。

（3）非感染因素：

1）饮食因素：①喂养不当：如喂养不定时，饮食量不当，突然改变食物品种，过早给予大量淀粉或脂肪类食品；果汁（特别是那些含高果糖或山梨醇的果汁）可产生高渗性腹泻；肠道刺激物（调料、富含纤维素的食物）也可引起腹泻。②过敏性腹泻：如对牛奶或大豆（豆浆）过敏而引起腹泻。③原发性或继发性双糖酶（主要为乳糖酶）缺乏或活性降低，对糖的消化、吸收不良而引起腹泻。

2）气候因素：气候突然变化、腹部受凉使肠蠕动增加；天气过热使消化液分泌减少或由于口渴饮奶过多，都可能诱发消化功能紊乱而致腹泻。

2. 发病机制

（1）感染性腹泻：原微生物多随污染的食物或饮水进入消化道，也可通过污染的日用品、手、玩具或带菌者传播。病原微生物能否引起肠道感染，取决于宿主防御机能的强弱、感染菌量的多少以及微生物的毒力。

1）病毒性肠炎：病毒侵入肠道后，在小肠绒毛顶端的柱状上皮细胞上复制，使之发生变性、坏死，其微绒毛肿胀，排列紊乱和变短，受累的肠黏膜上皮细胞脱落，遗留不规则的裸露病变，致使小肠黏膜回吸收水分和电解质的能力受损，肠液在肠腔内大量积聚而引起腹泻。同时，发生病变的肠黏膜细胞分泌双糖酶不足且活性降低，使食物中糖类消化不全而积滞在肠腔内，并被细菌分解成小分子的短链有机酸，使肠液的渗透压增高，进一步造成水和电解质的丧失。

2）细菌性肠炎：肠道感染的细菌不同，发病机制亦不同。①肠毒素性肠炎：各种产生肠毒素的细菌可引起腹泻，如霍乱弧菌、产肠毒素性大肠埃希菌等。病原体侵入肠道后，一般不侵入肠黏膜，仅在肠腔内繁殖，释放肠毒素，即不耐热肠毒素（LT）和耐热肠毒素（ST），两者均可抑制小肠绒毛上皮细胞吸收Na^+、Cl^-和水，并促进肠腺分泌Cl^-，使小肠液总量增多，超过结肠的吸收限度而发生腹泻，排出大量水样便，导致患儿脱水和电解质紊乱。②侵袭性肠炎：各种侵袭性细菌可引起渗出性腹泻，如志贺菌属、沙门菌属、侵袭性大肠埃希菌、空肠弯曲菌、耶尔森菌和金黄色葡萄球菌等，可直接侵袭小肠或结肠肠壁，使黏膜充血、水肿，炎症细胞浸润致渗出和溃疡等病变，患儿排出含有大量白细胞和红细胞的菌痢样大便。结肠由于炎症病变而不能充分吸收来自小肠的液体，并且某些致病菌还会产生肠毒素，所以也可发生水样腹泻。

（2）非感染性腹泻：主要由饮食不当引起。当摄入食物的质和量突然改变并超过消化道的承受能力时，食物不能被充分消化和吸收而积滞在小肠上部，使肠腔内酸度降低，利于肠道下部的细菌上移和繁殖，使食物发酵和腐败而产生短链有机酸，致肠腔内渗透压增高，加之腐败性毒性产物刺激肠壁使肠蠕动增加导致腹泻，进而发生脱水和电解质紊乱。

二、临床表现

不同病因引起的腹泻常各具不同的临床特点和临床过程。根据病程可分为急性腹泻（病程在2周以内）、迁延性腹泻（病程2周~2个月）和慢性腹泻（病程在2个月以上）。

1. 急性腹泻的共同临床表现

（1）轻型：多由饮食因素及肠道外感染引起。起病可急可缓，以胃肠道症状为主，表现为食欲不振，偶有溢乳或呕吐，大便次数增多，但每次大便量不多，稀薄或带水，呈黄色或黄绿色，有酸味，常见白色或黄白色奶瓣和泡沫。一般无脱水及全身中毒症状，多在数日内痊愈。

（2）重型：多由肠道内感染引起。常急性起病，也可由轻型逐渐加重、转变而来，除有较重的胃肠道症状外，还有较明显的脱水、电解质紊乱和全身中毒症状，如发热、精神烦躁或萎靡、嗜睡、甚至昏迷、休克。①胃肠道症状：食欲低下，常有呕吐，严重者可吐咖啡色液体；腹泻频繁，大便每日10次以上，多为黄色水样或蛋花汤样便，量多，可有少量黏液，少数患儿也可有少量血便。②水、电解质及酸碱平衡紊乱症状：可发生脱水、代谢性酸中毒、低血钾、低血钙及低血镁等。③全身中毒症状：发热、烦躁不安或萎靡、嗜睡、甚至昏迷、休克等。

2. 几种常见类型肠炎的临床特点

（1）轮状病毒肠炎：是婴儿腹泻最常见的病原，好发于秋、冬季节。经粪-口传播，也可通过气溶胶形式经呼吸道感染而致病。多见于6~24个月婴幼儿，潜伏期1~3天。起病急，常伴发热和上呼吸道感染症状，一般无明显感染中毒症状。病初时常发生呕吐，随后出现腹泻。大便次数多、量多、水分多，呈黄色水样或蛋花汤样便带少量黏液，无腥臭味。常并发脱水、酸中毒及电解质紊乱。本病为自限性疾病，自然病程3~8天。大便镜检偶有少量白细胞。轮状病毒感染可侵犯多个脏器，如心脏，引起心肌损害；侵犯神经系统，引起惊厥；侵犯呼吸系统，引起肺部炎症；等等。

（2）产毒性细菌引起的肠炎：多发生在夏季。潜伏期1~2天，起病较急。轻症仅大便次数稍增，性状轻微改变。重症腹泻频繁，量多，呈水样或蛋花汤样混有黏液，大便镜检无白细胞。伴呕吐，常发生脱水、电解质和酸碱平衡紊乱。本病为自限性疾病，自然病程3~7天。

（3）侵袭性细菌性肠炎：全年均可发病，多见于夏季。潜伏期长短不等。常引起志贺杆菌性痢疾样病变。起病急，可出现严重的全身中毒症状甚至感染性休克，如高热、烦躁、甚至昏迷和惊厥。腹泻频繁，大便呈黏液状，带脓血，有腥臭味。常伴恶心、呕吐、腹痛和里急后重。大便镜检有大量白细胞及数量不等的红细胞，粪便细菌培养可找到相应的致病菌。

（4）出血性大肠埃希菌肠炎：大便次数增多，开始为黄色水样便，后转为血水便，有特殊臭味。大便镜检有大量红细胞，一般无白细胞。常伴腹痛，个别病例可伴发溶血尿毒综合征和血小板减少性紫癜。

（5）抗生素相关性腹泻：①金黄色葡萄球菌肠炎：多继发于使用大量抗生素后，表现为发热、呕吐、腹泻、不同程度中毒症状、脱水和电解质紊乱，甚至发生休克。典型大便为暗绿色，量多带黏液，少数为血便。大便镜检有大量脓细胞和成簇的革兰氏阳性球菌，培养有葡萄球菌生长。②伪膜性小肠结肠炎：由难辨梭状芽孢杆菌引起。主要症状为腹泻，轻症大便每日数次，停用抗生素后很快痊愈。重症腹泻频繁，呈黄绿色水样便，可有伪膜（为坏死毒素致肠黏膜坏死所形成的伪膜）排出，可出现脱水、电解质紊乱和酸中毒。伴有腹痛、腹胀和全身中毒症状，甚至发生休克。大便厌氧菌培养、组织培养法检测细胞毒素可协助确诊。③真菌性肠炎：多为白色念珠菌所致。常并发于其他感染，或肠道菌群失调时。病程迁延，常伴鹅口疮。大便次数增多，黄色稀便，泡沫较多带黏液，有时可见豆腐渣样细块（菌落）。大便镜检有真菌孢子和菌丝。

3. 生理性腹泻 生理性腹泻多见于6个月以内的婴儿，外观虚胖，常有湿疹，表现为生后不久即出现腹泻，但除大便次数增多外，无其他症状，食欲好，不影响生长发育，添加换乳期食物后，大便即逐渐转为正常。近年发现此类腹泻可能是由于乳糖不耐受导致。

【知识拓展】

抗生素相关性腹泻

抗生素相关性腹泻（antibiotic-associated diarrhea，AAD）主要是指使用抗生素后导致肠道菌群紊乱而引起的腹泻，同时也包括抗生素本身的毒副作用导致的腹泻。一般可发生于抗生素使用的早期或初次使用后2~6周。不成形稀便或水样便达到至少每天3次、持续1天（WHO标准）或2天，排除其他病因（炎症性肠炎、肠易激综合征、食物不耐受等）。艰难梭菌相关性腹泻（clostridium difficile-associated diarrhea，CACD）是AAD中的严重结肠炎类型。

抗生素相关性腹泻的病因、发病机制复杂，目前多认为抗生素的使用破坏了肠道正常菌群，是导致腹泻的最主要病因。当发生轻度抗生素相关性腹泻时不推荐应用抗生素，当病情严重程度为中度或重度时考虑使用。

三、辅助检查

1. **血常规**　细菌感染时白细胞总数及中性粒细胞增多，过敏性疾病或寄生虫感染时嗜酸性粒细胞增多。

2. **血液生化**　电解质测定血钠水平反映脱水性质，血钾水平可反映体内有无缺钾；碳酸氢盐测定可了解酸碱平衡状况。

3. **大便常规**　镜检有无脂肪球、白细胞、红细胞等。

4. **病原学检查**　细菌性肠炎大便培养可检出致病菌，真菌性肠炎，大便镜检可见真菌孢子及假菌丝，病毒性肠炎可做病毒分离等检查。

四、治疗原则

1. **调整饮食**　强调继续进食，以满足生理需要，补充疾病消耗，缩短康复时间。但应根据疾病的特殊病理生理状况、个体消化吸收功能和平时的饮食习惯进行合理调整。

2. **预防和纠正水、电解质和酸碱平衡紊乱**（参见本章第四节）

3. **合理用药**　根据病情合理使用抗感染药物、微生态制剂（益生菌制剂）、黏膜保护剂（蒙脱石散）、锌剂，避免使用止泻剂。

4. **预防并发症**　对迁延性、慢性腹泻常伴有营养不良和其他并发症者，应积极寻找引起病程迁延的原因，采取综合治疗措施。

五、常见护理诊断/问题

1. **腹泻**　与感染、喂养不当、肠道功能紊乱等有关。
2. **体液不足**　与腹泻、呕吐使体液丢失过多和摄入不足有关。
3. **营养失调：低于机体需要量**　与腹泻、呕吐使营养丢失过多和摄入不足有关。
4. **有皮肤完整性受损的危险**　与大便次数增多刺激臀部皮肤有关。
5. **体温过高**　与肠道感染有关。
6. **潜在并发症**　代谢性酸中毒、低钾血症。
7. **知识缺乏**　家长缺乏喂养知识及腹泻患儿的护理知识。

六、护理措施

1. **控制腹泻**

（1）调整饮食：强调继续进食，以满足生理需要，补充疾病消耗，缩短康复时间。呕吐严重者，可暂禁食4~6h（不禁水），尽快恢复母乳及原来已经熟悉的饮食，原则为由少到多，由稀到稠，喂给与患儿年龄相适应的易消化饮食。病毒性肠炎多有双糖酶缺乏，不宜用蔗糖，并暂停乳类喂养，改为豆类、淀粉类食品或去乳糖配方奶粉喂养。腹泻停止后，逐渐恢复营养丰富的饮食。如适应良好，可每日加餐1次，共2周。急性腹泻病治愈后，应额外补充因疾病所致的营养素缺失，但高浓度单糖的食物和高脂肪食物不推荐食用。

（2）遵医嘱给予抗生素、微生态制剂和黏膜保护剂等药物治疗。

（3）严格消毒隔离，防止交叉感染：对感染性腹泻的患儿实施消化道隔离。护理患儿前后需认真洗手，对患儿的衣物、尿布、用具、玩具及便盆进行分类消毒。

2. 维持水、电解质及酸碱平衡 遵医嘱给予口服和（或）静脉补液，根据病情及时调整补液方案（见本章第四节相关内容）。

3. 维持皮肤的完整性 指导家长保持患儿臀部皮肤清洁干燥，勤换尿布。每次便后用温水清洗臀部及会阴部并拭干。局部皮肤发红处或涂以5%鞣酸软膏或40%氧化锌油并按摩片刻，促进局部血液循环。局部皮肤糜烂或溃疡者，可采用红外线灯或鹅颈灯局部照射，每日2次，每次20～30分钟，照射时由专人看护，避免烫伤，照射后局部涂以油膏。局部皮肤发红、糜烂、溃疡者也可采取暴露法，使臀部皮肤暴露于空气中或阳光下。

4. 降低体温 密切监测患儿体温的变化，发热时应给患儿多饮水，做好口腔护理。高热时给予物理降温，必要时遵医嘱给予药物降温。

5. 密切观察病情

（1）严密监测生命体征：如神志、体温、脉搏、呼吸、血压等。

（2）观察并记录大便颜色、次数、气味、性状、量，做好动态比较，为输液方案和治疗提供可靠依据。

（3）观察水、电解质和酸碱平衡紊乱表现：如脱水情况及其程度、酸中毒、低血钾等。

七、健康指导

1. 护理指导 向家长介绍腹泻的病因、临床表现、治疗及护理措施；指导家长正确洗手，正确处理污染的尿布及衣物，正确观察脱水的表现及监测出入量；指导患儿家长正确配制和使用ORS溶液；讲解臀部皮肤护理的方法，解释调整饮食的重要性及原则。

2. 预防知识宣教 ①指导合理喂养，提倡母乳喂养，避免在夏季断奶，合理添加辅食。②养成良好的卫生习惯，食物要新鲜，食具、奶具及玩具等要定期消毒，教育儿童饭前便后要洗手，勤剪指甲。③加强体格锻炼，适当参加户外活动，注意气候变化，防止受凉或过热。④避免长期滥用广谱抗生素。

第四节　儿童体液平衡的特点及液体疗法

体液是人体的重要组成部分，保持其生理平衡是维持生命所必需的条件。体液平衡主要依赖于神经、内分泌系统和肺、肾脏等器官的正常调节功能。由于儿童各器官功能发育尚未成熟、体液平衡调节功能差等生理特点，极易受疾病和外界环境的影响而发生体液平衡失调，如处理不当或不及时，可危及小儿生命，因此，液体疗法是儿科治疗护理的重要内容。

一、儿童体液平衡特点

（一）体液的总量和分布

体液由细胞内液和细胞外液组成，其中血浆、间质液合组成细胞外液。年龄越小，体液总量相对越多，这主要是间质液量所占的比例较高（表9-1），而细胞内液和血浆液量比例与成人相似，相对稳定。

表9-1 不同年龄的体液分布（占体重的%）

年龄	细胞外液		细胞内液	总量
	血浆	间质液		
足月新生儿	6	37	35	78
1岁	5	25	40	70
2～14岁	5	20	40	65
成人	5	10～15	40～45	55～65

（二）体液的电解质组成

儿童体液电解质成分与成人相似，新生儿生后数日内新生儿血钾、氯、磷和乳酸偏高，血钠、钙和碳酸氢盐偏低。细胞内液和细胞外液的电解质组成有显著的差别，细胞外液血浆的阳离子主要为Na^+、K^+、Ca^{2+}、和Mg^{2+}，其中Na^+占总量的90%以上，对维持细胞外液的渗透压起主导作用。血浆主要阴离子为CL^-、HCO_3^-、蛋白质。细胞内液阳离子以K^+、Ca^{2+}、Mg^{2+}和Na^+为主，其中K^+占78%，阴离子以蛋白质、HCO_3^-、HPO_4^{2-}、CL^-等离子为主。

（三）水代谢的特点

1.**水的需要量相对较大，交换率高** 体内水的出入量与体液保持动态平衡，即水的摄入量大致等于排出量。每日所需水量与热量消耗成正比。小儿由于新陈代谢旺盛，排出水的速度也较成人快。年龄越小，出入水量相对越多。婴儿每日水的交换量为细胞外液量的1/2，而成人仅为1/7，故婴儿体内水的交换率比成人快3～4倍；此外，小儿体表面积相对较大，呼吸频率快，因此，小儿年龄越小，水的需要量相对越大，不显性失水相对愈多，对缺水的耐受力也愈差，在病理情况下较成人更易发生脱水。

2.**体液平衡调节功能不成熟** 肾脏的浓缩和稀释功能对于体液平衡调节起着重要作用。小儿肾脏功能不成熟，年龄越小，肾调节能力越差，其浓缩、稀释功能、酸化尿液和保留碱基的能力均较低，因此婴儿补液时更应注意补液量和速度，并根据病情和尿量、尿比重等变化调整输液计划。

二、水、电解质和酸碱平衡紊乱

（一）脱水

脱水是指水分摄入不足或丢失过多所引起的体液总量尤其是细胞外液量的减少，脱水时除水分丢失外，同时伴有钠、钾和其他电解质的丢失。

1. 脱水程度 脱水程度即患病后累积的体液损失量。脱水程度常依据损失体液占体重的百分比来表示，临床工作中还要根据病史和前囟、眼窝、皮肤弹性、循环情况和尿量等临床表现综合估计判断，不同性质的脱水其临床表现不尽相同，等渗性脱水的临床表现与分度见表9-2。

表9-2 等渗性脱水的临床表现与分度

	轻度	中度	重度
失水占体重比例（mL/kg）	<5%（30～50）	5%～10%（50～100）	>10%（100～200）
精神状态	稍差或略烦躁	萎靡或烦躁不安	淡漠或昏迷
皮肤	稍干、弹性稍差	干、苍白、弹性差	干燥、花纹、弹性极差
黏膜	稍干燥	干燥	极干燥或干裂
前囟和眼窝	稍凹陷	凹陷	明显凹陷
眼泪	有	少	无
口渴	轻	明显	烦渴
尿量	稍减少	明显减少	极少或无尿
四肢	温	稍凉	厥冷
周围循环衰竭	无	不明显	明显

2. 脱水的性质 脱水的性质常反映水和电解质的相对丢失量，临床上常用血清钠的水平来判定细胞外液的渗透压。据此，将脱水分为等渗性脱水、低渗性脱水和高渗性脱水三种。其中以等渗性脱水最为常见，其次为低渗性脱水，高渗性脱水少见。

（1）等渗性脱水：水和电解质成比例丢失，血清钠浓度为130～150mmol/L，出现一般脱水症状。

（2）低渗性脱水：电解质的丢失多于水的丢失，血清钠<130mmol/L，多见于营养不良伴较长时间腹泻者，或腹泻时口服大量清水、静脉滴注大量非电解质溶液等。由于其渗透压低，水向细胞内转移，细胞外液进一步减少，所以在脱水量相同的情况下其脱水表现较重，除有一般脱水体征（皮肤弹性减低，眼窝及前囟凹陷）外，易出现循环衰竭，表现为四肢厥冷、皮肤发花、血压下降、尿少或无尿等休克症状。由于细胞内液不减少，初期口渴不明显，低钠严重者可致脑水肿，出现嗜睡、惊厥、昏迷等。

（3）高渗性脱水：水的丢失多于电解质的丢失，血清钠>150mmol/L，多见于腹泻伴高热、饮水不足，或输入电解质过多等。由于细胞外渗透压高，细胞内水分向细胞外流动产生细胞内脱水，表现为明显口渴、高热、烦躁不安、皮肤黏膜干燥、肌张力增高，甚至惊厥。

（二）低钾血症

正常血清钾浓度为3.5～5.0mmol/L，当血清钾浓度低于3.5mmol/L时称为低钾血症。

1. 病因 ①胃肠道失钾过多：如呕吐、腹泻、长期胃肠引流；②肾排钾过多：如长期应用脱水剂、利尿剂、肾上腺皮质激素等；③钾摄入不足：如长期禁食等；④钾在体内外分布异常：如碱中毒、胰岛素治疗、周期性麻痹等。

2. 临床表现 ①神经肌肉兴奋性降低：表现为肌肉软弱无力，重症时出现呼吸肌麻痹或麻痹性肠梗阻；腱反射减弱或消失，腹胀、肠鸣音减弱或消失。②心脏损害：心率增快、心音低钝、心律失常；心电图表现 T 波低平、双相或倒置、S–T 段下降、Q–T 间期延长、出现 U 波等；严重时出现心搏骤停。③肾脏损害：长期低钾可出现多尿和反常性酸性尿等。

3. 治疗原则 主要治疗原发病及补充钾盐。低钾血症一般采用补氯化钾的方法，每日氯化钾剂量为 3～4mmol/kg，严重低钾者每日 4～6mmol/kg。临床中补钾常以静脉输入，但是病人病情允许的情况下，口服可能更安全。静脉补钾原则为见尿补钾，液体中钾的浓度不能超过 0.3%，每日给钾总量静脉滴注时间不应短于 8 小时。切忌静脉推注，以免发生心肌抑制而导致死亡。一般补钾需持续 4～6 天。补钾时应监测血清钾水平，有条件时给予心电监护。

（三）代谢性酸中毒

代谢性酸中毒主要由于细胞外液 H^+ 增加或 HCO_3^- 丢失所致，是儿童最常见的酸碱平衡紊乱。

1. 病因 ①细胞外液 H^+ 增加：酸性代谢产物产生过多或排出障碍，如糖尿病酮症、肾功能衰竭及各种原因所致的乳酸血症等；摄入酸性物质过多，如长期应用水杨酸制剂或复合氨基酸等。②细胞外液 HCO_3^- 丢失：碱性物质经消化道或肾脏大量丢失，如腹泻、呕吐等。

2. 临床表现 根据血 HCO_3^- 测定结果不同而分为 3 型：轻度酸中毒为 13～18mmol/L，中度酸中毒为 9～13mmol/L，重度酸中毒 <9mmol/L。轻度酸中毒时症状不明显，体征不明显；中度酸中毒出现呼吸深长，精神萎靡或烦躁不安，口唇樱桃红色等典型症状；重度酸中毒症状、体征进一步加重，恶心呕吐、呼气有酮味，心率加快，昏睡或昏迷。新生儿及小婴儿无典型的呼吸变化，表现为有非特异性的精神萎靡、拒食和面色苍白等。

3. 治疗原则 积极治疗原发病改善循环、肾脏和呼吸功能。一般主张 pH<7.30 时可用碱性液，首选碳酸氢钠。所需 5% 碳酸氢钠溶液毫升数 =（–BE）（剩余碱）×0.5× 体重。临床应用时一般应加 5% 或 10% 葡萄糖液稀释 3.5 倍呈等张液体（1.4% 碳酸氢钠），在抢救重度酸中毒患者时可不稀释直接静脉注射，但不宜过多使用。先给予计算量的 1/2，复查血气后调整剂量。如病情危重先给予 5% 碳酸氢钠 5mL/kg，可提高 HCO_3^- 4.5mmol/L。纠酸后钾离子进入细胞内使血清钾降低，游离钙也减少，所以应注意补钾、补钙。

（四）低钙、低镁血症

当腹泻、营养不良或有活动性佝偻病的患儿，出现手足抽搐、惊厥时，可考虑给予 10% 葡萄糖酸钙。补钙无效者考虑低镁血症，可给予 25% 硫酸镁深部肌内注射。

三、液体疗法

（一）常用溶液

1. 非电解质溶液 常用5%和10%的葡萄糖溶液。前者为等渗液，后者为高渗液。主要作用是补充机体水分和部分热能，因其输入体内后很快被氧化为二氧化碳和水，失去渗透压作用，因此为无张力溶液。

5%葡萄糖溶液

2. 电解质溶液 电解质溶液主要用于补充液体和所需电解质，纠正渗透压和酸碱平衡紊乱。

（1）0.9%氯化钠和复方氯化钠溶液：两者为等渗液，输入过多时可导致血氯过高，出现高氯性酸中毒危险。

0.9%氯化钠和复方氯化钠溶液

（2）碱性溶液：主要用于快速纠正酸中毒。常用碳酸氢钠溶液（1.4%碳酸氢钠为等渗液，5%碳酸氢钠为高渗液）、乳酸钠溶液（1.87%乳酸钠为等渗液，11.2%乳酸钠为高渗液。肝功能不全、缺氧、休克、新生儿期及乳酸潴留性酸中毒时，不宜使用）。

碳酸氢钠溶液

（3）氯化钾溶液：用于纠正低钾血症，常用10%氯化钾溶液，静脉滴注需要稀释到0.2%~0.3%，禁止直接静脉推注，以免发生心肌抑制而死亡。

氯化钾溶液

3. 混合溶液 临床常根据患儿病情不同选择将几种溶液按一定比例配成不同的混合液，以满足患儿不同病情时输液的需要。几种常见混合液的组成见表9-3。

表9-3 几种常用混合液的组成

溶液种类	0.9%氯化钠	5%或10%葡萄糖	1.4%碳酸氢钠	渗透压或张力
2∶1含钠液	2份	—	1份	等张
1∶1液	1份	1份	—	1/2
1∶2液	1份	2份	—	1/3
1∶4液	1份	4份	—	1/5
2∶3∶1液	2份	3份	1份	1/2
4∶3∶2液	4份	3份	2份	2/3

4. 口服补液盐（oral rehydration salts，ORS） 口服补液盐是世界卫生组织推荐的用于治疗急性腹泻合并脱水的一种溶液，2006年WHO推荐使用的配方是：氯化钠2.6g、氯化钾1.5g、枸橼酸钠2.9g、无水葡萄糖13.5g，张力为1/2张，总渗透压为245mmol/L。一般适用于轻、中度脱水无严重呕吐者，在用于补充继续损失量和生理需要量时需要适当稀释。

（二）液体疗法的实施

液体疗法是儿科治疗的重要组成部分，目的是纠正水、电解质和酸碱平衡紊乱，帮助机体恢复正常的生理功能。补液方案应根据病史、临床表现及必要的实验室检查结果，综合分析水和电解质紊乱的程度、性质而定。补液时应遵循"先盐后糖、先浓后淡、先快后慢、见尿补钾、防惊补钙补镁"的原则。补液总量包括补充累积损失量、继续损失量及供给生理需要量。

1. **补充累积损失量** 指发病后至补液时所损失的水和电解质量。

（1）补液量：根据脱水严重性质而定。原则上轻度脱水补30~50mL/kg，中度脱水补50~100mL/kg，重度脱水补100~150mL/kg。

（2）补液种类：根据脱水性质而定。低渗性脱水一般补充2/3张溶液，等渗性脱水补充1/2张溶液，高渗性脱水补充1/3~1/5张溶液。若临床判断脱水性质有困难，可先按等渗性脱水处理。有条件者最好测血钠含量，以确定脱水性质。

（3）补液速度：补液的速度取决于脱水的程度，原则上应先快后慢。重度脱水伴有循环衰竭者，应首先静脉推注或快速静脉滴入以扩充血容量，改善血液循环及肾功能，一般用2∶1等张含钠液，按20mL/kg于30~60分钟输入，总量不超过300mL。其余累积损失量应在开始输液的8~12小时内补足。

2. **补充继续损失量** 指补液开始后，因呕吐、腹泻等继续损失的液体量。应按实际损失量补充，即"丢多少，补多少"。但腹泻患儿的大便量较难准确计算，一般按每日10~40mg/kg估计，适当增减。补充继续损失量的液体，一般用1/3张~1/2张含钠液。

3. **供给生理需要量** 供给生理需要量是指补充基础代谢所需的量，包括热量、水和电解质。年纪越小，需水量相对越多，生理需要量尽量口服补充，口服有困难者，静脉滴注1/4~1/5张含钠液。

在实际补液中，要对上述3方面需要综合分析，混合使用。对腹泻等丢失液体引起脱水的补液量：第一天补液总量轻度脱水为90~120mL/kg，中度脱水为120~150mL/kg，重度脱水为150~180mL/kg；第二天以后的补液，一般只补继续损失量和生理需要量，于12~24小时内均匀输入，能口服者应尽量口服。因此，患儿补液时，要不断评估患儿的脱水情况，随时进行适当调整。

> **[知识拓展]**
>
> **营养不良伴腹泻患儿的液体疗法**
>
> 营养不良时体液总量相对较多，机体平时处于偏低渗状态，腹泻时大多为低渗性脱水。估计脱水程度时应防止估计偏高，补液总量应减少一般腹泻补液量的1/3，用2/3张含钠液缓慢滴注。为补充热量及防止低血糖，可静脉滴注葡萄糖溶液。同时还要注意及时补充钾、钙、镁及蛋白质等。

（三）液体疗法的护理要点

1. 补液前的准备阶段　要对患儿的病史、病情、补液目的及其临床意义进行全面了解，负责认真地做好补液的各项准备工作，并向患儿家长解释补液的原因、所需时间及可能发生的情况，以取得家长的配合。对年长患儿也应做好鼓励和解释工作，以消除其恐惧心理。

输液泵

2. 输液过程中的护理

（1）输液护理：遵医嘱进行静脉输液，严格掌握输液速度，明确每小时输入量，计算出每分钟输液滴数。有条件者最好使用输液泵，以便更精确地控制输液速度。

（2）密切观察病情变化：观察生命体征，并监测体重变化。若生命体征突然变化，应及时记录并报告，以调整治疗方案；观察脱水情况，比较治疗前后的变化，判断补液效果；观察酸中毒表现，并注意当酸中毒被纠正后，是否出现低钙或低镁惊厥。补液过程中应注意碱性液体及钙剂勿漏出血管外，以免引起局部组织坏死；观察低血钾表现，补充钾时应按照见尿补钾的原则，严格掌握补钾浓度和速度，禁忌静脉推注。

3. 准确记录 24 小时出入量　24 小时液体入量包括静脉输液量、口服液体量及食物中含水量；液体出量包括尿量、呕吐量、大便丢失的水分和不显性失水。

【案例评析】

患儿，女，8 个月，因"腹泻 20 天"入院。患儿于入院前 20 天开始腹泻，每日可达 10～15 次，呈蛋花汤样，量中等。病程中有发热，体温最高 38℃，伴有呕吐一次，为胃内容物，呈非喷射状，量少。1 天前尿量有所减少。发病后患儿食欲减退，精神萎靡。患儿为足月顺产，母乳喂养，6 个月开始添加换乳期食物。

体格检查：T 36.5℃，P 110 次/分，R 24 次/分，BP 70/50mmHg，W 6.8kg。精神萎靡，口干，眼窝及前囟凹陷，皮肤干、弹性差，出牙 2 颗，双肺未闻及干湿性啰音，心音有力，腹稍胀，肠鸣音 8 次/分，四肢温暖，膝腱反射减弱，肛周皮肤发红。

辅助检查：血钠 141mmol/L，血钾 3.0mol/L，血 HCO_3^- 19mmol/L。

问题：

1. 该患儿是否存在电解质紊乱？需要补液吗？在补液的过程中应重点观察哪些内容？
2. 该患儿存在的主要护理诊断/问题及相应的护理措施是什么？

解析：

1. 存在中度脱水、低钾血症。需要补液，补液过程中需要重点观察患儿的生命体征，临床表现（如精神状态、脱水的症状是否缓解、腹胀是否减轻、大便的次数及量等）。

2.（1）主要护理诊断/问题：①腹泻：与感染、喂养不当、肠道功能紊乱等有关。②体液不足：与腹泻、呕吐使体液丢失过多和摄入不足有关。③营养失调：低于机体需要量：与腹泻、呕吐使营养丢失过多和摄入不足有关。④有皮肤完整性受损：与大便次数增多刺激臀部皮肤发红有关。

（2）相应的护理措施：调整饮食，遵医嘱给予微生态制剂和黏膜保护剂等药物治疗；遵医嘱给予口服和（或）静脉补液，根据病情及时调整补液方案，并密切观察病情变化；维持皮肤的完整性，指导家长注意肛周皮肤护理。

学习检测

A2 型题

1. 10 个月患儿，10 月份患腹泻，大便呈水样或蛋花汤样，无腥臭，有少量黏液但无脓血，有脱水征，考虑引起的病因是（　　）。

A. 致病性大肠杆菌　　　　　　B. 金黄色葡萄球菌
C. 白色念珠菌　　　　　　　　D. 副大肠杆菌
E. 轮状病毒

2. 患儿，6 个月，长期腹泻，服用广谱抗生素，近日来颊黏膜、舌、齿龈出现白色乳凝块状物，起初呈点状，后逐渐融合成片状，不易拭去，患儿不痛，不流涎，无全身症状，该小儿此时最有可能是（　　）。

A. 疱疹性口炎　　　　　　　　B. 溃疡性口炎
C. 疱疹性咽峡炎　　　　　　　D. 鹅口疮
E. 牙龈炎

3. 患儿，2 岁，呕吐，腹泻 4 天，大便每日 10 次，皮肤弹性稍差，眼窝稍凹陷，无酸中毒及休克，血清钠浓度 140mmol/L，此时患儿脱水程度及其性质是（　　）。

A. 轻度等渗脱水　　　　　　　B. 中度低渗脱水
C. 重度等渗脱水　　　　　　　D. 轻度低渗脱水
E. 重度高渗脱水

4. 患儿，8 岁，腹泻一周，伴呕吐，无尿，皮肤弹性极差，昏睡，四肢厥冷，面色苍白，血压下降，发生休克，首要的补液护理措施是（　　）。

A. 用 2∶1 等张含钠液　　　　　B. 1/2 张含钠液
C. 2/3 张含钠液　　　　　　　　D. 1/3 张含钠液
E. 1/4 张含钠液

5. 患儿，8 个月，因"大便次数增多 3 天"入院。经补液治疗后已排尿，按医嘱继续输液 400mL，需加入的 10% 氯化钾最多不应超过（　　）。

A. 6mL　　B. 8mL　　C. 10mL　　D. 12mL　　E. 14mL

6. 11 个月患儿，因腹泻伴脱水入院，当补液纠正脱水和酸中毒时，患儿突然发生惊厥，应首先考虑（　　）。

A. 低钾血症　B. 低钠血症　C. 低钙血症　D. 低镁血症　E. 低血糖

7. 患儿，腹泻，伴有低钾血症。下列补钾的护理措施中，错误的是（　　）。
   A. 一般采用补氯化钾
   B. 见尿补钾
   C. 液体中钾的浓度不能超过 0.3%
   D. 静脉推注
   E. 每日给钾总量通过静脉滴注时间不应短于 8 小时

A3 型题

（8～10 题共用题干）

患儿，8 个月，呕吐、腹泻稀水便 3 天，1 天来尿量极少，精神萎靡，前囟及眼窝极度凹陷，皮肤弹性差，四肢发凉，脉细弱，血清 135mmol/L，诊断为"重型腹泻"。

8. 重型腹泻与轻型腹泻的主要区别是（　　）。
   A. 有恶心、呕吐
   B. 每日大便次数达 10 余次
   C. 体温高达 39℃
   D. 有水、电解质紊乱
   E. 粪便呈蛋花汤样或水样

9. 下列选项不是重度脱水的表现的是（　　）。
   A. 尿量极少或无尿
   B. 失水占体重比例为 5%～10%
   C. 昏睡或昏迷
   D. 眼窝明显凹陷
   E. 皮肤弹性极差

10. 补液纠正脱水后，说明该患儿发生了低钾血症的表现为（　　）。
    A. 腱反射亢进
    B. 震颤
    C. 手足搐搦
    D. 惊厥
    E. 四肢无力

第十章
循环系统疾病患儿的护理

学习目标

1. 掌握不同年龄小儿心率和血压正常值。掌握先天性心脏病、病毒性心肌炎、充血性心力衰竭的临床表现、治疗原则、护理诊断及护理措施。
2. 熟悉先天性心脏病、病毒性心肌炎、充血性心力衰竭的病因、辅助检查及健康指导。
3. 了解小儿循环系统的解剖生理特点。

学习导入

张小小,男,8个月,因间断发热、咳嗽、咳痰1周,呼吸急促、口唇轻度发绀5小时就诊。门诊以"肺炎、先天性心脏病"收入院。查体:体温38.6℃,脉搏180次/分,呼吸62次/分,体重6.5kg。患儿呼吸急促,面色及口唇轻度发绀,心前区稍隆起,双肺可闻及细湿啰音,在胸骨左缘第3~4肋间可闻及Ⅲ~Ⅳ级粗糙的全收缩期杂音,肝肋下3.5cm。从小喂养困难,吃奶需停顿数次,哭闹或活动时多有气急、面色口周发青、多汗,休息片刻后好转;患儿易患急性上呼吸道感染和肺炎。

思考

1. 你初步判断该患儿患有哪一种先心病?
2. 该患儿的主要护理问题有哪些?

第一节　儿童循环系统解剖生理特点

一、心脏的胚胎发育

原始心脏在胚胎第2周开始形成，是一条纵直管道，随后其外表形成收缩环，自上而下将管道分为心房、心室、心球3个部分。在胚胎第4周时开始有血液循环作用，在胚胎第8周房室中隔完全形成，即成为具有4腔的心脏。同时动脉总干被主-肺动脉隔分开，形成主动脉和肺动脉，之后主动脉向左后方旋转并与左心室相连，肺动脉向右前旋转并与右心室相连。由此可见，心脏胚胎发育的关键时期是在胚胎的第2~8周，在此期间若受到某些物理、化学和生物等因素的影响，易导致心血管发育畸形。

二、胎儿血液循环和出生后的改变

（一）正常胎儿血液循环

胎儿的营养和气体交换是通过脐血管、胎盘与母体间以弥散方式进行交换的。血液在胎盘氧合后，含氧量较高的动脉血通过脐静脉进入胎儿体内，在肝脏下缘分成两支：一支入肝与门静脉汇合，经肝静脉流入下腔静脉；另一支通过静脉导管直接进入下腔静脉，与来自下半身的静脉血相混合，汇入右心房，在混合血进入右心房后，大部分通过卵圆孔流入左心房，经左心室流入升主动脉，主要供应心、脑及上肢；其余部分进入右心室。来自上半身的静脉血经上腔静脉，回流入右心房后，绝大多数流入右心室，与来自下腔静脉的血液（以氧合血为主）一起进入肺动脉，仅有少量流入肺（因胎儿肺为压缩状态，无有效呼吸功能），经肺静脉回到左心房；而大部分血液经动脉导管流入降主动脉，与来自升主动脉的血液再次混合（以静脉血为主），供应腹腔器官和下肢，最后血液经脐动脉回流至胎盘，再次进行营养和气体交换，如此进行反复循环（图10-1）。

胎儿血液循环的特点：①胎儿与母体间的营养和气体交换是通过脐血管、胎盘进行的；②胎儿的血液循环有静脉导管、卵圆孔及动脉导管三个特殊通路；③胎儿的左、右心室都向全身供血，只有体循环而无有效的肺循环；④胎儿体内大部分是动静脉混合血，含氧量最高的器官是肝脏，其次是脑、心和上肢，含氧量最低的是腹腔脏器和下肢。

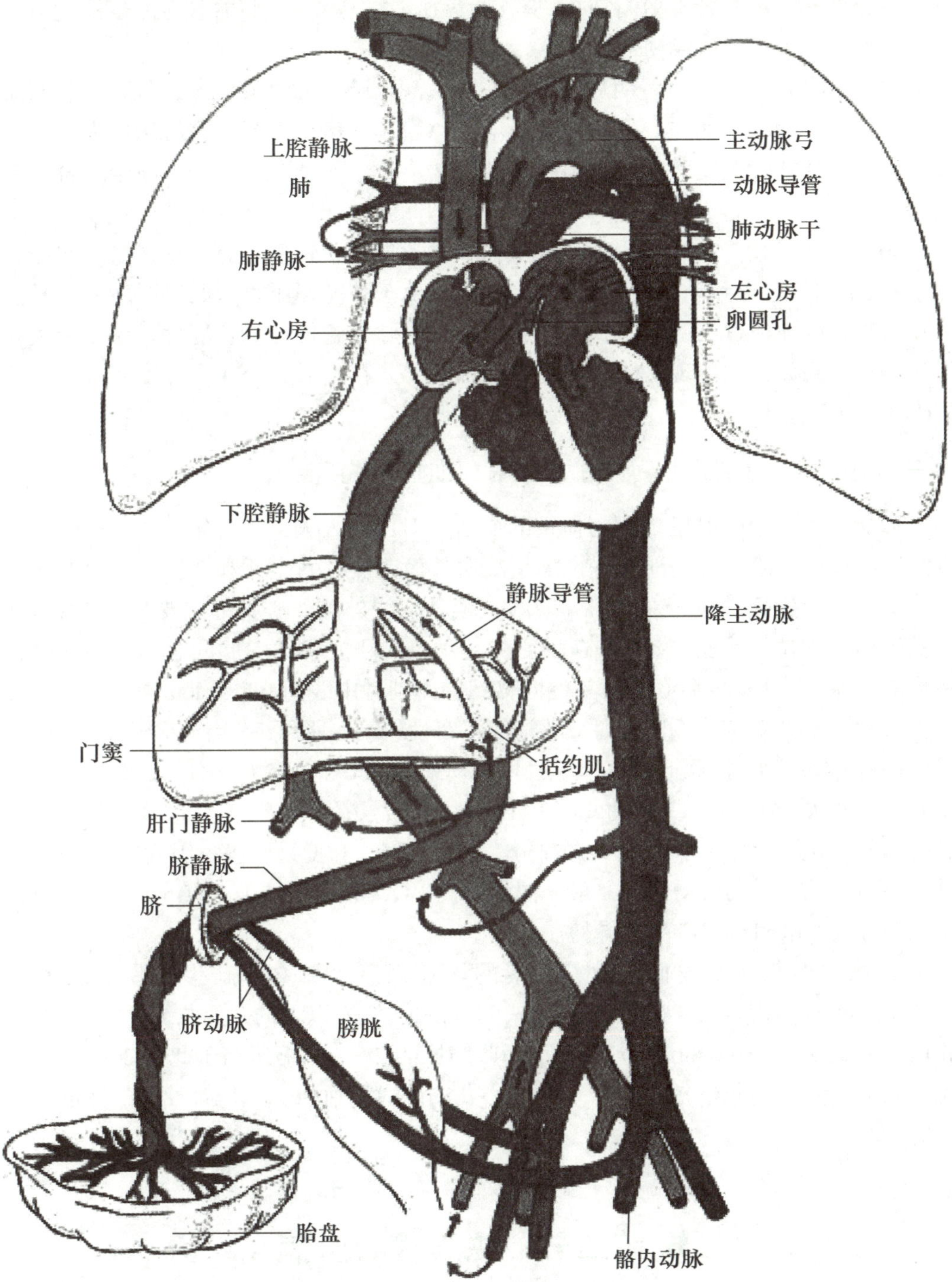

第十章 循环系统疾病患儿的护理

图 10-1 胎儿血液循环

（二）出生后血液循环的改变

1. 肺循环阻力下降 新生儿出生后脐带结扎，呼吸建立，肺开始进行有效气体交换。由于肺泡扩张，肺循环压力降低，所以肺血流量明显增加。

155

2. 脐带结扎　脐血管被剪断结扎，脐-胎盘血液循环终止，脐血管血流也停止，6～8周后脐血管完全闭锁，形成韧带。

3. 卵圆孔关闭　肺血流量明显增加使右心室流入肺内的血液增多，从肺静脉回流到左心房的血量也增多，使左心房压力逐渐增高。当左心房压力高于右心房压力时，卵圆孔瓣膜即发生功能性关闭；大多在出生后5～7个月，卵圆孔在解剖上完全闭合，形成卵圆窝。

4. 动脉导管关闭　自主呼吸使体循环血氧含量增高，促使动脉管壁平滑肌收缩，前列腺素E浓度下降，导致动脉导管逐渐闭合。同时由于肺循环压力降低，体循环压力增高，流入动脉导管的血流逐渐减少，直至最后停止，动脉导管便形成功能性关闭。新生儿多在生后数小时到数天内出现功能性关闭；80%的婴儿在生后3～4个月、95%的婴儿在1岁时形成解剖性闭合。

三、正常各年龄期儿童心脏、心率、血压的特点

1. 心脏位置　小儿心脏体积与体重的比值相对比成人大，随着年龄的增长，心脏与体重的比值逐渐下降。心脏的位置也随年龄增长而改变，新生儿和2岁以下婴幼儿的心脏多呈横位，心尖搏动位于左侧第4肋间、锁骨中线外侧，心尖部主要为右心室；2岁后心脏逐渐由横位转为斜位，3～7岁心尖搏动已位于左侧第5肋间、锁骨中线处，左心室形成心尖部；7岁以后心尖位置逐渐移到左侧锁骨中线内0.5～1cm处。

2. 心率　小儿新陈代谢旺盛、交感神经兴奋性较高，所以小儿年龄越小，心率越快，随着年龄的增长其心率逐渐减慢。新生儿心率平均120～140次/分，1岁以内婴儿心率110～130次/分，2～3岁幼儿心率100～120次/分，4～7岁儿童心率80～100次/分，8～14岁儿童心率70～90次/分。小儿心率和脉搏易受各种因素影响，在进食、活动、哭闹、发热时均可增快，一般体温每升高1℃，心率增加10～15次/分，所以应在小儿安静或睡眠时测量心率、脉搏。

3. 血压　小儿血压偏低，随着年龄的增长而逐渐升高。新生儿收缩压平均为60～70mmHg；1岁婴儿的收缩压为70～80mmHg。2岁以上的儿童收缩压按公式计算，收缩压=（年龄×2+80）mmHg，舒张压为收缩压的2/3，收缩压高于此值20mmHg为高血压，低于此值20mmHg为低血压。应在小儿安静时测血压，血压计袖带的宽度应为臂长度的1/2～2/3。

第二节　先天性心脏病

一、概述

先天性心脏病（congenital heart disease，CHD）简称先心病，是胎儿时期心脏及大血管发育异常而导致的心血管畸形，是小儿最常见的心脏病，其发病率为活产婴儿的

7‰～8‰，而在早产儿中的发生率为成熟儿的2～3倍。近年来，随着超声心动图、心血管造影、心导管检查等诊查方法的不断发展，以及介入性疗法和体外循环下心脏直视手术技术的提高，加之术后监护水平的不断提高，先天性心脏病患儿的诊断、治疗和预后都有显著进步。

（一）病因

胎儿时期，任何影响心脏发育的因素均可导致某一部分出现发育停滞或异常，而导致先天性心血管畸形。病因尚未完全清楚，目前认为主要是遗传因素、环境因素及二者之间相互作用的结果。

1. 遗传因素 遗传因素主要有染色体易位与畸变、单一基因突变、多基因病变、先天性代谢紊乱等。

2. 环境因素 环境因素主要是孕早期宫内感染，特别是孕妇在妊娠3个月内受到风疹病毒、流感病毒、柯萨奇病毒等病毒感染；孕妇患糖尿病、接触过量放射线、服用药物（如抗癌药）等；孕妇在妊娠早期饮酒、吸毒；等等。

（二）分类

根据血流动力学改变，即根据左右心腔及大血管之间有无异常通道和血液直接分流、临床有无青紫症状，先天性心脏病可分为3大类。

1. 左向右分流型（潜伏青紫型） 此类型临床上最常见，包括室间隔缺损、房间隔缺损、动脉导管未闭；患儿左右心腔或大血管之间有异常通道和血液分流。正常情况下，体循环压力高于肺循环，血液从左向右分流，动脉血中没有混合静脉血，因此患儿不出现青紫。但当屏气、哭闹或在患有某些疾病时，肺动脉压不断增高并超过左心室压力时，血液自右向左分流，即回流入右心房的静脉血直接通过左右心腔之间的缺损口或大血管之间异常通道进入体循环，患儿出现暂时性青紫，所以又称潜伏青紫型。常见的畸形有房间隔缺损、室间隔缺损、动脉导管未闭。

2. 右向左分流型（青紫型） 右向左分流型为先心病最为严重的一类，常见的有法洛四联症、大动脉错位。患儿除左右心腔或大血管之间有异常通道和血液分流外，还存在肺动脉狭窄使右心室压力增高并超过左心室，引起血液从右向左分流；或因主动脉起源异常，使大量静脉血直接流入体循环，患儿表现为持续性青紫。

3. 无分流型（无青紫型） 患儿左右心腔或大血管之间无异常通道和血液分流，因而无青紫症状，称为无青紫型，如主动脉缩窄、肺动脉狭窄。

二、临床常见的先天性心脏病

（一）房间隔缺损

1. 概述 房间隔缺损（atrial septal defect，ASD），是在胚胎发育过程中房间隔发育不良、吸收过度或心内膜垫发育障碍而导致左右心房之间存在异常通路的畸形，约占先天性心脏病发病总数的20%～30%。先天性房间隔缺损根据胚胎发育可分为继发孔型及原发孔型缺损两大类,前者居多数,后者心内畸形较为复杂。继发孔型的男女发病比约为1:2。缺损大小可相差显著,但通常直径为2~4cm。

2. 病理生理 出生后随着肺循环血量的增加,正常左、右心房之间存在着压力阶差,左心房压力超过右心房压力,左心房的氧合血经缺损分流至右心房。随着年龄的增长,分流量也逐渐增加,使右心室血流量增加、肺循环血量增多、体循环血量减少,造成右心房和右心室负荷过重而产生右心房和右心室增大;氧合血进入肺循环后可引起肺小血管内膜增生及中层肥厚等病变,导致肺动脉压及肺血管阻力升高;分流量大时可产生肺动脉压力升高,晚期当右心房压力大于左心房压力时,可导致右向左分流,出现持续性青紫(图10-2)。

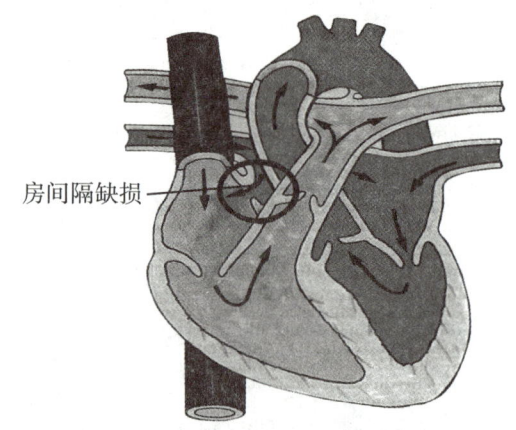

图10-2 房间隔缺损血液循环

3. 临床表现 临床表现与缺损大小有关。缺损小、分流量小的患儿可无明显症状,仅在体检时听到胸骨左缘第2~3肋间有收缩期杂音。缺损大、分流量大的患儿由于体循环血流量减少,表现为生长发育迟缓、消瘦、面色苍白、活动后心悸、气促、多汗、疲劳,易反复呼吸道感染和心力衰竭。体检:心前区隆起,心尖搏动弥散,胸骨左缘第2~3肋间闻及Ⅱ~Ⅲ级收缩期喷射性杂音,肺动脉瓣区第二心音增强或亢进,并呈固定分裂。当患儿哭闹、患肺炎或心力衰竭时,右心房压力超过左心房,引起右向左分流,呈现暂时青紫。

房间隔缺损的常见并发症有支气管肺炎、充血性心力衰竭和感染性心内膜炎。

4. 辅助检查

(1)超声心动图:显示右心房、右心室内径增大。多普勒彩色血流显像可观测缺损的位置、大小和分流方向,并能估测分流量大小。

(2)心电图:心电轴右偏。不完全性右束支传导阻滞,部分患儿有右心房和右心室肥大。

(3)胸部X线检查:肺纹增多,右心房和右心室呈轻到中度扩大,肺动脉段突出,肺门血管影增粗,肺野充血,可见"肺门舞蹈"征。

(4)右心导管检查:一般不需做心导管检查,仅用于重病患儿。

5. 治疗原则

（1）手术治疗：1岁以内分流量小，且有自行闭合的可能，不主张手术。年龄在1岁以上、明确诊断者即可选择体外循环下手术修补治疗，手术适宜年龄为3～5岁。

（2）介入治疗：继发孔型房间隔缺损患儿年龄大于3岁，在排除合并其他心脏畸形的前提下，符合房间隔缺损封堵术的适应证者，可选择房间隔缺损封堵术，也可选择外科手术。

> 【知识拓展】
>
> **房间隔缺损介入治疗的过程**
>
> 局麻或全麻下穿刺股静脉，行右心导管检查；静脉推注肝素100u/kg。将导丝置于左上肺静脉内，沿该导丝送入测量球囊明确房间隔缺损的伸展直径，再于左房内更换输送鞘管。选择适宜的房缺双面蘑菇伞封堵器经输送鞘管送至左房内，在透视及超声心动图监测下，先打开封堵器的左房侧伞，回撤至房间隔缺损的左房侧，然后固定输送导丝，继续回撤鞘管打开封堵器的右房侧伞。监测封堵器位置及形态均满意，且无残余分流时，可反复推拉输送鞘管，当封堵器固定不动，可释放封堵器。撤出鞘管，压迫止血。

（二）室间隔缺损

1. 概述 室间隔缺损（ventricular septal defect，VSD）是最常见的先天性心脏病，占先天性心脏病发病总数的30%～50%。室间隔缺损是心脏胚胎发育异常而形成左心室和右心室之间的异常通道的畸形，可单独存在，也可与其他心脏畸形并存。根据缺损的位置可分为膜周部缺损、漏斗部缺损和肌部缺损。也可根据缺损大小分为：①小型缺损（直径<5mm）；②中型缺损（直径5～15mm）；③大型缺损（直径>15mm）。

2. 病理生理 在左心室和右心室之间有异常通道（室间隔上有缺损），因左心室压力高于右心室，所以血液由左向右分流，患儿一般不出现青紫。但分流量大可使肺循环血量增加，加重左心房和左心室负荷，导致左心房和左心室肥大。随着病情进展，可导致肺动脉高压（图10-3），使左向右分流量减少，最后出现双向分流或反向分流，使右心室中的部分静脉血直接通过缺损口流入左心室、主动脉，患儿出现青紫症状。当肺动脉高压显著并形成持续右向左分流时，患儿出现持久性青紫，称为艾森曼格综合征（Eisenmenger syndrome）。

3. 临床表现 临床表现取决于缺损大小和肺循环的阻力大小。小型室间隔缺损，患儿无明显症状，生长发育正常，仅在体检时发现心脏杂音；大、中型缺损因体循环血流量减少和低氧，患儿多喂养困难，生长发育迟缓，消瘦、活动能力下降，活动后乏力、气短、多汗，易反复呼吸道感染，且易发生充血性心力衰竭。体格检查：心界扩大，胸骨左缘第3～4肋间闻及Ⅲ～Ⅳ级粗糙的全收缩期杂音，可在杂音最响处触及震颤，肺动脉瓣区第二心音增强；大型缺损患儿多伴有肺动脉高压，导致右向左分流，呈现青紫（艾森曼格综合征）。

室间隔缺损易并发支气管炎、支气管肺炎、充血性心力衰竭和感染性心内膜炎。

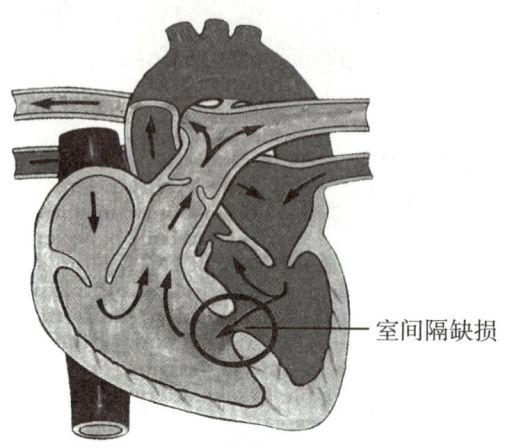

图 10-3　室间隔缺损血液循环

4. 辅助检查

（1）超声心动图：多普勒彩色血流显像可直接显示缺损的位置、数量、大小，分流方向和分流量。

（2）心电图：小型缺损基本正常；中型缺损者有左心室内径增大；大型缺损者有左、右心室肥大。

（3）胸部X线检查：小型缺损无明显改变；较大型缺损有心影增大，以左心室增大为主，肺动脉段突出，肺血管影增粗，晚期出现右心室增大。

5. 治疗原则

（1）预防并发症：小型缺损多于2岁以内自然闭合，需定期随访，预后较好。需注意在拔牙、咽部手术时预防性使用抗生素，预防亚急性细菌性心内膜炎。

（2）手术治疗：中型缺损、临床症状轻的患儿，宜于学龄前进行介入治疗；大型缺损有难以控制的充血性心力衰竭、反复肺部感染、生长缓慢的患儿，应及时行外科手术修补。

（三）动脉导管未闭

1. 概述　动脉导管未闭（patent ductus arteriosus，PDA）约占先天性心脏病发病总数的9%～12%，女多于男，为2∶1至3∶1。动脉导管是胎儿肺动脉与主动脉之间的正常通道，是胎儿循环的正常通路。小儿出生后，动脉导管在生后数小时到数日发生功能性关闭，生后3个月左右形成解剖性关闭。若持续开放并出现血液由左向右分流（自主动脉向肺动脉分流）者即为动脉导管未闭。根据未闭合的动脉导管的形态特征可分为管型、漏斗型和窗型。

2. 病理生理　出生后，开放的动脉导管成为主动脉和肺动脉之间的异常通路，分流量大小与动脉导管粗细及主、肺动脉之间的压力差有关。由于主动脉压力高于肺动脉，所以无论是收缩期还是舒张期，血液均从主动脉通过未闭合的动脉导管向肺动脉分流，造成肺循环血流量增加，且回流至左心房、左心室的血量也增多，使左心负荷加重并导致左心房和左心室扩大、室壁肥厚，甚至造成左心功能衰竭。长期大量的血流冲击，刺激肺小动脉痉挛，引起肺动脉压力增高，进而导致右心室肥大、室壁肥厚和衰竭；当肺动脉压力超过主动脉时，肺动脉中的部分静脉血逆向流入降主动脉，即出现右向左分流，患儿呈下半身青紫，左上肢轻度青紫、右上肢肤色正常的现象，称为差异性青紫（差异性紫绀）（图10-4）。

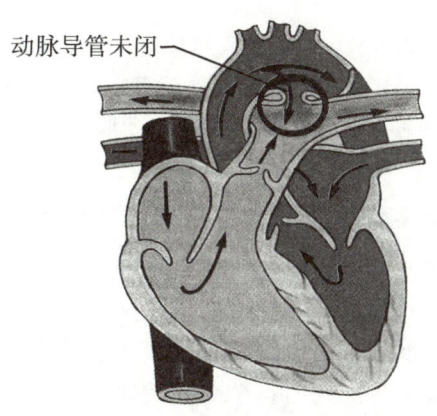

图10-4 动脉导管未闭血液循环

3. **临床表现** 患儿症状的轻重主要取决于动脉导管粗细和分流量大小。

导管细小的患儿可无症状，仅在体检时可偶然发现心脏杂音。导管粗、分流量大的患儿表现为生长发育落后、气急、喂养困难、乏力、多汗、易反复发生呼吸道感染等。偶见因扩大的肺动脉压迫喉返神经而引起声音嘶哑。

体格检查：患儿消瘦、心前区隆起、心尖搏动增强，胸骨左缘第2～3肋间可听到粗糙、响亮的连续性机器样杂音，占据整个收缩期和舒张期，杂音最响处可触及震颤，肺动脉瓣区第二心音增强或亢进；有显著肺动脉高压的患儿，可出现青紫。由于肺动脉分流使动脉舒张压降低，出现脉压增大（脉压多大于40mmHg）和周围血管征（水冲脉、股动脉枪击音、甲床毛细血管搏动）。

动脉导管未闭常见并发症为支气管肺炎、感染性心内膜炎和充血性心力衰竭等。

4. **辅助检查**

（1）超声心动图：多普勒彩色血流显像可直接显示动脉导管的直径、长度，分流的方向和分流量。

（2）心电图：分流量大的患儿有不同程度的左心室肥大，显著肺动脉高压时的患儿左、右心室肥厚。

（3）胸部X线检查：导管较粗、分流量大者可见左心室和左心房增大，肺动脉段突出，肺门血管影增粗，肺野充血；有肺动脉高压时，可见右心室增大、主动脉弓也可增大。

5. **治疗原则**

（1）药物治疗：早产儿多在生后一周内试用吲哚美辛（消炎痛），抑制前列腺素合成，促使导管平滑肌收缩而关闭动脉导管。

（2）介入治疗：近年来采用封堵器封堵动脉导管，风险很小，已成为首选治疗方法。

（3）外科手术治疗：一旦确诊为动脉导管未闭，除有绝对手术禁忌者外，患儿均应做手术治疗或介入治疗，外科手术的最佳时间是3～7岁。

（四）法洛四联症

1. 概述　法洛四联症（tetralogy of Fallot，TOF）是1岁后儿童最常见的青紫型先天性心脏病，发病率占各类先天性心脏病的10%～15%，由肺动脉狭窄、室间隔缺损、主动脉骑跨和右心室肥厚4种畸形组成，其中以肺动脉狭窄最重要，对患儿病理生理改变、临床表现治疗效果和预后有重要影响。

2. 病理生理　由于肺动脉狭窄，血液流入肺循环受阻，引起右心室代偿性肥厚和压力增高。当狭窄严重时，右心室压力超过左心室，出现右向左分流，即右心室的部分静脉血直接流入骑跨于两心室之上的主动脉，此时主动脉既接受左心室的动脉血，接受右心室的部分静脉血，随血液循环到达全身各部位，因而出现青紫（图10-5）。另外，由于肺动脉狭窄，肺循环进行气体交换的血量减少，更加重了青紫的程度。在动脉导管关闭之前，肺循环血量减少有限，青紫不明显，随着动脉导管关闭和肺动脉狭窄的逐渐加重，青紫也日益明显，并出现杵状指（趾）。

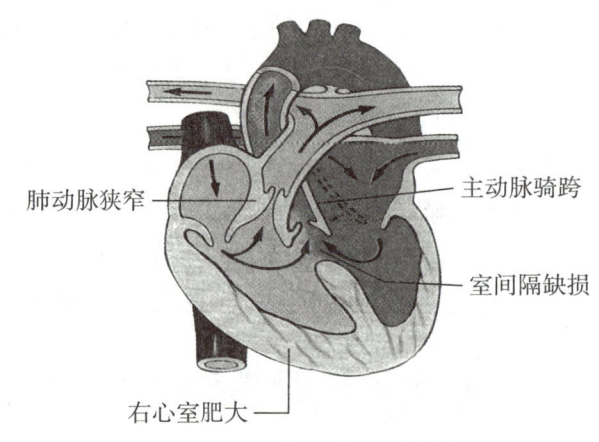

图10-5　法洛四联症血液循环

法洛四联症患儿紫绀

3. 临床表现

（1）青紫：为法洛四联症的主要表现，且青紫出现的早晚、严重程度与肺动脉狭窄程度成正比。一般生后时青紫不明显，3个月后逐渐明显，并随年龄的增加而加重。患儿口唇、口腔黏膜、球结合膜、指（趾）甲等毛细血管丰富的部位青紫明显，由于动脉血氧含量不足，患儿活动耐力差，如吃奶、哭闹、活动等，即可出现气急和青紫加重。

（2）缺氧发作：多见于婴儿及2岁以下幼儿，在吃奶、哭闹、情绪激动、感染等诱因下，出现阵发性呼吸困难，严重者突然昏厥和抽搐，称为缺氧发作。原因是在肺动脉漏斗部狭窄的基础上，突然发生肌肉痉挛，引起一时性肺动脉梗阻，脑缺氧加剧。年长儿常诉头晕、头痛。

（3）蹲踞现象：患儿在行走、游戏活动时常主动下蹲，片刻后再起立行走；婴儿常喜欢被抱起，双下肢呈屈曲状。蹲踞时下肢屈曲，减少静脉回心血量，减轻心脏负担；同时下肢动脉受压，增加体循环阻力，以减少右向左分流量，可暂时缓解缺氧症状。

（4）杵状指（趾）：因长期缺氧，患儿指（趾）末端膨大如鼓槌状。

（5）体检：患儿消瘦、生长发育及智能发育迟缓等，胸骨左缘第3～4肋间可听到Ⅱ～Ⅲ级收缩期喷射性杂音，肺动脉瓣区第二心音减弱或消失。

（6）常见并发症：脑血栓、脑脓肿和亚急性细菌性心内膜炎。脑血栓是由于长期缺氧，红细胞代偿性增多，使血液黏稠度增高、血流变慢所致；若为细菌性血栓，则易形成脑脓肿。

4. 辅助检查

（1）实验室检查：外周血红细胞和血红蛋白升高，红细胞压积增高。

（2）X线检查：心影呈"靴形心"，肺门血管影缩小，肺纹理减少，透亮度增加。

（3）心电图：典型病例电轴右偏，右心室肥大，狭窄严重的患儿也可有右心房肥大。

（4）超声心动图：可显示主动脉骑跨的程度、右心室流出道和肺动脉狭窄等；多普勒彩色血流显像可见右心室血液直接注入骑跨的主动脉内。

5. 治疗原则

（1）内科治疗：主要是建立合理的生活制度、加强营养、治疗呼吸道感染、预防脱水和并发症。目的是维持患儿健康，争取手术机会。

（2）外科治疗：以根治术为主。手术年龄一般在2～3岁，在体外循环下做心脏直视手术，较重患儿1岁内行根治术。

法洛四联症术后患儿面色恢复正常、紫绀消失

三、先天性心脏病患儿的护理

（一）常见护理诊断／问题

1. *活动无耐力*　与体循环血量不足、血氧含量下降所致的组织缺氧有关。
2. *营养失调：低于机体需要量*　与喂养困难有关。
3. *生长发育迟缓*　与体循环血量减少及血氧下降影响生长发育有关。
4. *有感染的危险*　与肺血增多易发生肺炎、心内缺损易并发心内膜炎有关。
5. *潜在并发症：心力衰竭、感染性心内膜炎、脑血栓*
6. *焦虑*　与担心检查和手术的风险有关。

（二）护理措施

1. *建立合理生活制度*　根据不同的先天性心脏病类型，制定合适的饮食与生活制度。病情一般的患儿可适当限制活动量，避免剧烈活动，评估患儿的耐受程度。重症患儿应卧床休息，测量心率或脉搏 2～4 次/日，尽量减少不良刺激、剧烈哭闹及情绪激动，避免用力排便，必要时用甘油栓或开塞露通便。若法洛四联症患儿在行走或游戏活动中出现蹲踞现象，是患儿为缓解缺氧而采取的保护性动作，不要强行拉起，让患儿自然下蹲和起立。

2. 保证充足营养　为促进患儿生长发育，应合理搭配食物，供给充足能量、蛋白质和维生素。对喂养困难的儿童要少量多餐，婴儿喂养要间歇哺喂或用滴管滴入乳汁，注意避免呛咳和呼吸困难。对心力衰竭伴有水钠潴留的患儿，可根据病情限制食盐摄入，防止因水钠潴留而加重病情。

3. 预防感染　注意保护性隔离，外出戴口罩，尽量减少到人群密集的公共场所，避免接触患呼吸道感染的病人。做拔牙、扁桃腺切除等小手术时应遵医嘱用抗生素预防感染，一旦发生感染应积极治疗。

4. 密切观察病情并处理并发症

（1）脑缺氧发作：法洛四联症的患儿常因哭闹、活动、便秘引起缺氧发作。轻者置患儿于膝胸位即可缓解，重者应尽快吸氧、嘱患儿安静，遵医嘱给予普萘洛尔（心得安）减慢心率，必要时用吗啡缓解呼吸急促，应用碳酸氢钠纠正代谢性酸中毒等。

（2）充血性心力衰竭：及时发现心率增快、呼吸困难、咳泡沫样痰、肝大、水肿等充血性心力衰竭的表现，立即置患儿于端坐卧位、吸氧，并通知医生，遵医嘱应用洋地黄类药物，同时注意观察洋地黄中毒的症状。

（3）脑血栓：法洛四联症患儿血液黏稠度高，平日要注意供给充足液体。特别是在发热、出汗、吐泻时体液丢失，血液黏稠度增加的情况下更容易导致脑血栓，所以应多饮水，必要时静脉输注液体，防止血栓形成。

5. 心理护理　体贴、关心患儿，建立良好的护患关系。通过向家长和患儿介绍检查方法、介入治疗及外科手术的意义和效果，缓解患儿和家长焦虑、悲观、恐惧的情绪，树立战胜疾病的信心，配合检查和治疗。

（三）健康指导

1. 教会家长合理安排患儿的日常生活，减少其哭闹和情绪激动，鼓励患儿与正常儿童接触。耐心喂养，保证营养供给，促进生长发育。

2. 指导家长学会观察心力衰竭和脑缺氧的表现，以便能够及时处理和就诊。

3. 指导家长定期复查，使患儿安全到达手术年龄。

第三节　病毒性心肌炎

一、概述

病毒性心肌炎（viral myocarditis）是指因病毒侵犯心脏所致的心肌细胞变性、坏死和间质性炎症，有时可伴有心包炎和心内膜炎。本病临床表现轻重不一，大多轻症仅有似"感冒"样表现，或表现为乏力、多汗、心悸、胸闷等不适；重症者为少数，可发生心力衰竭、心源性休克、严重心律失常甚至猝死。绝大多数患儿经及时、有效的综合治疗，预后良好。

1. 病因 多种病毒感染都可以引起病毒性心肌炎，以肠道病毒和呼吸道病毒最常见，柯萨奇病毒 B_1～B_6 型最常见，占50%以上。其次为埃可病毒。腺病毒、脊髓灰质炎病毒、流感病毒、副流感病毒、腮腺炎病毒、麻疹病毒、风疹病毒、单纯疱疹病毒、轮状病毒等均可引起心肌炎。

2. 发病机制 本病的发病机制尚不完全清楚，一般认为与病毒及其毒素直接侵犯心肌，引起急性炎症反应有关。此外，病毒感染触发的人体自身免疫反应，也与发病有关。免疫介导的心肌病变是严重、持续、慢性的病理改变。

二、临床表现

1. 症状

（1）前驱症状：发病前1～3周内有上呼吸道或肠道感染史，有全身不适、发热、咽痛、肌痛、腹痛、腹泻等前驱症状。

（2）心肌炎表现：轻症患儿可无自觉症状，仅有心电图异常，常未引起重视，体检时发现心动过速、早搏等。典型病例表现为精神萎靡、疲乏、食欲减退、气促、心悸和心前区不适、胸痛或腹痛。重症患者可出现心力衰竭并发严重心律失常、爆发心源性休克，甚至可在数小时或数日内死亡。部分患儿呈慢性病程，演变为心肌病。

2. 体征 心脏大小正常或扩大，听诊可闻及心音低钝、心动过速、心律失常、奔马律、心包摩擦音等。反复发生心力衰竭者，心脏明显扩大，伴有肺部湿啰音，肝、脾肿大；重症患儿可突然发生严重心律失常、血压下降，甚至心源性休克、心脑综合征。

三、辅助检查

1. 心电图 心电图呈持续性心动过速、多导联ST段偏移和T波低平、双相或倒置，QT间期延长、低血压。心律失常以早搏为多见，可有部分或完全性传导阻滞。

2. 实验室检查

（1）血象及血沉：急性期白细胞总数轻度增高，分类以中性粒细胞为主。部分病例血沉增快。

（2）血清心肌酶谱测定：肌酸磷酸激酶（CK）及其来自心肌的同工酶（CK-MB）在病程早期多有增高。血清乳酸脱氧酶（LDH）及其同工酶（LDH_1），在发病早期即增高，而且持续较久。心肌肌钙蛋白T（cTnT）的变化对心肌炎的诊断特异性强。

（3）病毒学检查：进行病毒分离，但阳性率偏低。在疾病早期，应用聚合酶链反应PCR技术检测病毒核酸能直接揭示病原体的存在。

3. 超声心动检查 可查明心房、心室的结构和大小，评估心脏的收缩和舒张功能。

四、治疗原则

1. **休息** 休息可减轻心脏负荷，改善心肌代谢及心脏功能，促进心肌修复。
2. **药物治疗** 常用大剂量维生素C、能量合剂、1,6-二磷酸果糖改善心肌能量代谢，促进受损细胞修复；重症病例可用大剂量丙种球蛋白、肾上腺糖皮质激素等。

五、常见护理诊断/问题

1. **舒适的改变** 与心肌受损后胸闷、心悸有关。
2. **活动无耐力** 与心肌收缩力下降，组织供血、供氧不足有关。
3. **潜在并发症** 心律失常、心功能衰竭、心源性休克。

六、护理措施

1. **减轻心脏负荷** 急性期应卧床休息至体温恢复正常后3～4周，病情恢复期再逐渐增加活动量，但至少仍应限制活动至6个月。有心脏扩大的重症患儿，需卧床休息半年至1年。有心力衰竭者应严格卧床休息，待心力衰竭症状控制、心脏功能好转后再逐渐开始活动。胸闷、气促、心悸者应给予吸氧。
2. **用药护理** 处于炎症期的心肌敏感性增高，应用洋地黄时剂量应偏小，并需要密切观察有无心率过慢或出现新的心律失常以及消化系统反应。若出现中毒反应，需暂停用药并与医生联系。心源性休克患儿应用血管活性药物时尽量使用输液泵准确控制液体流速和药物剂量，避免血压波动过大。在静脉输注1,6-二磷酸果糖和维生素C时，由于药物对血管内膜的刺激性较强，尽量选用粗大、血流丰富的血管输注药液。
3. **严密观察病情，及时发现和处理并发症** 定时观察并记录精神状态、面色、心律、心率、血压、呼吸和体温。对有高度房室传导阻滞和严重心律失常的患儿需进行连续心电监护，发现问题及时与医生联系并采取紧急措施。做好抢救药品和器械的准备。

七、健康指导

向患儿及其家长讲解本病的治疗过程和预后，减轻他们的心理压力，并取得他们的理解和支持；强调休息是本病治疗和恢复的重要基础，确保休息措施执行到位。出院宣教应包括告知患儿及其家长预防呼吸道感染和消化道感染的重要性。嘱其按医嘱服药，注意用药方法、药物的毒副作用观察；提供常规复诊的时间安排，介绍需要及时就诊的情况。

第四节 充血性心力衰竭

一、概述

充血性心力衰竭（congestive heart failure）简称心衰，是指心脏工作能力（心肌收缩或舒张功能）下降，即心输出量绝对或相对不足，不能满足全身组织代谢需要的病理状态。心衰是小儿时期常见的危重症之一。小儿时期心衰以1岁以内发病率最高，其中先天性心脏病引起者最多见。儿童时期以风湿性心脏病和急性肾炎导致的心衰最常见。此外，贫血、严重感染、营养不良、电解质紊乱、心律失常和心脏负荷过重等是心衰发生的诱因。

心功能从正常发展到心力衰竭，要经过一段无临床症状的代偿期。此期心脏出现心肌肥厚，心脏扩大和心率增快，使心输出量增多以满足机体需要。如原发病因持续存在，心功能进一步减退，以上代偿机制不能维持足够的心输出量，而出现静脉回流受阻、组织间液过多、脏器瘀血等，即发展为充血性心力衰竭。

二、临床表现

年长儿心衰的症状与成人类似，临床表现为：①心输出量不足：乏力、劳累后气急、食欲减退、心率增快、呼吸浅快等；②体循环瘀血：颈静脉怒张、肝大、有压痛、肝颈静脉反流征阳性、尿少和水肿；③肺循环瘀血：呼吸困难、咳嗽，病情较重者可出现端坐呼吸，肺底部可闻及湿啰音。心脏听诊常可听到心尖区第一心音减低和奔马律。

婴幼儿心衰的临床表现有其特点。常出现呼吸浅快，可达50～100次/分，哭声低弱，烦躁多汗，喂养困难，体重增长缓慢，肺部可闻及干啰音或哮鸣音，肝脏呈进行性增大，水肿首先出现于颜面、眼睑等部位，严重时鼻唇三角区呈现青紫，而颈静脉怒张和肺部湿啰音等体征不明显。

心功能衰竭的诊断依据如下：①安静时心率增快，婴儿>180次/分，幼儿>160次/分；②呼吸困难，发绀突然加重，安静时呼吸>60次/分；③肝大，超过肋缘下3cm以上；④心音明显低钝或出现奔马律；⑤突然烦躁不安，面色苍白或发灰；⑥尿少及下肢水肿。

三、辅助检查

1. 胸部X线检查　心影多呈普遍性扩大，心脏搏动减弱，肺纹理增多，肺瘀血。

2. 心电图检查　不能确定有无心衰，但有助于病因诊断和指导洋地黄类药物的应用。

3. 超声心动图检查　可见心房和心室腔扩大，M型超声显示心室收缩时间间期延长，射血分数降低。

四、治疗原则

针对病因治疗，改善心功能，消除水、钠潴留，降低氧耗和纠正代谢紊乱。

1. 一般治疗　卧床休息以减轻心脏负担，避免患儿烦躁、哭闹，必要时可适当给予苯巴比妥等镇静剂。减少饮食中钠盐的摄入。呼吸困难者应及时给予吸氧。

2. 洋地黄类药物　地高辛为首选，口服及静脉注射均可，口服吸收良好，作用时间和排泄速度均较快。此外，还可应用毛花苷C（西地兰）等药物。注意用药的个体化。

3. 利尿剂　利尿剂能促使潴留的水、钠排出，减轻心脏前负荷，改善心功能。如使用洋地黄类药物而心衰仍未得到完全控制或伴有显著水肿者，宜加用利尿剂。

4. 血管扩张剂　如血管紧张素转换酶抑制剂、硝普钠以及酚妥拉明。

5. 其他药物治疗　心力衰竭伴有血压下降时可应用多巴胺。

五、常见护理诊断/问题

1. 心输出量减少　与心肌收缩力降低有关。
2. 低效性呼吸型态　与肺循环瘀血有关。
3. 体液过多　与心功能下降、循环瘀血有关。
4. 潜在并发症：药物毒副作用

六、护理措施

1. 休息，减轻心脏负荷　病室应安静、舒适，减少刺激。集中进行护理，避免引起婴幼儿哭闹，鼓励年长儿保持情绪稳定，协助其翻身，将常用物品及玩具置于患儿伸手可取的位置。有明显左心衰竭时，患儿应取半卧位或坐位，双腿下垂，以减少回心血量，减轻心脏负荷。

2. 给氧　患儿有呼吸困难和发绀时应及时给予氧气吸入。急性肺水肿时，可给予乙醇湿化的氧气，每次10～20分钟。

3. 控制水盐摄入　一般给予低盐饮食，应少量多餐，防止过饱。婴儿喂奶所用奶头开孔宜稍大，以免吸吮费力，但需注意防止呛咳。吸吮困难者采用滴管，必要时可用鼻饲。水肿严重时应限制入量，输液速度宜慢，以每小时不超过5mL/kg为宜。

4. 用药护理

（1）洋地黄制剂：洋地黄的治疗量和中毒量接近，所以应注意给药方法、剂量，密切观察有无洋地黄中毒症状。①每次应用洋地黄前应测量脉搏，必要时听心率。如婴儿脉率<90次/分，年长儿<70次/分应暂停给药，并通知医生。②严格按时按量服药。如洋地黄注射用药量<0.5mL时，应先用生理盐水稀释后用1mL注射器抽取，以保证剂量准确，静脉注射速度要慢（不少于5分钟）。口服药则应单独服用，如患儿服药后呕吐，立即通知医生，决定是否补服或经其他途径给药。③如出现心脏反应（心律失常）、消化道反应（恶心呕吐、食欲减退、腹痛、腹泻等）、神经系统反应（黄绿视、视物模糊、嗜睡、头晕等），应停服洋地黄，并报告医生及时采取相应措施。

（2）利尿剂：宜在清晨或上午给药，以免患儿夜间多次排尿影响睡眠。鼓励患儿进食含钾丰富的食物，如口蘑、香蕉、柑橘、豆类、鲤鱼等，因利尿剂的使用可使钾的丢失增多，低钾血症可增加洋地黄的毒性反应。密切观察低血钾的表现，如出现四肢无力、腹胀、心音低钝、心律失常等症状，应及时处理。

（3）血管扩张剂：用硝普钠时应新鲜配制，输液系统需全程遮光，以免药液失效。应用多巴胺时应精确调整每分钟输入剂量。给药时避免药液外渗，以防局部组织坏死。用药过程中需密切观察心率和血压的变化，随时调节输液速度，避免血压过度下降。

七、健康指导

用通俗易懂的语言向家长介绍心力衰竭的病因、诱因、防治措施及预后。应特别强调避免让患儿用力及过度兴奋，以免加重心脏负担。教会年长儿自我检测脉搏的方法。指导家长做好预防。出院时针对原发病对家庭中常见的诱因如感染、劳累及情绪激动等进行健康指导。

【案例评析】

患儿，女，1岁。生后3个月起家长发现患儿哭闹后常出现口周青紫，安静后缓解，无咳嗽气促、无发热、无抽搐昏迷等现象发生，经当地医院诊断为"先天性心脏病，室间隔缺损"。5天前患儿出现阵发性咳嗽，夜间稍剧，伴气促，安静状态也口周发青，精神差，食量减少，睡眠欠佳。今晨起，患儿出现烦躁、哭闹、尿量少。家长否认发病前患儿有异物吸入和呛咳史。查体：体温37.8℃，心率162次/分，呼吸62次/分，血压85/59mmHg，体重7.5kg；患儿神志清，哭闹不休，面色略青灰，口唇发绀，口周发青。前囟平，颈软无抵抗，鼻翼扇动，三凹征，两肺呼吸音粗，可闻及少许固定湿啰音。心前区无明显隆起，心律齐，胸骨左缘第3～4肋间闻及Ⅲ～Ⅳ收缩期杂音，第二心音亢进。腹部平软，腹壁皮下脂肪0.8cm，肝肋下3cm，脾肋下未触及；神经系统检查阴性。

问题：
1. 你认为该患儿可能合并了什么并发症？
2. 该患儿存在的主要护理诊断/问题及相应的护理措施是什么？

解析：
1. 根据患儿目前的症状和体征，她可能合并了肺炎、心功能衰竭。
2. （1）主要护理诊断/问题：①气体交换受损：与肺部炎症影响气体交换有关；②心输出量下降：与先心病和肺炎引起心肌缺氧、中毒性心肌炎有关。③生长发育迟缓：与体循环血量减少有关。

（2）相应的护理措施：①休息，必要时遵医嘱镇静，减轻心脏负担；②吸氧、保持呼吸道通畅，改善低氧血症；③遵医嘱应用强心苷并注意观察强心苷中毒的反应；④遵医嘱积极治疗肺炎，并预防肺炎复发；⑤密切观察病情；⑥宣教：抓住最佳时机根治室间隔缺损。

学习检测

A1 型题

1. 患儿，5岁，其正常血压均值应为（　　）。
   A. 60/40mmHg　　　　　　　　　　B. 70/50mmHg

C. 80/60mmHg D. 90/60mmHg
E. 90/80mmHg

2. 患儿，女，2岁，先天性心脏病，近期出现下半身青紫，首先应考虑是（　　）。
A. 肺动脉狭窄 B. 室间隔缺损
C. 大动脉错位 D. 法洛四联症
E. 动脉导管未闭

3. 6岁患儿，确诊为先天性心脏病，室间隔缺损。现因患慢性扁桃体炎，准备做扁桃体切除术，其中术前准备需要特别注意的是（　　）。
A. 避免劳累 B. 按医嘱给予抗生素
C. 预防感冒 D. 按医嘱使用镇静剂
E. 服用洋地黄类药物

4. 患儿，4岁，室间隔缺损，2日前因受凉引起上呼吸道感染，今晨突然出现烦躁不安，呼吸困难，口唇青紫。体检：呼吸50次/分，心率160次/分，心音低钝，两肺可闻及细湿啰音。其最可能发生的情况是（　　）。
A. 急性心力衰竭 B. 肺炎
C. 感染性心内膜炎 D. 脓毒血症
E. 化脓性脑膜炎

5. 患儿，男，4岁。从小体弱、活动后易疲劳伴气促、多汗，易患上呼吸道感染，多次因肺炎住院。查体：胸骨左缘第2～3肋间可闻及连续性机器样杂音，并有毛细血管搏动及股动脉枪击音。应考虑该患儿为（　　）。
A. 室间隔缺损 B. 房间隔缺损
C. 动脉导管未闭 D. 法洛四联症
E. 肺动脉狭窄

6. 患儿，男，1岁，诊断室间隔缺损6个月。3天前出现发热、咳嗽，近1天来，咳嗽明显、呼吸急促，三凹征明显，尿少，急诊入院。查体：T 38℃、P 180次/分，R 45次/分，胸骨左缘第3～4肋间闻及Ⅲ～Ⅳ级全收缩期杂音，肝肋下3cm。该患儿可能出现（　　）。
A. 亚急性细菌性心内膜炎 B. 支气管肺炎
C. 呼吸衰竭 D. 充血性心力衰竭
E. 脑缺氧发作

7. 患儿，5岁，自幼口唇发绀，生长发育落后，活动后喜蹲踞。今晨突然发生意识障碍，惊厥。该患儿可能发生了（　　）。
A. 颅内出血 B. 化脓性脑膜炎
C. 高血压脑病 D. 脑缺氧发作
E. 低血糖

A3 型题

（8～10 题共用题干）

患儿，男，5岁，一周前曾出现发热、咽痛、全身不适。查体：体温37.5℃，心率132次/分，双肺呼吸音清，心音低钝，未闻及杂音。胸片显示心脏轻度扩大。初步诊断为病毒性心肌炎。

8. 下列辅助检查在发病早期即可呈现异常的是（　　　）。
   A. X线检查　　　　　　　　　B. 病毒分离
   C. 心导管检查　　　　　　　　D. 血清抗体测定
   E. 心肌酶学检测

9. 该患儿目前重要的护理措施是（　　　）。
   A. 卧床休息　　　　　　　　　B. 间歇给氧
   C. 降低体温　　　　　　　　　D. 严格记录出入量
   E. 测量血压每日2次

10. 根据目前病情，适于该患儿的首选治疗药物是（　　　）。
    A. 大剂量丙种球蛋白冲击　　　B. 抗生素
    C. 维生素C和1,6-二磷酸果糖　D. 糖皮质激素
    E. 洋地黄类

第十一章
血液系统疾病患儿的护理

学习目标

1. 掌握营养性缺铁性贫血、营养性巨幼细胞贫血的病因、临床表现、常见护理诊断/问题及护理措施。

2. 熟悉营养性缺铁性贫血、营养性巨幼细胞贫血的概念及治疗原则。

3. 了解儿童造血和血液特点；营养性缺铁性贫血、营养性巨幼细胞贫血的发病机制。

学习导入

刘晓晓，女，9个月，33周+4早产儿，人工喂养，目前尚未添加辅食，近两个月食欲不振，夜间啼哭难眠。体检：体重6.3kg，身高70cm，精神萎靡，表情呆滞，发黄稀疏。口唇黏膜、甲床及面色苍白，咽无充血，舌表面光滑。初步诊断：轻度贫血。

思考

1. 该患儿贫血的原因可能是什么？
2. 该患儿存在的主要护理问题是什么？应如何护理？

第十一章　血液系统疾病患儿的护理

第一节　儿童造血和血液特点

一、造血特点

（一）胚胎期造血

胚胎期造血始于卵黄囊的血岛，然后出现于肝、脾等髓外造血器官，最后在骨髓造血，因而形成了三个造血期。

1. *中胚叶造血期*　在胚胎第3周开始出现卵黄囊造血，之后在中胚叶组织中出现广泛的初级原始红细胞。在胚胎第6～8周后，中胚叶造血开始减退，初级原始红细胞渐减少，至第12～15周消失。

2. *肝脾造血期*　肝脏造血自胚胎第6～8周开始，产生有核红细胞，以后产生巨核细胞和粒细胞。因此，胚胎中期以肝脏造血为主，第4～5个月时达高峰，6个月后逐渐消退，于出生时停止造血。在胚胎8周左右，脾脏也参与造血，主要产生红细胞、粒细胞、淋巴细胞和单核细胞。胎儿5个月后，脾脏造血功能渐减退，仅保留持续制造淋巴细胞至终生。

3. *骨髓造血期*　胚胎第6周开始出现骨髓，但在4个月时才开始造血，约在胎儿6个月后，骨髓成为主要造血器官，直至出生2～5周后成为唯一的造血场所。

（二）生后造血

1. *骨髓造血*　出生后主要是骨髓造血。婴幼儿期所有骨髓均为红骨髓，全部参与造血，以维持生长发育。从5～7岁开始，脂肪组织（黄骨髓）逐渐代替长骨中的红骨髓，因此，成人期红骨髓仅限于颅骨、锁骨、肩胛骨、肋骨、胸骨、脊椎和盆骨等，但黄骨髓仍具有潜在的造血功能，当机体需要增加造血时，它可转变为红骨髓而恢复造血功能。婴幼儿期缺少黄骨髓，造血的代偿能力弱，如果需要增加造血，就会出现骨髓外造血。

2. *骨髓外造血*　在正常情况下，出现骨髓外造血的情况极少。在婴儿期，当发生感染或溶血性贫血等需要增加造血时，为适应需要恢复到胎儿时期的造血状态而出现肝、脾和淋巴结肿大，外周血中可出现有核红细胞或（和）幼稚粒细胞，这是儿童造血器官的一种特殊反应。感染及贫血治愈后可恢复正常。

二、血液特点

（一）红细胞数和血红蛋白

由于胎儿期处于相对缺氧状态，所以红细胞数和血红蛋白量较高，出生时红细胞数为5.0×10^{12}～7.0×10^{12}/L，血红蛋白量为150～220g/L，未成熟儿与足月儿基本相等。生后6～12h因进食较少和不显性失水，红细胞数和血红蛋白量一般比出生时高。生后随着自主呼吸的出现，血氧含量增加，红细胞生成素减少，骨髓造血功能暂时性降低，网织红细胞减少；胎儿红细胞寿命短，且生理性溶血破坏较多；加之婴儿生长发育快、血循环量迅速增加等因素，红细胞数和血红蛋白量逐渐降低，2~3个月时红细胞数降至$3.0×10^{12}/L$，血红蛋白量降至100g/L左右，机体出现生理性贫血（physiological anemia）。"生理性贫血"呈自限性，3个月以后，红细胞生成素的生成增加，红细胞数和血红蛋白量又缓慢上升，约于12岁时达到成人水平。

（二）白细胞数与分类

出生时白细胞总数为$15×10^9$~$20×10^9/L$，生后6~12h达$21×10^9$~$28×10^9/L$，而后逐渐降低，1周约为$12×10^9/L$；婴儿期白细胞数在$10×10^9/L$左右维持；8岁以后接近成人水平。

白细胞分类主要是中性粒细胞和淋巴细胞比例的变化。出生时中性粒细胞占60%~65%，淋巴细胞占30%~35%。出生后粒细胞比例下降，淋巴细胞比例上升，生后4~6天时两者比例约相等；整个婴幼儿期淋巴细胞比例占优势；3~4岁时淋巴细胞比例下降，中性粒细胞比例回升，至4~6岁时两者比例再次相等；以后中性粒细胞比例占多数，逐渐达成人值。嗜酸性粒细胞、嗜碱性粒细胞和单核细胞各年龄期无明显差异。

（三）血小板数

血小板数与成人无差异，为$150×10^9$~$250×10^9/L$。

（四）血红蛋白种类

出生时，血红蛋白以胎儿血红蛋白为主，约占70%。生后胎儿血红蛋白很快被成人血红蛋白替代，胎儿血红蛋白至4个月时不超过20%，1岁时不超过5%，2岁后不超过2%，达到成人水平。

（五）血容量

小儿血容量相对较多，新生儿血容量约占体重的10%，平均300mL，儿童占体重的8%~10%，成人占体重的6%~8%。

第二节 儿童贫血

一、概述

1. 贫血的定义和诊断标准 贫血（anemia）是指单位容积外周血中红细胞数和（或）血红蛋白量低于正常。新生儿期血红蛋白值的低限为145g/L，1~4个月为90g/L，4~6个月为100g/L；6个月以上按世界卫生组织标准：6个月~6岁小儿血红蛋白值的低限为110g/L，6~14岁为120g/L。海拔每升高1 000m，血红蛋白含量上升4%。

2. 贫血分度 依据外周血红蛋白或红细胞数分为轻、中、重和极重四度（表11-1）。

第十一章 血液系统疾病患儿的护理

表 11-1 贫血的分度（g/L）

贫血分度	血红蛋白量（新生儿期）	血红蛋白量（儿童期）
轻度	144~120	120~90
中度	120~90	90~60
重度	90~60	60~30
极重度	<60	<30

3. 儿童贫血的分类

（1）病因分类：

1）红细胞或血红蛋白生成不足：①特异性造血因子的缺乏：缺铁性贫血、巨幼细胞贫血等。②骨髓造血功能障碍：再生障碍性贫血、感染性贫血、癌症性贫血、慢性肾脏病所致的贫血、铅中毒等。

2）红细胞破坏过多（溶血性贫血）：①红细胞内在因素：红细胞膜结构缺陷，如遗传性球形细胞增多症、椭圆形细胞增多症、阵发性睡眠性血红蛋白尿；红细胞酶缺陷，如葡萄糖-6-磷酸脱氢酶（G-6-PD）缺乏症、丙酮酸激酶（PK）缺乏症等；血红蛋白合成或结构异常，如地中海贫血、血红蛋白病等。②红细胞外在因素：免疫性因素，体内存在破坏红细胞的抗体，如新生儿溶血症、药物所致的免疫性溶血性贫血等；非免疫性因素，如药物、感染、毒素、理化因素、脾功能亢进、弥散性血管内凝血等。

3）失血性贫血：①急性失血性贫血：如创伤性大出血和出血性疾病等。②慢性失血性贫血：如溃疡病、钩虫病、特发性肺含铁血黄素沉积症等。

（2）形态学分类：根据检测到的红细胞数、血红蛋白量和血细胞比容，计算红细胞平均容积（MCV）、红细胞平均血红蛋白含量（MCH）和红细胞平均血红蛋白浓度（MCHC）的结果，将贫血分为4类（表11-2）。

表 11-2 贫血的细胞形态分类

正常值	常见疾病	MCV（fl） 80~94	MCH（pg） 28~32	MCHC（%） 32~38
大细胞性	营养性巨幼细胞贫血	>94	>32	32~38
正细胞正色素性	分四种，①骨髓反应正常性贫血，如急性失血后贫血、溶血性贫血等；②骨髓增生不良性贫血，如再生障碍性贫血等；③骨髓浸润性贫血，如肿瘤细胞浸润、骨髓纤维化、遗传性贮存疾病等；④红细胞生成素的产生减少所致的贫血，如肾病、肝病、内分泌缺乏、营养不良、慢性疾病等	80~94	28~32	32~38
单纯小细胞性	慢性感染、慢性肾疾患	<80	<28	32~38
小细胞低色素性	如缺铁性贫血、铁粒幼细胞性贫血、珠蛋白生成障碍性贫血	<80	<28	<32

二、营养性缺铁性贫血

（一）概述

营养性缺铁性贫血（nutritional iron deficiency anemia，NIDA）是因体内铁缺乏导致

血红蛋白合成减少而引起的一种小细胞低色素性贫血，是小儿贫血中最常见的，尤以6个月～2岁小儿发病率最高，对小儿健康危害较大，是我国重点防治的小儿疾病之一。

1. 病因

（1）先天储铁不足：胎儿在孕后期3个月从母体获得的铁最多，平均每日约4mg。足月儿从母体所获得的铁足够其生后4～5个月内的需要。而因孕母患严重缺铁性贫血、早产、多胎、胎儿失血等都会使胎儿储铁减少。

（2）铁摄入量不足：是营养性缺铁性贫血的主要原因。人乳、牛乳、谷物中含铁量均低，未及时引入含铁丰富的转换食物，或偏食、挑食等均可导致铁摄入量不足。

（3）生理性需铁量增加：婴儿期及青春期生长发育快，血容量也快速增加，每日需铁量较成人多。足月成熟儿自生后4个月至3岁每日约需铁1mg/kg，早产儿约需2mg/kg（各年龄段小儿每日摄入总量不宜超过15mg）。如不及时添加富含铁的食物就可能会造成婴儿尤其是早产儿缺铁。青春期月经致缺铁更多。

（4）铁吸收障碍：食物搭配不合理会影响机体对铁的吸收，慢性腹泻不仅减少铁的吸收，还会增加铁的排泄。

（5）铁丢失过多：正常婴儿每天排出的铁量相对比成人高。未经加热处理的鲜牛奶喂养的婴儿可能对蛋白过敏而出现小量肠出血，每天失血约0.7mL。每失血1mL即损失铁0.5mg。

2. 发病机制 铁是构成血红蛋白的重要原料，同时也是体内许多酶的重要成分。铁缺乏时首先是血红蛋白合成不足，使红细胞胞浆减少、体积变小，呈小细胞低色素性贫血；其次使含铁酶和铁依赖酶（细胞色素C、过氧化酶、单胺氧化酶、核糖核苷酸还原酶）缺乏，导致细胞代谢紊乱，出现上皮细胞退变、神经系统功能紊乱、内分泌异常和细胞免疫力下降等非血液系统的症状。

（二）临床表现

任何年龄均可发病，多见于6个月～2岁。起病缓慢，就诊时贫血已较重。不少患儿因患其他疾病检查时才发现本病。

1. 一般表现 皮肤黏膜苍白，以口唇、口腔黏膜及甲床最为明显。少动，易疲乏无力。年长儿诉头晕、耳鸣、改变体位时眼前发黑等。

2. 髓外造血表现 由于骨髓外造血反应，可出现肝、脾和淋巴结轻度肿大。年龄越小，病程越久，贫血越重，肝脾肿大越明显，但淋巴结肿大较轻。

3. 非造血系统症状

（1）消化系统症状：食欲差，少数有异食癖，如喜食泥土、煤渣等。常有呕吐、腹泻；可出现舌炎、口炎或舌乳头萎缩；重者还可出现萎缩性胃炎或吸收不良综合征等症状。

（2）神经系统症状：常有烦躁不安或萎靡不振，年长儿常注意力不集中、记忆力减退，学习成绩差，智力多数低于同龄儿。

（3）心血管系统症状：贫血明显时心率增快、心脏扩大，重者可发生心力衰竭。

（4）其他：因细胞免疫功能低下，常并发感染。可因上皮组织异常而出现反甲、皮肤角化干燥，毛发干枯易落。

（三）辅助检查

1. 血象 血红蛋白降低较红细胞数减少明显，呈小细胞低色素性贫血。红细胞大小不等，以小细胞居多，中央淡染区扩大。网织红细胞正常或轻度减少。白细胞、血小板一般无变化。

2. 骨髓象 骨髓幼红细胞增生活跃，以中、晚幼红细胞增生为主，各期红细胞均较小。胞质含量少，染色偏蓝，胞质成熟落后于胞核。粒细胞系和巨核细胞系一般正常。

营养性缺铁性贫血骨髓象

3. 有关铁代谢的检查

（1）血清铁蛋白（SF）：可较敏感的反映体内储存铁情况，SF<12μg/L，提示缺铁。

（2）血清铁（SI）、总铁结合力（TIBC）和转铁蛋白饱和度（TS）：此三项检查反映血浆中的铁含量。SI<10.7μmol/L（60μg/dl），TIBC>62.7μmol/L（350μg/dl），TS<15%有诊断意义。

（3）红细胞内游离原卟啉（FEP）：FEP>0.9μmol/L（500μg/dl），提示细胞内缺铁。

（4）骨髓可染铁：这是反映体内储存铁敏感而可靠的指标。骨髓涂片用普鲁士蓝染色，观察红细胞内的铁粒细胞数。若<15%，提示储存铁（细胞内铁）和细胞外铁减少。

（四）治疗原则

主要治疗原则是去除病因和铁剂治疗。

1. 去除病因 合理安排饮食，纠正不良的饮食习惯和食物组成，及时添加含铁丰富及富含维生素C的食物，积极治疗原发病，如驱除钩虫、手术治疗消化道畸形、控制慢性失血等。

2. 铁剂治疗 铁剂治疗缺铁性贫血的特效药。

（1）口服铁剂：多采用口服，为首选补铁途径，剂量以元素铁计算，一般为每次1~2mg/kg，每日2~3次。疗程至血红蛋白达正常水平后6~8周停药。常用口服制剂依次有硫酸亚铁、富马酸亚铁、葡萄糖酸亚铁、琥珀酸亚铁等。

（2）注射铁剂：口服铁剂不能耐受或因长期腹泻、呕吐、胃肠手术等致吸收不良或口服不耐受的患儿可采用注射铁剂，如山梨醇枸橼酸铁复合物、右旋糖酐铁复合物等。

3. 输血治疗 一般不必输血。重度贫血、合并感染或急需外科手术者可少量多次输注红细胞制剂，应注意输血的速度和量。

（五）常见护理诊断/问题

1. 活动无耐力 与贫血导致组织、器官缺氧有关。

2. **营养失调：低于机体需要量** 与铁的供应不足、吸收不良、丢失过多或消耗增加有关。

3. **有感染的危险** 与机体的免疫功能下降有关。

4. **知识缺乏** 家长及年长患儿缺乏对本病的防护知识。

（六）护理措施

1. 休息与活动 贫血程度较轻的患儿不需卧床休息，但应避免剧烈活动，保证足够睡眠；贫血严重者应根据其活动耐力下降情况制订活动强度、持续时间，以患儿不感到疲乏为度。贫血未得到纠正前，患儿要注意休息，以免晕厥跌倒。

2. 饮食护理

（1）提倡母乳喂养婴儿，因母乳中铁的吸收利用率较高。婴儿6个月后应及时添加含铁丰富的辅食或补充铁强化食品，如铁强化奶等。

（2）指导家长合理搭配患儿的饮食，注意饮食色、香、味、形的调配，以增加患儿的食欲。告知家长动物血、精肉、鱼类、肝脏、黄豆等食物含铁丰富，维生素C、稀盐酸、氨基酸、果糖、脂肪酸等有利于铁的吸收，可与铁剂或含铁食品同时进食；茶、咖啡、牛奶、蛋类、麦麸、植物纤维、草酸和抗酸药物可抑制铁的吸收，应避免与含铁食品同食。

（3）鲜牛奶必须加热处理后喂养婴儿，以减少因过敏而致肠出血。

（4）对早产儿和低体重儿自2～4周开始遵医嘱给予补充铁剂。

3. 应用铁剂的护理

（1）口服铁剂：为减轻胃肠道反应，宜从小剂量开始，并在两餐之间服用；口服液体铁剂时需使用吸管，避免牙齿染黑，服药后漱口；需告知家长口服铁剂期间大便会变黑色，停药后大便可恢复正常；铁剂可与促进铁吸收的食物和药物同服，忌与抑制铁吸收的药物或食物同服。

（2）注射铁剂：注射前应精确计算剂量。抽药和给药必须使用不同的针头，以防铁剂渗入皮下组织；选择大肌群深部肌内注射，每次更换注射部位；注射后勿按揉注射部位，以防药液漏入皮下组织使皮肤染色或刺激。注射铁剂也可引起荨麻疹、发热、头痛、关节痛，甚至过敏性休克，应注意观察。

（3）观察疗效：有效者在用药3～4天网织红细胞升高，7～10天达高峰；2周后血红蛋白逐渐上升，临床症状随之好转。如服药3～4周仍无效，应查找原因。

4. 预防感染 保持病室内环境温度适宜，每天通风换气，定期消毒，维持空气新鲜。采取保护性隔离，防止交叉感染。注意个人卫生，勤洗手、勤洗澡、勤换衣裤，保持皮肤清洁。加强口腔护理，保持口腔清洁。

（七）健康指导

向患儿及其家长讲解本病的相关知识与护理要点；指导合理喂养，提倡母乳喂养，及时添加含铁丰富的辅食，正确坚持用药；贫血纠正后，仍应坚持合理安排膳食、培养良好的饮食习惯，这是防止复发的关键。对因贫血导致智力减退、成绩下降者，应加强教育与训练；对有异食癖的患儿不应过多责备，应热心引导和看护，鼓励患儿纠正不良嗜好。

三、营养性巨幼细胞贫血

（一）概述

营养性巨幼细胞贫血（nutritional megaloblastic anemia，NMA）是由于缺乏维生素B_{12}或（和）叶酸所引起的一种大细胞性贫血。临床特点是出现贫血、神经精神症状，红细胞的胞体变大，骨髓中出现巨幼细胞，用维生素B_{12}或（和）叶酸治疗有效。多见于6个月至2岁小儿，起病缓慢。

1. 病因

（1）先天储存不足：胎儿可通过胎盘获得维生素B_{12}和叶酸，并储存于肝内供生后利用。如孕母维生素B_{12}或叶酸缺乏时则新生儿储存少，易发生缺乏。

（2）摄入量不足：出生后单纯母乳、羊乳或其他乳类制品喂养而未及时添加辅食的婴儿易致维生素B_{12}或（和）叶酸缺乏；年长儿偏食、素食者可出现维生素B_{12}不足。

（3）需要量增加：未成熟儿、新生儿及婴儿期生长发育迅速，造血物质需要量相对增加；严重感染时，维生素B_{12}及叶酸消耗增加，从而需要量增多而易导致缺乏。

（4）吸收和利用障碍：严重营养不良、慢性腹泻或吸收不良综合征使维生素B_{12}、叶酸吸收减少。长期或大量应用某些药物，如广谱抗生素可抑制肠道细菌合成叶酸；抗叶酸制剂（氨甲蝶呤）及某些抗癫痫药（苯妥英钠、扑痫酮、苯巴比妥）等可致叶酸缺乏。

2. 发病机制 叶酸经吸收进入人体后，被还原为四氢叶酸，维生素B_{12}在此过程中起催化作用，四氢叶酸是DNA合成必需的辅酶。维生素B_{12}和（或）叶酸缺乏时，均引起DNA合成障碍，使红细胞的分裂、增殖时间延长，细胞核发育落后于细胞质，形成巨幼红细胞。因红细胞生成速度减慢，且巨幼红细胞易被破坏，进入血循环的红细胞寿命短，故出现贫血。维生素B_{12}与神经髓鞘中脂蛋白的形成有关，能保持中枢和外周髓鞘神经纤维的功能完整，缺乏时可导致中枢和周围神经髓鞘受损，出现神经精神症状。

（二）临床表现

1. 一般表现 多呈虚胖体型或轻度浮肿，毛发稀疏、发黄，偶见皮肤出血点。

2. 贫血表现 轻度或中度贫血占大多数，患儿面色蜡黄、疲乏无力。因贫血而引起骨髓外造血反应，且呈三系减少现象，所以常伴有肝、脾、淋巴结肿大。

3. 精神神经症状 表现为烦躁不安、易怒等。维生素B_{12}缺乏者可出现表情呆滞、目光发呆、对周围反应迟钝、少哭不笑，智能、动作发育落后甚至倒退。重症病例可出现不规则性震颤，手足无意识运动，甚至抽搐、感觉异常、共济失调、踝阵挛和巴宾斯基征阳性等。叶酸缺乏不发生神经系统症状，但可导致神经、精神异常。

4. 消化系统表现 常有厌食、恶心、呕吐、腹泻、舌炎、口腔及舌下溃疡等。

（三）辅助检查

1. **血象** 红细胞数减少较血红蛋白量降低更明显。呈大细胞性贫血，可见巨幼变得有核红细胞、巨大幼稚粒细胞和中性粒细胞，呈分叶过多现象。

2. **骨髓象** 增生明显活跃，以红细胞系统增生为主，粒、红系均巨幼变，胞体变大，核浆发育不一，中性粒细胞和巨核细胞核分叶过多。

营养性巨幼红细胞性贫血骨髓象

3. **血清维生素 B_{12} 和叶酸测定** 血清维生素 B_{12}<100ng/L（正常值为 200～800 ng/L），叶酸 <3ng/L（正常值为 5～6ng/L）。

（四）治疗原则

1. **一般治疗** 加强营养，及时添加换乳食物；防治感染。
2. **去除病因** 去除导致维生素 B_{12} 和叶酸缺乏的病因。
3. **维生素 B_{12} 和叶酸治疗** 维生素 B_{12} 100μg 肌内注射，每周 2～3 次和（或）叶酸 5mg 口服，每日 3 次。连用数周，至临床症状明显好转，血象恢复正常为止；单纯维生素 B_{12} 缺乏者，不宜加用叶酸，以免加重精神神经症状。
4. **其他治疗** 因使用抗叶酸制剂致病者给予亚叶酸钙治疗。重度贫血者可输注红细胞制剂。肌肉震颤者可给予镇静剂。

（五）常见护理诊断/问题

1. **营养失调：低于机体的需要量** 与维生素 B_{12} 和（或）叶酸缺乏有关。
2. **活动无耐力** 与贫血导致组织细胞缺氧有关。
3. **有生长发育迟缓的危险** 与营养不足、贫血及维生素 B_{12} 缺乏影响生长发育有关。

（六）护理措施

1. **饮食护理** 提倡母乳喂养，注意营养均衡，合理搭配食物；及时添加富含维生素 B_{12} 的食物，如肉类、肝、肾、心等动物内脏、蛋类等，添加富含叶酸的食物，如新鲜绿叶蔬菜、水果、瓜、谷类及肝、肾等动物内脏；年长儿养成良好的饮食习惯，防止偏食、挑食。

2. **休息与活动** 根据患儿活动耐力下降情况制订活动强度、持续时间，以患儿不感到疲乏为度。一般不需卧床，严重贫血者注意休息，避免剧烈运动，防止出现晕厥跌倒。长期严重缺乏维生素 B_{12} 的患儿可出现局部或全身震颤甚至抽搐、感觉异常、共济失调等，应限制患儿活动，必要时按医嘱给予镇静剂，以免发生外伤。

3. **监测生长发育** 评估患儿的体格、智能发育和运动发育情况，及时发现异常，并给予早期干预。

4. **用药护理** 按医嘱使用维生素 B_{12} 和（或）叶酸，注意观察疗效。一般服用维生素 B_{12} 2～4 天网织红细胞开始增加，6～7 天达高峰，2 周后降至正常，但神经、精神症状恢复较慢，少数患儿需经数月后才完全恢复。维生素 C 有利于叶酸的吸收，同服可提高疗效。在恢复期须加用铁剂，防止红细胞生成增加，造成铁的缺乏。服用叶酸 1～2 天后食欲好转，骨髓中巨幼红细胞转为正常；2～4 天网织红细胞开始增加，4～7 天达高峰，2～6 周后红细胞和血红蛋白恢复正常。

（七）健康指导

向患儿及其家长讲解本病的相关知识及护理要点；指导家长及时添加富含维生素 B_{12} 和叶酸的辅食，培养小儿良好的饮食习惯；对有震颤的患儿应指导其家长耐心、细致地喂养。

【案例评析】

小月月，女，11 个月，是人工喂养儿。以"面色苍白，食欲不振 1 个月余"为主诉入院。近 1 个月来面色渐苍白，毛发枯黄。心肺听诊未见异常，肝右肋下 3cm，质软，病理反射未引出。实验室检查：血常规：红细胞 $3×10^{12}/L$，血红蛋白 72g/L，白细胞 $8×10^9/L$，中性粒细胞 0.35，淋巴细胞 0.64，单核细胞 0.01。血涂片见红细胞大小不等，以小者偏多，中央淡染区扩大。血清铁：8.5μmoL/L。

问题：
1. 该患儿存在的主要护理诊断/问题有哪些？首优的护理诊断是什么？
2. 相应的护理措施是什么？

解析：
1. 结合患儿的临床表现、家长主诉和辅助检查等结果，该患儿存在缺铁性贫血。主要护理诊断/问题为：①营养失调：低于机体需要量：与铁的供应不足有关。②潜在并发症：感染：与机体的免疫功能下降有关。③知识缺乏：家长缺乏本病的防护知识有关。其中首优的护理诊断是：营养失调：低于机体需要量：与铁的供应不足有关。

2. 主要的护理措施：①指导家长及时添加含铁丰富的辅食或补充铁强化食品。②指导家长正确用药。③防治感染。指导家长保持室内环境温度适宜，每天通风换气，注意个人卫生，保持皮肤清洁；加强口腔护理，保持口腔清洁。

学习检测

A2 型题

1. 患儿，男，10 个月。采用牛乳喂养，未加辅食，因皮肤、黏膜苍白就诊。诊断为缺铁性贫血，护士对家长的健康指导最重要的是（　　）。

　　A. 防止外伤　　　　　　　　B. 预防患儿感染
　　C. 预防心力衰竭　　　　　　D. 限制患儿活动
　　E. 为患儿补充含铁食物

2. 患儿，女，1岁半，食欲差，脸色渐苍白1年，肝脾大，Hb 62 g/L，RBC 4.4×10^9/L，N 0.35，L 0.67，RC 0.02，MCV 69 fl，MCH 24 Pg，MCHC 27%。此患儿贫血最可能的原因是（　　）。

  A. 铁缺乏   B. 碘缺乏

  C. 叶酸缺乏   D. 维生素 C 缺乏

  E. 维生素 B_{12} 缺乏

3. 患儿，男，9个月，因长期腹泻导致缺铁性贫血，今日开始用硫酸亚铁治疗，在3～5天后判断治疗效果最合适的指标是（　　）。

  A. 红细胞计数   B. 血红蛋白量

  C. 网织红细胞   D. 血清铁蛋白

  E. 红细胞游离原卟啉

4. 患儿，男，2岁，消瘦，食欲差，脸色苍白，1岁半时会行走和说短语，目前不能走，不会叫爸爸和妈妈，肝右肋下4cm，脾左肋下3cm，血常规示大细胞性贫血。对该患儿最主要的护理诊断是（　　）。

  A. 生长发育改变   B. 有感染的危险

  C. 心输出量减少   D. 有体温改变的危险

  E. 营养失调：低于机体需要量

A3 型题

（5～7题共用题干）

患儿，男，4个月，足月顺产，出生体重2kg，单纯母乳喂养，未添加辅食。体格检查：皮肤巩膜无黄染，前囟平软，唇较苍白，心肺无异常，肝右肋下3cm，脾左肋下2cm，Hb 80g/L，WBC 8.5×10^9/L，N 0.38，L 0.65，RC 0.05，MCV 70 fl，MCH 25 Pg，MCHC 26%。

5. 最可能的医疗诊断是（　　）。

  A. 生理性贫血   B. 地中海贫血

  C. 再生障碍性贫血   D. 营养性缺铁性贫血

  E. 营养性巨幼细胞贫血

6. 引起贫血的原因最有可能是缺乏（　　）。

  A. 铁   B. 叶酸

  C. 维生素 C   D. 维生素 B_2

  E. 维生素 B_{12}

7. 最主要的护理措施为（　　）。

  A. 注意休息   B. 补充铁剂

  C. 加强教育与训练   D. 纠正不良饮食习惯

  E. 注意饮食搭配合理

第十二章
泌尿系统疾病患儿的护理

学习目标

1. 掌握急性肾小球肾炎、肾病综合征、泌尿道感染的临床表现、常见护理诊断/问题及护理措施。
2. 熟悉急性肾小球肾炎、肾病综合征、泌尿道感染的概念、病因及治疗原则。
3. 了解儿童泌尿系统的解剖生理特点。

学习导入

张林林，男，5岁。近2天来患儿出现晨起眼睑及颜面部水肿，活动后水肿减轻，并伴有尿量减少，尿液颜色呈浓茶样。以"水肿2天"收入院。患儿2周前曾患上呼吸道感染，治疗后痊愈。

思考

1. 患儿为什么出现水肿、浓茶样尿？
2. 接下来需要做哪些辅助检查以明确诊断？

第一节 小儿泌尿系统解剖生理特点

（一）解剖特点

1. **肾脏** 小儿年龄越小，肾脏相对越大、越重，足月新生儿两肾重量约为体重的1/125，而成人两肾重量约为体重的1/220。婴儿肾脏位置较成人低，上极约平第12胸椎，其下极位于髂嵴以下第4腰椎水平，2岁以后才达髂嵴以上，且右肾略低于左肾，所以2岁以内的健康小儿腹部触诊时容易扪及肾脏。

2. **输尿管** 婴幼儿输尿管相对长而弯曲，管壁肌肉和弹力纤维发育较差，容易受压及扭曲而导致梗阻，造成尿潴留而诱发泌尿道感染；此外，婴幼儿输尿管和膀胱结合处瓣膜发育不良，容易发生反流而造成泌尿道感染。

3. **膀胱** 婴儿膀胱位置比年长儿相对较高，尿液充盈时，其顶部可在耻骨联合之上，触诊时可扪及；随年龄增长，逐渐下降至盆腔内。

4. **女婴尿道比男性短** 新生女婴尿道长度仅为1cm（性成熟期为3～5cm），且外口暴露、接近肛门，因而易受粪便污染引起上行性感染。男婴尿道虽较长，为5～6cm，但常有包茎，污垢积聚时也容易引起细菌感染。

（二）生理特点

新生儿出生时肾单位数量已达成人水平，功能已基本具备，但调节能力较弱，且储备能力差。一般1～2岁时接近成人水平。新生儿出生时肾小球的滤过率较低，仅为成人的1/4，2岁达成人水平，因此，2岁以下婴幼儿不能将体内过多的水分和溶质排出。新生儿及婴幼儿的肾小管重吸收功能弱，对水和钠的负荷调节能力较差，如输入过多钠，容易造成钠潴留和水肿。婴幼儿肾脏浓缩功能不足，排出相同溶质所需液量增多，所以摄入量不足时易发生脱水，甚至诱发急性肾功能不全。

（三）小儿排尿及尿液特点

1. **排尿次数** 大多数新生儿在生后24小时内开始排尿，99%的新生儿在48小时内排尿；出生后数天每日排尿数次，1周后由于摄入量增加，代谢旺盛，而膀胱容量小，排尿次数增至20～25次/日；1岁时排尿15～16次/日；幼儿排尿10次/日；学龄前期和学龄期为6～7次/日。

2. **尿量** 小儿的尿量个体差异较大，主要与液体的摄入量、食物种类、气温、湿度、活动量和精神因素等有关。随年龄增长，尿量逐渐增多（表12-1）。

第十二章　泌尿系统疾病患儿的护理

表 12-1　儿童年龄与尿量的关系

各年龄期	正常尿量（mL/d）	少尿（mL/d）	无尿（mL/d）
新生儿	1～3mL/（kg·h）	<1.0mL/（kg·h）	<0.5mL/（kg·h）
婴儿期	400～500	<200	<50
幼儿期	500～600	<200	<50
学龄前期	600～800	<300	<50
学龄期	800～1400	<400	<50

3. 排尿控制　婴儿时期通过脊髓反射机制完成，此后建立大脑控制，至3岁左右已能控制排尿。年龄在1.5～3岁之间的小儿主要通过控制尿道外括约肌和会阴肌控制排尿，若3岁后仍保留这种排尿机制，不能控制膀胱逼尿肌收缩，则被称为不稳定膀胱，表现为白天尿频、尿急或尿失禁和夜间遗尿。

4. 小儿尿液特点

（1）尿色及酸碱度：正常婴幼儿尿液淡黄透明，pH在5～7之间。生后2～3天尿色深，稍浑浊，放置后有红褐色沉淀，此为尿酸盐结晶，数日后尿色变淡。正常婴幼儿在寒冷季节尿排出后变为白色混浊，这是由于尿中盐类结晶所致，加热后可溶解。

（2）尿渗透压和尿比重：新生儿尿渗透压多呈低渗状态，平均为240mmol/L，尿比重为1.006～1.008；婴儿尿渗透压为50～600mmol/L，1岁以后接近成人水平；儿童尿渗透压通常为500～800mmol/L，尿比重范围为1.003～1.030，通常为1.011～1.025。

（3）尿蛋白：正常小儿尿中仅含微量蛋白，定性为阴性，定量不超过每天100mg/m^2；一次尿蛋白（mg/dl）/肌酐（mg/dl）≤0.2。

（4）尿细胞和管型：正常小儿新鲜尿液离心后沉渣显微镜下检查，红细胞<3个/HP，白细胞<5个/HP，偶见透明管型；正常12小时尿细胞计数（Addis count）：红细胞<50万个，白细胞<100万个，管型<5000个为正常。

第二节　急性肾小球肾炎

一、概述

急性肾小球肾炎（acute glomerulonephritis，AGN）简称急性肾炎，是一组与感染有关，以两侧肾小球弥漫性非化脓性炎性病变为主要特征的急性免疫反应性疾病。临床表现为急性起病，多有前驱感染史，有血尿、水肿、少尿和高血压，是小儿时期最常见的一种肾脏疾病。本病多见于5～14岁儿童，男女比例为2∶1，一般预后良好。

本病多见于感染之后，其中多数于A组β溶血性链球菌感染后1～4周发病，所以又称急性链球菌感染后肾炎（acute post-streptococcal glomerulonephritis，APSGN）；而由其他如葡萄球菌、肺炎链球菌、柯萨奇病毒、腮腺炎病毒等病原体感染后引起的急性肾炎，称为急性非链球菌感染后肾炎。临床上所谓的急性肾炎通常指前者。

A组β溶血性链球菌感染后导致肾炎的发病机制，是上呼吸道感染（如咽炎、扁桃体炎）或皮肤感染后的一种免疫反应。机体对链球菌的某些抗原成分产生抗体，抗原抗体结合形成循环免疫复合物，此种循环免疫复合物不易被吞噬清除，随血液循环到达肾脏，沉积在肾小球基底膜上并激活补体系统，从而引起一系列免疫损伤性炎症，肾小球基底膜破坏，血液成分漏出毛细血管，出现血尿、蛋白尿和管型尿。此外，炎症刺激肾小球内皮和系膜细胞肿胀、增生，肾小球毛细血管管腔变窄甚至闭塞，使肾小球滤过率降低，球-管失衡，体内水钠潴留，细胞外液和血容量增多，出现少尿、无尿，高血压和不同程度的水肿，严重者发生急性肾功能衰竭、高血压脑病和氮质血症。

二、临床表现

急性肾炎的临床表现轻重悬殊，轻者无临床症状，仅在尿液检查时发现异常；重症患者起病2周内可发生循环充血、高血压脑病和急性肾功能衰竭而危及生命。患儿发病前1～4周有上呼吸道感染如咽扁桃体炎或皮肤感染等病史，呼吸道感染至肾炎发病为1～2周；皮肤感染则稍长，为2～3周。

1. 典型表现　起病时急性期常有全身不适、乏力、食欲不振、发热、头痛、头晕等全身症状，典型表现为水肿、少尿、血尿和高血压。

（1）水肿、少尿：为最常见和最早出现的症状。2/3的患儿有水肿，一般多为轻、中度。初期多为眼睑和颜面部水肿，逐渐波及躯干、四肢，重者遍及全身，水肿性质呈非凹陷性。水肿、少尿主要是由于肾小球滤过率降低，导致尿少和水钠潴留引起。

（2）血尿：急性肾炎患儿几乎都有血尿，其中50%～70%的患儿有肉眼血尿，颜色呈茶褐色或烟灰水样（酸性尿），也可呈洗肉水样（中性或弱碱性尿）。肉眼血尿持续1～2周后消失转为镜下血尿，少数持续3～4周；而镜下血尿一般持续数月，运动后或并发感染时血尿可暂时加剧。

（3）高血压：30%～70%的患儿可有高血压，多为轻、中度，主要因水钠潴留血容量扩大所致，出现剧烈头痛、恶心、呕吐者并不多见。一般在1～2周内随尿量增多而降至正常。

2. 严重表现　少数患儿在病程2周内可出现下列严重症状，如不早期发现及时治疗，可危及生命。

（1）严重循环充血：由于水钠潴留，血容量增加而出现循环充血，轻者仅有轻度呼吸增快和肺部湿啰音；严重者可表现为明显气急、端坐呼吸、咳嗽、咳粉红色泡沫痰，两肺布满湿啰音，心率增快，心脏扩大，奔马律，肝脏肿大，水肿加重可出现胸水和腹水等。极少数危重患儿可因急性肺水肿于数小时内死亡。

（2）高血压脑病：血压骤升，由于脑血管痉挛导致缺氧、缺血、血管通透性增高而致脑水肿。临床上年长儿会主诉剧烈头痛、恶心呕吐、复视或一过性失明，严重者突然出现惊厥和昏迷。若能及时控制高血压，上述症状可迅速消失。

（3）急性肾功能衰竭：患儿出现尿量明显减少或无尿症状，引起暂时性的氮质血症、电解质紊乱和代谢性酸中毒，一般持续1～5日，在尿量逐渐增多后，病情好转。若持续数周仍不恢复，则预后不良。

三、辅助检查

1. 尿液检查　尿液离心后沉渣显微镜下检查红细胞>3个/HP，除此之外还可见透明、颗粒或红细胞管型，尿蛋白＋～＋＋＋。

2. 血液检查

（1）血常规：轻度贫血外周血白细胞一般轻度升高或正常，血沉加快。

（2）血清抗链球菌抗体：如（抗链球菌溶血素O、抗透明质酸酶、抗脱氧核糖核酸酶）升高，提示近期链球菌感染，早期应用敏感抗生素或过早测量会影响ASO滴度而使抗"O"测定阴性。

（3）血清补体测定：血清补体（CH50）和C3在急性期降低，多于6～8周恢复正常。

（4）肾功检查：可有轻度氮质血症，尿素氮、肌酐升高。

四、治疗原则

本病为自限性疾病，无特异性疗法，是以休息、对症处理为主，同时调控饮食，加强护理，消除感染灶，注意发现严重症状并及时治疗。

1. 控制链球菌感染和清除病灶　常用青霉素治疗10～14天。

2. 对症治疗

（1）利尿：一般用氢氯噻嗪口服或呋塞米（速尿）肌肉注射或静脉注射。

（2）降血压：首选硝苯地平。严重高血压患儿可静脉滴注硝普钠。

（3）高血压脑病：首选硝普钠，同时给予地西泮镇静止痉及呋塞米利尿脱水等。

（4）严重循环充血：严格限制水、钠入量，常用呋塞米、硝普钠等利尿降压药。

（5）急性肾功能衰竭：维持水、电解质平衡，及时处理高钾血症和低钠血症，必要时可采用透析治疗。

五、常见护理诊断/问题

1. 体液过多　与肾小球滤过率下降致水、钠潴留有关。

2. 活动无耐力　与水肿、血压升高有关。

3. 潜在并发症　高血压脑病、严重循环充血、急性肾功能衰竭。

4. 知识缺乏　患儿及其家长缺乏对本病的护理知识。

六、护理措施

1. 休息、控制活动量　休息以利于减轻心脏负担，改善心功能，增加心排出量，使肾血流量增加，提高肾小球滤过率，减少水钠潴留，预防并发症的发生。急性期需严格卧床2～3周。肉眼血尿消失，水肿消退，血压正常后可下床轻微活动。血沉正常后可上学，适当运动，但应避免剧烈体力活动。尿沉渣细胞绝对计数正常后恢复正常活动。

2. 饮食管理　加强饮食管理，尤其应注意控制水、盐的摄入。急性期水肿、高血压时应限制水、盐的摄入，每日食盐量 1～2g。有氮质血症时应限制蛋白质的摄入量，可给优质动物蛋白，一般每天为 0.5g/kg。供给高糖饮食以满足儿童热量的需要。在尿量增加、水肿消退、血压正常后，可恢复正常饮食，以保证儿童生长发育的需要。

3. 用药护理 经限制水盐摄入量后水肿、少尿仍很明显或有高血压、全身循环充血者，遵医嘱给予利尿剂、降压药。应用利尿剂前后注意观察体重、尿量、水肿的变化，并做好记录。静脉注射呋塞米后要注意有无大量利尿、脱水和电解质紊乱等现象。硝普钠应即配即用，放置 4 小时后即不能再用，整个输液系统须用黑纸或铝箔包裹遮光。硝普钠的主要副作用有恶心、呕吐、情绪不稳定、头痛和肌肉痉挛，应注意观察。快速降压时必须严密监测血压、心率。

4. 病情观察

（1）尿液及水肿情况：准确记录24小时出入水量。应用利尿剂时应每日测体重一次。观察患儿尿量、尿色及水肿情况。患儿尿量增加，肉眼血尿消失，提示病情好转。如尿量持续减少，并出现头痛、恶心、呕吐等，要警惕急性肾功能衰竭的发生。

（2）血压变化：若出现血压突然升高、剧烈头痛、呕吐、眼花等，提示高血压脑病，立即通知医生并配合抢救，遵医嘱给予降压、镇静药物，脑水肿时给脱水剂。

（3）呼吸和循环：观察患儿的呼吸、心率和精神状况，警惕严重循环充血的发生。如发生循环充血应将患儿安置于半卧位，吸氧，遵医嘱给药。

七、健康指导

向患儿及其家长宣传本病是一种自限性疾病，强调限制患儿活动是控制病情进展的重要措施，尤以前2周最为关键；同时说明本病的预后良好、锻炼身体、增强体质、避免或减少上呼吸道感染是预防本病的关键，一旦发生上呼吸道或皮肤感染，应及早应用抗生素彻底治疗。

第三节　肾病综合征

一、概述

肾病综合征（nephrotic syndrome，NS）简称肾病，是由多种原因所引起的肾小球基底膜通透性增高，致使大量血浆蛋白质从尿中丢失，从而引起一系列病理生理改变的一种临床综合征。临床上具有以下4大特点：大量蛋白尿；低蛋白血症；高胆固醇血症；不同程度的水肿。按病因可分为先天性、原发性和继发性3种类型。

1. 病因和发病机制 病因尚不十分清楚。单纯性肾病的发病可能与 T 细胞免疫功能紊乱有关；肾炎性肾病患者的肾病变中常可发现免疫球蛋白和补体成分沉积，提示与免疫病理损伤有关。

2. 病理生理

（1）蛋白尿：是由于肾小球毛细血管通透性增高所致，大量血浆蛋白漏入尿中。是本病最根本和最重要的病理生理改变，是导致肾病综合征其他三大临床特点的根本原因。

（2）低蛋白血症：是病理生理改变中的关键环节，大量血浆蛋白从尿中丢失和从肾小球滤出后被肾小管吸收、分解是造成低蛋白血症的主要原因。

（3）高胆固醇血症：低蛋白血症促进肝合成脂蛋白增加，其中大分子脂蛋白难以从肾排出，导致患儿血清总胆固醇、甘油三酯、低密度脂蛋白、极低密度脂蛋白增高，形成高脂血症，持续高脂血症可促进肾小球硬化和间质纤维化。

（4）水肿：①低蛋白血症使血浆胶体渗透压降低，使水由血管内往外渗到组织间隙，当血浆白蛋白低于25g/L时，体液主要在间质区潴留，低于15g/L时可同时形成胸水和腹水；②由于水由血管内往外渗到组织间隙，有效循环血量减少，肾素—血管紧张素—醛固酮系统被激活，使远端肾小管对水、钠的重吸收增多，造成水、钠潴留；③低血容量使交感神经兴奋性增高，近端肾小管对钠的重吸收增加。

二、临床表现

起病前多有上呼吸道感染，男性发病率显著高于女性，约为3.7∶1。

水肿

1. 单纯性肾病 发病年龄多在2～7岁，男女之比为（2～4）∶1。起病隐匿，常无明显诱因。水肿是最突出的表现，呈凹陷性，以颜面、下肢、阴囊最为明显，甚至出现腹水、胸水、心包积液。患儿病初一般情况尚可，继而出现疲倦、厌食、苍白和精神萎靡等，水肿严重者伴有尿量减少，一般无血尿及高血压。

2. 肾炎性肾病 发病年龄多在学龄期。水肿一般不严重，除具备肾病的四大特征外，尚有明显血尿、高血压、血清补体下降和不同程度氮质血症。

3. 并发症 以感染最常见，其他为电解质紊乱、血容量不足、高凝状态和血栓形成、急性肾功能衰竭、生长延迟等。

三、辅助检查

1. 尿液检查 蛋白定性多为（+++～++++），24小时尿蛋白定量≥50mg/（kg·d），大多可见透明管型和颗粒管型，肾炎性肾病患儿尿内红细胞可增多。

2. 血液检查 血浆总蛋白及白蛋白明显减少，血浆白蛋白低于25g/L，白、球比例（A/G）倒置。血清胆固醇明显增多>5.7mmol/L。血沉明显增快，>100mm/h。肾炎性肾病者可有血清补体（C3，CH50）降低及不同程度的氮质血症。

四、治疗原则

1. 一般治疗 休息、饮食管理、防治感染、补充维生素及矿物质。

2. 糖皮质激素治疗 糖皮质激素为首选药物，目前多采用中、长程疗法，分诱导缓解及巩固维持两个阶段，6个月为中程疗法，9个月为长程疗法。短程疗法易于复发，国内少用。

3. 其他治疗 利尿、免疫抑制剂、免疫调节剂、抗凝、血管紧张素转换酶抑制剂、中医中药治疗等。

五、常见护理诊断/问题

1. **体液过多** 与低蛋白血症导致的水、钠潴留有关。
2. **营养失调：低于机体需要量** 与大量蛋白自尿中丢失有关。
3. **有感染的危险** 与免疫力低下有关。
4. **潜在并发症：电解质紊乱、血栓形成、药物副作用**
5. **焦虑** 与病情反复及病程长有关。

六、护理措施

1. 休息 无高度水肿、低血容量及感染的患儿无须卧床休息，但应避免过度劳累。

严重水肿和高血压时须卧床休息，并用利尿剂及降压药，以减轻心脏和肾脏的负担，即使卧床也应在床上经常变换体位，以防血管栓塞等并发症。病情缓解后可逐渐增加活动量，但不要过度劳累，以免病情复发。在校儿童肾病活动期应休学。

2. 饮食 一般患儿不需要特别限制饮食，但因消化道黏膜水肿使消化能力减弱，宜给易消化的饮食，如优质蛋白（乳类、蛋、鱼、家禽等）、少量脂肪、足量碳水化合物及高维生素饮食，以减轻消化道负担。

（1）水和盐：水一般不必限制，但水肿时应限制钠的摄入，一般为1~2g/d，严重水肿时则应<1g/d，待水肿明显好转应渐增加食盐摄入量。

（2）蛋白质：大量蛋白尿期间蛋白摄入量不宜过多，以免肾小球硬化，蛋白供给量以1.5~2.0g/（kg·d）为宜，三餐中蛋白质的分配应重点放在晚餐。

（3）维生素及微量元素：长期使用糖皮质激素时每天应补充维生素D和适量钙剂。

3. 预防感染

（1）做好保护性隔离：肾病患儿与感染性疾病患儿分室收治，病房每日进行空气消毒，减少探视人数。向患儿及其家长解释预防感染的重要性，肾病患儿由于免疫力低下易继发感染，因此，避免患儿到人多的公共场所。

（2）加强皮肤护理：注意保持皮肤清洁、干燥，及时更换内衣。保持床铺清洁、整齐，被褥松软，经常翻身；水肿严重时，应尽量避免肌肉注射，以防药液外渗，导致局部潮湿、糜烂或感染；臀部和四肢受压部位衬棉圈，或用气垫床；水肿的阴囊可用棉垫或吊带托起。

皮肤破损可涂碘伏预防感染。

（3）做好会阴部清洁：每日用3%硼酸坐浴1~2次，以预防尿路感染。

（4）注意监测体温、血象等，有感染征象及时通知医生。

4. 观察药物疗效及副作用

（1）激素治疗期间注意每日尿量、尿蛋白变化及血浆蛋白恢复等情况。

（2）注意观察激素的副作用，如库欣综合征、消化道溃疡、高血压、骨质疏松等。

（3）遵医嘱及时补充维生素D及钙质，以免发生手足搐搦症。

（4）应用利尿剂时注意观察尿量，定期查血钾、血钠，尿量过多时应及时与医师联系，因大量利尿可加重血容量不足，有出现低血容量性休克或静脉血栓形成的危险。

（5）使用免疫抑制剂（如环磷酰胺）治疗时，注意白细胞数下降、脱发、胃肠道反应及出血性膀胱炎等。用药期间要多饮水和定期查血象。

（6）抗凝和溶栓疗法能改善肾病的临床症状，改变患儿对激素的效应，从而达到理想的治疗效果。在使用肝素过程中注意监测凝血时间及凝血酶原时间。

5. 心理护理 关心、爱护患儿，多与患儿及其家长沟通，鼓励其说出内心的感受。指导家长多给患儿心理支持，帮助患儿适应形象的改变，解释形体改变是暂时的，激素停用后即可恢复，使其保持良好情绪。在恢复期可组织一些轻松的娱乐活动，适当安排一定的学习，以增强患儿信心，积极配合治疗。

七、健康指导

向患儿及其家长讲解疾病的相关知识，激素治疗的重要性，使患儿及家长配合与坚持用药。感染是本病最常见的并发症及复发的诱因，教会患儿和家长预防感染的方法，并能及时就诊。指导患儿活动时注意安全，以防摔伤、骨折。教会家长或较大儿童学会用试纸监测尿蛋白的变化。预防接种需在病情完全缓解且停用糖皮质激素6个月后进行。

第四节　泌尿道感染

一、概述

泌尿道感染（urinary tract infection，UTI）是指病原体直接侵入尿路，在尿液中生长繁殖，并侵犯尿路黏膜或组织而引起损伤，是小儿泌尿系统最常见的感染性疾病。按病原体侵袭的部位不同，一般将其分为肾盂肾炎、膀胱炎、尿道炎。肾盂肾炎称为上尿路感染；膀胱炎、尿道炎合称为下尿路感染。由于儿童时期感染局限在尿道某一部位者较少，且临床上难以准确定位，所以常不加区别而统称为泌尿道感染。泌尿道感染可根据患儿有无临床症状，分为症状性泌尿道感染和无症状性菌尿。2岁以下小儿多见，女孩多于男孩。

1. 病因

（1）病原体：各种病原体都能够引起泌尿道感染，细菌占绝大多数，尤以革兰阴性杆菌为主，最常见的为大肠埃希菌，占首次感染的60%～80%，其次为克雷白杆菌、变形杆菌、副大肠埃希菌和少数革兰阳性菌等。

（2）易感因素：

1）与小儿泌尿道生理解剖特点有关。

2）泌尿系统先天畸形、尿路梗阻：先天畸形如后尿道瓣膜、肾盂-输尿管连接部狭窄等，各种原因所致的肾囊肿、肾盂积水等，常造成尿潴留，诱发泌尿道感染。

3）膀胱输尿管反流：膀胱输尿管反流可为先天发育异常或后天因素所致。婴儿的发病数较高，随年龄增长而渐减少。

4）其他：不及时更换尿布、泌尿道器械检查、留置导尿管、蛲虫症、机体防御能力低下如营养不良、肾病综合征、分泌型IgA缺乏等均是易致泌尿道感染的原因。

2. **感染途径**　上行性感染是婴幼儿时期最常见的感染途径；血源性感染主要见于新生儿和小婴儿，致病菌主要是金黄色葡萄球菌；也可经淋巴感染和邻近器官、组织直接蔓延。

二、临床表现

不同年龄组和急、慢性感染的临床表现差异较大。

1. 急性尿路感染

（1）新生儿：临床症状不明显，以全身症状为主，症状轻重不一，可为无症状性菌尿或呈严重的败血症表现，可有发热、体温不升、体重不增、拒奶、腹泻、黄疸、惊厥和嗜睡等。多由血行感染引起。

（2）婴幼儿：仍以全身症状为主，局部症状轻微或缺如。主要表现为发热、腹痛、呕吐、腹泻等。部分患儿可有尿路刺激症状如尿线中断、排尿时哭闹、夜间遗尿等。由于尿频致尿布经常浸湿可引发顽固性尿布皮炎等。

（3）年长儿：表现与成人相似，下尿路感染以膀胱刺激症状如尿频、尿急、尿痛为主，全身症状轻微。上尿路感染多有发热、寒战、腰痛、肾区叩击痛，有时也伴有尿路刺激症状。

2. 慢性尿路感染　
病情迁移或反复发作，病程多在6个月以上。轻者可无明显症状，也可间断出现发热、脓尿或菌尿。反复发作者可有贫血、乏力、腰痛、生长发育迟缓，重症者肾实质损害，出现高血压及肾功能减退等。

3. 无症状性菌尿　
在常规的尿过筛检查中，可以发现健康儿童存在着有意义的菌尿，但无任何尿路感染症状。这种现象可见于各年龄组，在儿童中以学龄女孩常见。无症状性菌尿患儿常同时伴有尿路畸形和既往有症状尿路感染史。

三、辅助检查

1. 尿液检查

（1）尿常规检查：清洁中段尿离心沉渣镜检中白细胞≥5个/HP，即可怀疑为尿路感染，血尿也很常见。

（2）尿细菌涂片：1滴新鲜混合尿涂片，革兰氏染色，每油镜视野≥1个，有诊断意义。

（3）尿培养及细菌学检查：尿培养和菌落计数是诊断尿路感染的主要依据。清洁中段尿细菌培养菌落计数超过 1×10^5/mL便可确诊；菌落计数在 $1\times10^4\sim1\times10^5$/mL 为可疑感染；菌落计数少于 1×10^4/mL 或出现多种杂菌生长，则尿液污染的可能性大。如怀疑其结果不可靠可行耻骨上膀胱穿刺抽取尿标本，只要发现有细菌生长，就有诊断意义。

2. 影像学检查　反复感染或迁延不愈者应进行，以确诊有无畸形和膀胱输尿管反流。

四、治疗原则

1. 一般治疗　急性期应卧床休息，多饮水，勤排尿，注意外阴清洁，加强营养，增强机体的抵抗力。

2. 抗菌治疗　宜选择广谱、强效、尿及肾组织中浓度高、毒性小、不容易产生耐药性的药物，以减少复发的危险。轻型和下尿路感染首选复方磺胺甲噁唑（SMZco）片，连服7～10天；上尿路感染多选用两种抗生素，常用的有氨苄西林、头孢噻肟钠、头孢曲松钠等静脉滴注，疗程10～14天。

五、常见护理诊断/问题

1. 体温过高　与细菌感染有关。
2. 排尿异常　与膀胱、尿道炎症有关。

六、护理措施

1. 降低体温　监测体温变化。高热者给予物理降温或药物降温；新生儿体温不升者给予保暖。

2. 减轻排尿异常

（1）保持会阴部清洁，便后冲洗外阴，小婴儿勤换尿布，尿布用开水烫洗晒干，或煮沸、高压消毒。

（2）婴幼儿哭闹、尿道刺激症状明显者，遵医嘱应用阿托品和山莨菪碱（654-2）等。

（3）遵医嘱应用抗菌药物，注意药物副作用。口服抗菌药物可出现恶心、呕吐、食欲减退等现象，饭后服药可减轻胃肠道症状；服用磺胺类药物时应多喝水，并注意有无血尿、尿少、尿闭等。

（4）定期复查尿常规和进行尿培养，以了解病情的变化和治疗效果。

七、健康指导

1. 向患儿及其家长解释本病的护理要点与预防知识，指导家长为婴儿勤换尿布，便后洗净臀部，保持清洁，幼儿不穿开裆裤。女孩臀部清洗和擦洗时均从前向后，单独使用洁具，防止肠道细菌污染尿道，而引起上行性感染。及时发现男孩包茎、女孩处女膜伞、蛲虫前行尿道等情况，并及时处理。

2. 指导按时服药，定期复查，防止复发与再感染。一般急性感染于疗程结束后每月随访一次，除尿常规外，还应做中段尿培养，连续3个月如无复发可以认为治愈，反复发作者每3～6个月复查一次，共2年或更长时间。

【案例评析】

赵小鹏，男，6岁。以"水肿12天"为主诉入院。患儿12天前出现眼睑、颜面部水肿，后波及双下肢及阴囊，呈凹陷性，伴尿量减少，无尿红，少许泡沫尿，腹胀明显。查体：患儿神志清晰，精神稍差，呼吸平稳，T 37.4℃、P 110次/分钟、R 25次/分钟、BP 110/78mmHg；双眼睑、颜面、下肢、阴囊高度水肿，呈凹陷性；心肺（－），移动性浊音（＋），肾区无叩痛，腹软，肝肋下2cm，脾肋下未触及；尿蛋白（＋＋＋＋）。诊断：单纯性肾病。给予泼尼松每日1.5mg/kg，分3次口服；呋塞米每次1mg/kg，每6～8小时口服进行治疗。

问题：
1. 列出该患儿主要的护理诊断。
2. 主要护理措施是什么？

解析：
1. 主要的护理诊断：①体液过多：与低蛋白血症导致的水钠潴留有关；②营养失调：低于机体需要量：与大量蛋白自尿中丢失有关；③有感染的危险：与免疫力低下有关；④潜在并发症：药物副作用；⑤焦虑：与病情反复及病程长有关。

2. 主要的护理措施：①须卧床休息，并在床上经常变换体位。②饮食：给易消化的饮食，如优质蛋白（乳类、蛋、鱼、家禽等）、少量脂肪、足量碳水化合物及高维生素饮食。③预防感染：做好保护性隔离；加强皮肤护理；做好会阴部清洁；注意监测体温、血象等，有感染征象时及时通知医生。④观察药物疗效及副作用。⑤心理护理。

学习检测

A2型题

1. 患儿，男，8岁，因肾病综合征口服泼尼松，为预防副作用，下列护理措施不恰当的是（　　）。
   A. 注意大便颜色　　　　　　B. 严格执行探视制度
   C. 每日测血压1～2次　　　　D. 给牛奶、面汤或软食
   E. 空腹吃药

2. 小宝，男，6岁，双眼睑、颜面、双下肢及阴囊水肿，入院经化验尿液及其他评估诊断为原发性肾病综合征，治疗首选药物是（　　）。
   A. 肾上腺糖皮质激素　　　　B. 抗生素
   C. 利尿剂　　　　　　　　　D. 冻干人血浆
   E. 免疫调节剂

3. 患儿，小军，9岁，晨起双眼睑水肿，尿呈浓茶色，头痛、头晕6天，今早突然发生惊厥。该患儿患有下列疾病的可能性最大的是（　　）。

  A. 高热惊厥   B. 低钙惊厥

  C. 低钠综合征   D. 高血压脑病

  E. 低血糖症

4. 小红，女，1.5岁，妈妈一直给穿"开裆裤"，两天来发热、排尿时哭闹、排尿次数增多，离心尿白细胞聚集，诊断为尿路感染。尿路感染最常见的感染途径是（　　）。

  A. 血行感染   B. 上行性感染

  C. 淋巴感染   D. 邻近组织蔓延

  E. 外伤

5. 小红，女，12岁，患急性肾小球肾炎，经治疗已好转，出院时护士对患儿及其家长进行健康教育，告知其恢复上学的指标是（　　）。

  A. 血压正常   B. 补体C3正常

  C. 血沉正常   D. 血尿消失

  E. Addis计数正常

6. 小文，男，5岁，患原发性肾病综合征。原发性肾病综合征最常见的并发症是（　　）。

  A. 心力衰竭   B. 高血压脑病

  C. 肾功能不全   D. 高钾血症

  E. 感染

A3型题

（7、8题共用题干）

患儿，5岁，男孩，因全身浮肿以肾病综合征入院。体检：颜面、眼睑、腹壁、双下肢浮肿明显，阴囊水肿，囊壁变薄透亮。尿液检查：尿蛋白（＋＋＋＋），血检查：胆固醇增高，血浆蛋白降低。

7. 该患儿目前最主要的护理诊断是（　　）。

  A. 焦虑   B. 排尿异常

  C. 体液过多   D. 有继发感染的可能

  E. 有皮肤完整性受损的可能

8. 目前，最主要的护理措施是（　　）。

  A. 卧床休息   B. 无盐饮食

  C. 高蛋白饮食   D. 高脂肪饮食

  E. 肌肉注射给药

第十三章
神经系统疾病患儿的护理

学习目标

1. 掌握化脓性脑膜炎、病毒性脑炎、儿童惊厥的临床表现、常见护理诊断/问题及护理措施。
2. 熟悉化脓性脑膜炎、病毒性脑炎、儿童惊厥的概念、病因及治疗原则。
3. 了解神经系统解剖生理特点；化脓性脑膜炎、病毒性脑炎、儿童惊厥的发病机制、辅助检查。

学习导入

丽丽，女，10月大，3天前开始发热，体温38.5～40℃，伴有流涕、咳嗽、烦躁不安，呕吐2次，为胃内容物，呈喷射状。下午突然出现抽搐，抽搐时意识丧失，四肢强直，两眼凝视。

思考

1. 你认为该患儿出现抽搐的原因是什么，为明确诊断需要做哪些辅助检查？
2. 该患儿存在的主要护理问题是什么，应如何护理？

第一节 儿童神经系统解剖生理特点

一、脑

儿童神经系统最先开始发育，小儿出生时大脑的重量约370g，占体重的10%~12%，大脑外观与成人十分相似，脑表面有较浅而宽的沟回，但发育不完善，脑皮质较薄，细胞分化较差，髓鞘形成不全，对外界刺激反应缓慢且易泛化，婴幼儿期睡眠时间较长，强烈的刺激易发生昏睡、惊厥。大脑皮质下中枢基本发育较为成熟，而大脑皮质及新纹状体发育尚不成熟，灰质和白质分界不明显，所以出生后各种的活动主要依靠皮质下中枢调节。儿童的脑耗氧量，在基础代谢状态下占总耗氧量的50%，而成人为20%，因而儿童缺氧的耐受性较成人更差。

二、脊髓

儿童出生时脊髓结构已经较为完善，且功能基本具备。新生儿脊髓末端位于第2腰椎下缘，4岁时达到第1~2腰椎之间，所以婴幼儿时期行腰椎穿刺位置宜低，以第4~5腰椎间隙为宜，4岁后以第3~4腰椎间隙为宜，避免脊髓损伤。

三、脑脊液

儿童脑脊液随年龄增加，其总量、压力、细胞数、蛋白质总量、糖、氯化物等正常值有所不同。新生儿脑脊液总量较少且压力较低，抽吸脑脊液较困难。随着年龄的增加，脑脊液的总量逐渐增加，压力增高，儿童时期正常脑脊液总量为100~150mL，压力为0.69~1.96kPa，外观清亮透明，白细胞数为（0~10）×10^6/L，蛋白质为0.2~0.4g/L，糖含量为2.8~4.5mmol/L，氯化物为117~127mmol/L。

四、神经反射

1. 出生时已经存在以后逐渐消失的反射 如觅食反射、拥抱反射、握持反射、吸吮反射等。其中，觅食反射、拥抱反射、握持反射一般于生后3~4个月消失，吸吮反射于1岁左右完全消失。生后这些反射缺如、短期消失或应消失时仍存在，则表明神经系统发生病理改变。

2. 出生时已经存在并且保持终身存在的反射 如角膜反射、瞳孔对光反射、吞咽反射、结膜反射等。若这些反射减弱或消失，则表明神经系统有病理改变。

3. 出生时不存在，以后逐渐出现并保持终身的反射 如腹壁反射、提睾反射、腱反射等。这些反射1岁后可引出并较稳定。在某些病理状态下这些反射可以减弱或消失。

4. 病理反射 病理反射包括巴宾斯基征、奥本海姆征、戈登征等，检查方法如成人。2岁以内婴幼儿，呈现巴宾斯基征阳性可为正常生理现象。2岁以上或单侧出现巴宾斯基征阳性反应则为病理现象。

5. 脑膜刺激征 脑膜刺激征包括颈强直、凯尔尼格征、布鲁津斯基征。婴儿3~4

个月凯尔尼格征为阳性。婴儿由于颅骨骨缝和前囟门未完全闭合，而使脑膜刺激征表现不明显或出现较晚。

第二节 化脓性脑膜炎

一、概述

化脓性脑膜炎（purulent meningitis，PM）是由各种化脓性细菌引起的急性脑膜炎症，是小儿尤其婴幼儿时期常见的中枢神经系统急性感染性疾病。临床上以急性发热、惊厥、意识障碍、颅内压增高和脑膜刺激征，以及脑脊液脓性改变为特征。本病的预后随诊疗水平的逐渐提高已有明显改善，但治疗不及时可危及生命或遗留各种神经系统后遗症。

1. 病因 许多种化脓性细菌均能引起本病的发生，但是 2/3 以上的化脓性脑膜炎是由脑膜炎球菌、肺炎链球菌和流感嗜血杆菌三种细菌引起的。2 个月以内的小儿以及原发或继发性免疫缺陷病者，容易发生肠道革兰阴性杆菌和金黄色葡萄球菌感染，前者以大肠埃希菌多见，其次为变性杆菌、绿脓杆菌或产气杆菌等。

2. 侵入途径

（1）血流感染：是最常见的途径。致病菌大多由呼吸道侵入血流，新生儿的皮肤、胃肠道黏膜或脐部也常是感染侵入途径。当小儿免疫防御功能下降时，细菌穿过血-脑屏障到达脑膜。

（2）邻近组织器官感染：如中耳炎、乳突炎等通过扩散波及脑膜。

（3）与颅腔存在直接通道：如头颅骨折、脑脊髓膜膨出、皮肤窦道等，为细菌直接侵入蛛网膜下腔所致。

二、临床表现

化脓性脑膜炎多见于5岁以下的小儿，其中1岁以下是患病高峰期。本病一年四季均可发病，肺炎链球菌所致的化脓性脑膜炎以冬、春季多见，脑膜炎球菌、流感杆菌引起的化脓性脑膜炎多见于春、秋季。大部分起病较急，发病前多有呼吸道或胃肠道感染病史。

1. 典型表现

（1）感染中毒及急性脑功能障碍症状：表现为发热、烦躁不安及进行性加重的意志障碍。当病情逐渐加重，患儿意识可从精神萎靡、嗜睡、昏睡、昏迷直到深度昏迷。约30%的患儿可出现反复的惊厥发作。

（2）颅内压增高表现：出现头痛、呕吐的表现，婴儿出现前囟饱满、张力增高、头围增大等症状。合并脑疝时，则出现呼吸不规则、突然意识障碍加重、瞳孔不等大等表现。

（3）脑膜刺激征：颈项强直、凯尔尼格征和布鲁津斯基征

Kernig 征

Brudzinski 征

呈阳性，以颈项强直最常见。

2. 非典型表现 3个月以下患儿表现多不典型。体温可以升高或降低，甚至体温不升；颅内压增高可不明显，可仅有吐奶、尖叫或颅缝开裂的表现；惊厥发作不典型，可仅见面部、肢体抽动或各种不显性发作等；脑膜刺激征不明显。

3. 并发症和后遗症

（1）硬脑膜下积液：主要发生于1岁以下的婴儿。经有效治疗48～72小时后，体温依然不退或退而复升，病情无好转甚至进行性加重者，首先应考虑发生本症的可能性。应行头颅透光检查和CT扫描协助诊断。行硬膜下穿刺可进行确诊。

（2）脑室管膜炎：多见于治疗被延误的婴儿。患儿表现为发热不退，惊厥、意识障碍不能改善，并进行性加重的颈项强直甚至角弓反张，脑脊液始终异常，CT检查可见脑室扩大。侧脑室穿刺有助于明确诊断，本症致死率和致残率高。

（3）脑积水：发生脑积水后，患儿表现为烦躁不安，嗜睡，呕吐，惊厥反复发作，头颅进行性增大，骨缝分离，前囟扩大饱满，头颅叩诊"破壶音"，头皮静脉扩张。疾病晚期，患儿可出现进行性智力减退和其他神经功能倒退的表现。

（4）各种神经功能障碍：部分患儿并发神经性耳聋或出现视力障碍、智能低下和行为异常等表现。

三、辅助检查

1. 脑脊液 脑脊液检查是本病确诊的重要依据。本病典型脑脊液表现为压力增高，外观混浊似米汤样。白细胞明显增多，$\geq 1000 \times 10^6/L$，分类以中性粒细胞为主，蛋白含量增高，糖和氯化物明显下降。涂片、培养可有助于明确致病菌。

2. 血培养 血培养有助于寻找致病菌。

3. 血常规 白细胞总数大多明显增高，其中以中性粒细胞增高为主。

4. 头颅CT 可帮助确定脑水肿、脑膜炎、脑室扩大、硬脑膜下积液等病理改变情况。

四、治疗原则

1. 抗生素治疗 应选用对病原菌敏感且有较高浓度、毒性低的抗生素，急性期应采用静脉用药，遵循早期、足量、敏感、足疗程、易透过血—脑屏障的原则，必要时联合用药，力求用药24小时内杀灭脑脊液中的致病菌。病原菌未明确前主要选择第三代头孢菌素，如头孢曲松、头孢噻肟等药；病原菌明确后，参照药物敏感试验结果选药。疗程一般为2～3周，肺炎链球菌和流感嗜血杆菌脑膜炎应静脉滴注10～14天，金黄色葡萄球菌和革兰阴性杆菌脑膜炎应21天以上。

2. 肾上腺糖皮质激素治疗 可以抑制炎性因子的产生，并且降低血管通透性，减轻脑水肿和颅内高压的表现。常用地塞米松静脉给药，连用2～3天。

3. 对症支持治疗 保证足够液体量、热量及电解质。高热时可用物理降温和药物降温；颅内高压时给予20%甘露醇降颅压。对惊厥患儿可选用苯巴比妥、地西泮等镇静止惊厥药物。

4. 并发症治疗

（1）硬膜下积液：积液量较大引起颅内压增高时，硬膜下穿刺放液，每次每侧不超过15mL。多数患儿积液逐渐减少而治愈。

（2）脑室脑膜炎：通过侧脑室穿刺引流的方法缓解症状，并针对病原菌结合用药安全原则，选择合适抗生素脑室内注入。

（3）脑积水：主要依靠手术治疗，通过正中孔粘连松解、导水管扩张和脑脊液分流术进行治疗。

五、常见护理诊断/问题

1. **体温过高** 与细菌感染有关。
2. **潜在并发症** 颅内压增高。
3. **有受伤的危险** 与惊厥发作有关。
4. **营养失调：低于机体需要量** 与摄入不足、机体消耗增多有关。
5. **焦虑（家长）** 与家长担心疾病预后有关。

六、护理措施

1. **降低体温** 保持病室安静、空气新鲜、温湿度适宜。高热患儿需卧床休息，并每4小时监测体温一次，同时观察其热型及伴随症状。体温超过38.5℃时，应及时采取物理降温或药物降温，以减少大脑的耗氧量，防止惊厥。汗出热退时及时更换汗湿的衣裤，注意保暖，并观察降温效果。鼓励患儿多饮水，必要时静脉补液。遵医嘱及时给予退热药物和抗生素药物治疗。

2. **密切观察病情变化**

（1）监测生命体征和神志变化：密切监测患儿的体温、脉搏、呼吸、血压等生命体征，观察患儿的意识状态、囟门、瞳孔等变化。若患儿出现意识障碍、瞳孔改变、前囟隆起或紧张、躁动不安、频繁呕吐、四肢肌张力增高等提示惊厥发作先兆。若呼吸节律深而慢或不规则，瞳孔忽大忽小或两侧不等大，对光反射迟钝，血压升高，提示有脑疝及呼吸衰竭的发生，应及时通知医生并做好抢救准备。

（2）并发症的观察：若患儿在治疗中发热不退或退而复升，前囟饱满、颅缝裂开、呕吐不止、惊厥频发，应考虑有硬脑膜下积液、脑积水等可能。可做颅骨透照试验、头颅CT扫描检查等明确诊断，并做好抢救准备工作，备好氧气、吸引器、人工呼吸机、脱水剂、硬脑膜下穿刺包及侧脑室引流包等。

3. **防止外伤** 病室环境安静，护理操作动作集中进行，专人守护和陪伴患儿。对躁动不安或惊厥发作的患儿应防止其坠床发生，防止舌咬伤；对呕吐频繁的患儿，令其头偏一侧，保持呼吸道通畅，防止误吸和吸入性窒息，患儿呕吐后帮助其漱口，保持口腔洁净，并及时清除呕吐物。协助患儿完成洗漱、进食、大小便及个人卫生等生活护理。做好口腔护理；做好皮肤护理，及时清除大小便，保持臀部皮肤的干燥，必要时使用气垫等预防压疮的发生。

4. 保证营养的供应　根据患儿需要制订饮食计划，给予高热量、高蛋白、富含维生素的清淡、易消化流质或半流质饮食。呕吐频繁者，少量多餐，必要时给予静脉输液，维持水、电解质平衡。定时监测患儿每日热量摄入，及时给予调整。

5. 心理护理　关爱患儿，并帮助其家长消除紧张焦虑的情绪，根据患儿病情及其家长对疾病的接受程度，讲解病情、治疗护理，针对其做好基本知识宣教，促进其主动配合治疗和护理。

七、健康指导

加大对化脓性脑膜炎的预防知识的宣教，积极预防上呼吸道、消化道等感染性疾病，预防皮肤外伤和脐部的感染。流行地区实施疫苗预防接种，减少化脓性脑膜炎发生概率。对恢复期和有神经系统后遗症的患儿，与其家长共同制订有效的功能训练计划，指导家长根据不同情况给予相应的护理，促使患儿病情尽可能的康复。

第三节　病毒性脑炎

一、概述

病毒性脑炎（viral encephalitis）是由各种病毒感染引起的颅内急性炎症。若病变主要累及脑实质则称为病毒性脑炎，若病变主要累及脑膜则称为病毒性脑膜炎。大多数患儿病程具有自限性。

本病致病病毒80%为肠道病毒，其次为虫媒病毒、腺病毒、单穿疱疹病毒、腮腺炎病毒等。病毒经肠道、呼吸道进入淋巴系统繁殖后入血，感染颅外某些脏器，患儿出现发热等全身症状。病毒进一步在定居脏器内繁殖，便可以进入脑或脑膜组织，而出现中枢神经系统症状。

二、临床表现

由于病变部位不同，本病病情差异性较大。病毒性脑炎的临床症状通常比脑膜炎严重，重症的脑炎更容易发生急性期死亡或后遗症。

1. 病毒性脑膜炎　起病急，多有上呼吸道感染等病史。表现为发热、恶心、呕吐。婴儿多见烦躁不安，易激惹，年长儿出现头痛。脑膜刺激征可为阳性。一般很少有严重的意识障碍和惊厥，无局限性神经系统体征，病程一般局限在1～2周内。

2. 病毒性脑炎　急性起病，因病理改变在脑实质的部位、范围和严重程度不同，所以临床表现不同。病程一般为2～3周。多数可以完全恢复，但少数患儿遗留癫痫、肢体瘫痪、智能发育迟缓等后遗症。

（1）弥漫性大脑病变：大多数患儿在弥漫性大脑病变基础上表现为发热、反复惊厥发作、不同程度的意识障碍和颅内压增高。

（2）累及额叶皮质运动区：主要表现是反复惊厥发作，伴有或不伴有发热。

（3）累及额叶底部、颞叶边缘系统：以精神情绪异常为主要表现。患儿可出现躁狂、失语、幻觉、定向力和记忆力障碍等，伴或不伴有发热。多种病毒可引起此类表现，但以单纯疱疹病毒引起的最为严重，常合并惊厥与昏迷，致死率高。

（4）其他：患儿还可出现偏瘫、单瘫、四肢瘫或各种以不自主运动为主的表现。部分患儿可以同时兼有上述多种类型表现。

三、辅助检查

1. **脑脊液检查** 外观清亮，压力正常或增加。白细胞数正常或轻度增高，分类计数以淋巴细胞为主，蛋白质大多正常或轻度增高，糖含量正常。涂片和培养无细菌发现。

脑脊液的颜色

2. **病原学检查** 部分患儿脑脊液病毒培养及特异性抗体测试阳性。恢复期血清特意性抗体滴度高于急性期4倍以上有诊断价值。

3. **脑电图** 以弥漫性或局限性异常慢波背景活动为特征。慢波背景活动只提示异常脑功能，并不能证实病毒感染性质。

4. **头颅 CT/MRI** 可显示脑水肿、局灶性或弥漫性病变。

四、治疗原则

本病缺乏特异性治疗方法，急性期给予的支持与对症治疗是降低病死率和致残率的关键。

1. **对症支持治疗** 高热时降温、维持水电解质平衡，注意营养的供给。惊厥发作时，给予止惊厥药物，频发痫性发作者依据癫痫发作类型选用抗癫痫药物。颅内压增高时，降低颅内压防止脑水肿。

2. **抗病毒治疗** 常选用阿糖腺苷、阿昔洛韦、更昔洛韦或利巴韦林。

3. **抗生素治疗** 合并有细菌感染时，适当给予抗生素治疗。

4. **其他** 根据患儿的病情需要，必要时应用糖皮质激素，如地塞米松等；并结合病情发展，必要时应用保护脏器功能、营养神经的药物。

五、常见护理诊断/问题

1. **体温过高** 与病毒血症有关。
2. **营养失调：低于机体需要量** 与摄入不足、机体消耗增多有关。
3. **有受伤的危险** 与惊厥发作有关。
4. **急性意识障碍** 与脑实质炎症有关。
5. **潜在并发症** 颅内压增高。

六、护理措施

1. **降低体温** 参见本章第二节。
2. **密切观察病情变化** 密切监测患儿的体温、脉搏、呼吸、血压等生命体征，保持呼吸道通畅，必要时吸氧。注意观察患儿的意识状态、囟门、瞳孔等变化。若患儿出现意识障碍、躁动不安、频繁呕吐警示有脑水肿的存在。若呼吸节律深而慢或不规则，瞳孔忽大忽小或两侧不等大，对光反射迟钝，说明有脑疝及呼吸衰竭的发生。

3. 防止外伤 病室环境安静，护理操作动作集中进行，专人守护和陪伴患儿。对躁动不安或惊厥发作的患儿，应防止其发生坠床，防止舌咬伤；对昏迷患儿，使其侧卧位，定时翻身及按摩皮肤，必要时使用气垫等预防压疮的发生。每2小时翻身拍背1次，促进排痰，避免坠积性肺炎。

4. 保证营养的供应 参见本章第二节。

5. 促进肢体功能恢复 保持肢体呈功能位，病情稳定后及早进行患儿肢体的被动和主动功能恢复，促进肢体功能恢复。功能锻炼时应遵循循序渐进的原则，并采用适当的保护措施。也可配合针灸进行综合康复。

七、健康指导

向患儿及其家长介绍病情、用药护理的方法。关爱患儿，并给予家长安慰，做好其心理护理。为家长提供日常生活护理及保护患儿的相关知识，指导并鼓励家长尽早对患儿进行功能训练。

第四节　儿童惊厥

一、概述

惊厥（convulsion）是指由于神经细胞异常放电而引起全身或局部骨骼肌群发生不自主强直性或阵挛性收缩，常伴意识障碍。惊厥是儿科较常见的急症，以婴幼儿多见。

1. 病因

（1）感染性疾病：

1）颅内感染：如细菌、病毒、原虫、寄生虫、真菌等引起的脑膜炎、脑炎及脑脓肿等。

2）颅外感染：如高热惊厥、全身重度感染（如败血症、肺炎、细菌性痢疾或其他传染病引起的中毒性脑病）、破伤风等。

（2）非感染性疾病：

1）颅内疾病：如各型癫痫、颅内占位病变、颅脑损伤、脑发育异常等。

2）颅外疾病：如水、电解质紊乱（如低血钙、低血镁、低血钠等），药物或毒物中毒，全身性疾病（低血糖、尿毒症等），以及严重的心、肺、肾疾病等。

2. 发病机制 惊厥是一种暂时性神经系统功能紊乱。因婴幼儿大脑皮质发育尚未完善，神经髓鞘未完全形成，所以大脑皮质易由于各种刺激而形成强烈兴奋灶并迅速泛化，导致神经细胞突然异常反复放电而引起惊厥。

> **【知识拓展】**
>
> **癫痫危险因素**
>
> 使热性惊厥患儿发生癫痫的危险性增加的因素，称为癫痫危险因素。包括复杂型高热惊厥、癫痫家族史、首次热性惊厥前已有神经系统发育延迟或异常体征等。有2%～7%的高热惊厥患儿会转变为癫痫。

二、临床表现

1. 惊厥

（1）典型表现：发作时意识突然丧失，面部及四肢肌肉呈强直性或阵挛性抽动，可伴有双眼上翻、口周青紫、口吐白沫、大小便失禁等。发作大多在数秒钟或几分钟内自行停止，严重者可持续数十分钟或反复发作，抽搐停止后多入睡。

（2）局限性抽搐：多见于新生儿或小婴儿。惊厥发作不典型，多为微小发作，如表现为面部、肢体局灶或多灶性抽动、局部或全身性肌阵挛，或表现为突发瞪眼、咀嚼、呼吸暂停、青紫等不显性发作，一般神志清楚。如抽搐部位局限而固定，常有定位意义。

2. 惊厥持续状态

惊厥发作持续30分钟以上，或两次发作间歇期意识不能完全恢复者称惊厥持续状态（status convulsion），为惊厥危重型。多见于癫痫大发作、严重的颅内感染、中毒、脑瘤等。

3. 热性惊厥

热性惊厥是儿科最常见的急性惊厥。首次发作年龄多于生后6个月至3岁间，6个月以下小儿很少发生，绝大多数5岁后不再发作。患儿常有热性惊厥家族史。多发生于热性疾病的初期，体温骤然升高，一般在38℃以上；70%以上与上呼吸道感染有关，其他伴发于出疹性疾病、中耳炎、下呼吸道感染等疾病，但一般不包括颅内感染和各种颅脑病变引起的急性惊厥。根据发作特点和预后，分为单纯型高热惊厥和复杂型高热惊厥两型，其区别见表18-1。

表18-1 单纯型高热惊厥和复杂型高热惊厥的区别

类型	单纯型高热惊厥	复杂型高热惊厥
惊厥形式	全身强直	呈部分性发作
持续时间	数秒至10min	持续15min以上
发作后状态	短暂嗜睡，除原发病的表现外，一切正常	清醒慢，暂时性麻痹
发作频次	大多只发作一次	24h以内发作1次以上
发作前兆	体温高	一般体温不会太高

三、辅助检查

根据病情需要做血常规、粪常规、尿常规及血糖、血钙、脑脊液检查。必要时可做眼底检查、脑电图、心电图、B超、头颅CT、脑MRI等。其中，热性惊厥患儿的脑电图的异常情况可能与患儿的年龄、发作的次数、家族史和高热的程度相关。

四、治疗原则

1. **控制惊厥发作**　惊厥持续时间长，易引起缺氧性脑损伤，所以应尽快控制发作。

（1）地西泮：为首选药物，对各型发作均有效，尤其适合于惊厥持续状态。作用快，5min内起效，大多在1～2min内止惊。剂量按0.1～0.3mg/kg，最大剂量为10mg，以每分钟1mg的速度缓慢静脉注射，以免抑制呼吸。

（2）苯巴比妥钠：是新生儿抗惊厥首选药物（但新生儿破伤风应首选地西泮）。

（3）10%水合氯醛溶液：每次0.5mg/kg，稀释至3%保留灌肠。

2. **病因治疗**　应尽快找出病因，给予相应治疗。

3. **对症治疗**　脑水肿者，可应用甘露醇、呋塞米、肾上腺皮质激素；高热者给予降温。

五、常见护理诊断/问题

1. **有窒息的危险**　与惊厥发作有关。
2. **有受伤的危险**　与抽搐、意识障碍有关。
3. **体温过高**　与感染或惊厥持续状态有关。
4. **恐惧**　与惊厥发作时的状态有关。

六、护理措施

1. **预防窒息**　惊厥发作时应就地抢救，立即让患儿去枕平卧，头偏向一侧，松解患儿衣扣，清除口、鼻腔分泌物、呕吐物等，保持呼吸道通畅。按医嘱给予止惊药物，观察并记录患儿用药后的反应。备好急救用品，如开口器、吸痰器、气管插管等用具和安定、苯巴比妥、甘露醇、呋塞米及10%葡萄糖酸钙等急救药品。

2. **预防外伤**　有专人看护，床边放置床档，防止坠床，同时将床上硬物移开或包裹软垫，防止碰伤。尽可能避免刺激患儿，勿强力按压或牵拉患儿肢体，以免骨折或脱位。发作时让患儿握住柔软之物，防摩擦致伤。牙关紧闭时，不要强力撬开，以免损伤牙齿。

3. **降低体温**　高热患儿应立即采取降温措施，遵医嘱给予物理或药物降温。

4. **心理护理**　关心体贴患儿及其家长，向家长讲解惊厥的病因、治疗及预后，耐心解答家长的疑问，使患儿及其家长减轻或消除紧张情绪，积极配合治疗。

七、健康指导

对家长予以安慰，解释惊厥的病因和诱因，取得家长的合作。指导家长掌握预防惊厥和止惊的紧急措施以及降温方法。嘱其在患儿惊厥发作时保持镇静，运用保持呼吸道通畅的技巧进行急救，在患儿发作缓解时迅速将患儿送往就近医院。对发作持续时间较长或反复发作的患儿，强调门诊随访的重要性，教会家长观察患儿有无耳聋、肢体活动异常、智能异常等后遗症发生，及时进行治疗和康复锻炼。

【案例评析】

患儿，女，8个月，因发热3日，抽搐1次入院。入院体格检查：T39.5℃，P116次/分，R40次/分。出现抽搐并伴有喷射性呕吐，前囟紧张隆起，双侧瞳孔反射不对称。巴宾斯基征（+），凯尔尼格征（－），布鲁津斯基征（－），血WBC19×10^6/L，脑脊液外观混浊。初步诊断患者为化脓性脑膜炎。

问题：

1. 该患儿的首优护理诊断是什么？
2. 此时应采取哪些护理措施？

解析：

1. 该患儿的首优护理诊断是潜在并发症：脑疝。

2. 应避免一切刺激包括声、光等，可用窗帘或灯罩遮挡强光，室内保持安静。置患儿于头肩抬高15°～30°的侧卧位休息，以利于头部血液回流降低颅内压力，同时避免呕吐造成窒息。避免患儿哭闹、情绪激动、剧烈咳嗽及用力（包括用力排便），以防颅内压进一步升高。护理和治疗操作应集中进行，动作宜轻、快。同时按医嘱应用降低颅内压的药物（如20%甘露醇）。输入药液时应在1小时内输完。严密观察患儿生命体征、眼球运动、瞳孔变化、呼吸节律、肌张力变化等，如有异常及时通知医生并做好抢救准备。遵医嘱给予抗生素、镇静剂、脱水药等。观察患儿皮肤弹性、黏膜湿润的程度，准确记录24h出入量，防止体液不足的发生。

学习检测

A2型题

1. 2个月小儿体检，体重5.6kg，身长60cm，握持反射存在，腹壁反射、提睾反射未引出，双侧巴宾斯基征阳性，属于（　　）。

　　A. 正常　　　　　　　　　　B. 化脓性脑膜炎

　　C. 发育迟缓　　　　　　　　D. 病毒性脑膜炎、病毒性脑炎

　　E. 呆小病

2. 苗苗，男，3岁，以化脓性脑膜炎入院，急诊入院时体温39.7℃，牙关紧闭，口吐白沫，两眼上翻，全身肌肉痉挛，双手握拳，有痰鸣，头向后仰。此时护士护理最关键的措施是（　　）。

　　A. 给予安静的房间，尽量减少刺激

　　B. 立即静滴抗生素控制感染

　　C. 止惊并清除口、鼻腔分泌物，保持呼吸道通畅

　　D. 迅速给予降温处理

E. 20%甘露醇静脉注射，防止脑水肿

3. 患儿，6岁。以病毒性脑膜炎入院，经积极治疗，仅遗留左侧肢体仍活动不利，近日出院回家休养，护士为其进行出院指导。下列不妥的是（　　）。

　　A. 给予高热量、高蛋白、高维生素饮食

　　B. 患侧肢体保持功能位，尽量减少活动

　　C. 指导用药的注意事项

　　D. 保持患儿心情舒畅

　　E. 指导定期随访

4. 患儿，女，8个月。以化脓性脑膜炎入院，护士巡视时发现患儿出现喷射性呕吐、烦躁不安、惊厥，有颅内压增高的可能。此时应立即给予的护理措施是（　　）。

　　A. 保持安静，平卧位　　　　　　B. 各项护理操作分开进行

　　C. 增加补液量　　　　　　　　　D. 遵医嘱给予20%甘露醇

　　E. 观察患儿的呼吸节律及瞳孔的改变

A3型题

（5～7题共用题干）

患儿，女，8个月。发热、咳嗽、流涕3天入院。入院后体温持续不退，达39.5℃，呕吐、嗜睡，抽搐1次。体格检查：胸、腹部及四肢有瘀斑，前囟隆起，双肺呼吸音粗糙，可闻及少许干啰音，腹软，肝轻度肿大。脑脊液检查：外观浑浊，压力升高。其他化验结果待报告。

5. 该患儿最可能发生的疾病是（　　）。

　　A. 上呼吸道感染　　　　　　　　B. 支气管肺炎

　　C. 化脓性脑膜炎　　　　　　　　D. 热性惊厥

　　E. 败血症

6. 为尽快明确病情，首先应该选择的检查是（　　）。

　　A. 血常规检查　　　　　　　　　B. CT断层摄片

　　C. 胸部X线片　　　　　　　　　D. 脑电图检查

　　E. 脑脊液涂片或细菌培养找致病菌

7. 经脑脊液检查明确致病菌为流感嗜血杆菌，按医嘱静脉给予头孢噻肟钠，用药时间应为（　　）。

　　A. 4～6天　　　　　　　　　　　B. 6～8天

　　C. 8～10天　　　　　　　　　　D. 10～14天

　　E. 14～16天

第十四章
内分泌系统疾病患儿的护理

学习目标

1. 掌握先天性甲状腺功能减低症、生长激素缺乏症、儿童糖尿病的临床表现、常见护理诊断/问题及护理措施。
2. 熟悉先天性甲状腺功能减低症、生长激素缺乏症、儿童糖尿病的概念、病因及治疗原则。
3. 了解先天性甲状腺功能减低症、生长激素缺乏症、儿童糖尿病的发病机制及辅助检查。

学习导入

宁宁,女,41天,因皮肤巩膜黄染1个月入院。患儿食欲差,喂养困难,时有腹胀、便秘,大便干结,6~7天1次,嗜睡少动,哭声低哑,无腹泻、无吐奶、无气促、发绀。

查体:皮肤黏膜黄染,唇厚舌大,腹部膨隆,脐部膨出一圆形的肿块,四肢肌张力低。

思考

1. 该患儿最可能的临床诊断是什么?
2. 该患儿目前主要的护理诊断/问题是什么?应采取哪些护理措施?

第一节 先天性甲状腺功能减低症

一、概述

先天性甲状腺功能减低症（congenital hypothyroidism）简称先天性甲低，是先天性或者因遗传因素引起甲状腺发育障碍、激素合成障碍、分泌减少，导致患儿生长障碍、智能落后，此病又称为呆小病或克汀病，是患儿常见的内分泌疾病。根据病因不同，可以分成散发性和地方性，临床以散发性多见。随着新生儿疾病筛查的推广以及我国碘化食盐的广泛应用，其发病率已明显下降。

1. 病因与发病机制

（1）散发性先天性甲低：

1）甲状腺不发育、发育不全或异位：是造成先天性甲低最主要的原因，约占90%。多见于女孩，其中1/3病例为甲状腺完全缺如，其余为发育不全或形成异位，部分或完全丧失其功能。造成甲状腺发育异常的原因尚未阐明，可能与遗传因素和免疫介导机制有关。

2）甲状腺激素合成障碍：是导致先天性甲状腺功能低下的第2位常见原因。多见于甲状腺激素合成和分泌过程中酶（过氧化物酶、耦联酶、脱碘酶及甲状腺球蛋白合成酶等）的缺陷，造成甲状腺素不足。多为常染色体隐性遗传病。

3）促甲状腺激素（TSH）、促甲状腺激素释放激素（TRH）缺乏：亦称下丘脑-垂体性甲低或中枢性甲低。是因垂体分泌TSH障碍而引起的，常见于特发性垂体功能低下或下丘脑、垂体发育缺陷，其中因TRH不足所致者较多见。TSH缺乏常与其他垂体激素缺乏并存。

4）甲状腺或靶器官反应低下：前者是由于甲状腺细胞质膜上的GSa蛋白缺陷，使cAMP生成障碍，而对TSH无反应；后者是因末梢组织β甲状腺受体缺陷，从而对T_3、T_4不反应。均为罕见病。

5）母亲因素：母亲服用抗甲状腺药物或母亲患自身免疫性疾病，存在抗TSH受体的自身抗体，均可通过胎盘影响胎儿，造成甲低，又称暂时性甲低，通常3个月内消失。

（2）地方性先天性甲低：多见于甲状腺流行的地区，多因孕妇饮食中缺碘，致使胎儿在胚胎期即因碘缺乏而导致甲状腺功能低下，从而可造成不可逆的神经系统损害。

2. 病理生理

（1）甲状腺激素的合成与分泌：甲状腺的主要功能是利用碘和酪氨酸合成甲状腺素（T_4）和三碘甲状腺原氨酸（T_3）。甲状腺激素的合成与分泌受下丘脑和垂体分泌的激素进行调控。下丘脑产生促甲状腺激素释放激素（TRH），刺激垂体，产生促甲状腺素（TSH），再刺激甲状腺分泌T_3、T_4。血T_4则可通过负反馈作用降低垂体对TRH的反应性，减少TSH的分泌，使血液中的T_3、T_4维持在一定的水平。

（2）甲状腺激素的生理功能：甲状腺素能刺激物质的氧化过程，促进机体新陈代谢，提高基础代谢率，增加氧耗；促进蛋白质合成，增加酶活性；加速脂肪的水解和氧化；提高糖的吸收和利用；促进钙、磷代谢和骨、软骨的生长；增加参与代谢的各种维生素需要量；促进组织的分化、生长发育和成熟；最为重要的是促进中枢神经系统的生长发育，特别是在妊娠后半期和出生后半年，发病越早，脑部损害越大，经常为不可逆的损害。

二、临床表现

先天性甲状腺功能减低症患儿症状出现的早晚及轻重程度与患儿残留的甲状腺组织的量及功能有关。先天性甲状腺缺如或酶缺陷的患儿，常在婴儿早期即可出现症状。甲状腺异位或发育不良的患儿多于生后3～6个月时出现症状，偶有数年之后始出现症状者。主要临床特征为生长发育落后、智能低下、基础代谢率降低。

1. 新生儿期症状 先天性甲低新生儿的症状和体征常缺乏特异性，多表现为生理性黄疸消退延迟，同时伴反应迟钝、喂养困难、哭声低、腹胀、便秘、声音嘶哑。常有脐疝、体温低、前囟较大、后囟未闭、末梢循环差、皮肤粗糙、心率缓慢、心音低钝等。

2. 婴幼儿期症状 先天性甲低患儿常在出生后数月或1岁后因生长和智能发育落后就诊，此时甲状腺激素已严重缺乏，因而症状常比较典型。

（1）特殊面容：头大、颈短、表情淡漠、皮肤发黄干燥、毛发稀少、面部黏液水肿、眼睑水肿、眼距宽、眼裂小、鼻梁宽平、唇厚舌大、舌常伸出口外。

（2）生长发育迟缓：骨龄发育落后，身材矮小，躯干长而四肢短，上部量/下部量>1.5，囟门关闭迟，出牙迟。

（3）心血管功能低下：心音低钝，心脏扩大，伴有心包积液、胸腔积液，心电图脉搏马弓，呈低电压，P-R间期延长，传导阻滞等。

（4）消化道功能紊乱：食欲缺乏、腹胀、便秘、大便干燥、胃酸减少，易被误诊为先天性巨结肠。

（5）神经系统功能障碍：智能低下，运动发育障碍，动作发育迟缓，记忆力和注意力降低，听力下降，感觉迟钝。

3. 地方性甲低 因胎儿期缺碘而不能合成足量的甲状腺激素，以致影响中枢神经系统的发育。临床表现为两组不同的症候群，有时会交叉重叠。

（1）"神经性"综合征：以共济失调、痉挛性瘫痪、聋哑和智能低下为特征，但身材正常且甲状腺功能正常或仅轻度减低。

（2）"黏液水肿性"综合征：以显著的生长发育和性发育落后、黏液水肿、智能低下为特征，血清T_4降低、TSH增高。约25%患儿有甲状腺肿大。

三、辅助检查

1. 新生儿筛查 采用出生后2～3天的新生儿干血滴纸片检查TSH浓度作为初筛，结果大于20mU/L时，再采集血标本检测血清T_4和TSH确诊。

2. 血清T_3、T_4、TSH测定 如T_4降低，TSH明显增高就

TRH刺激试验

可确诊，T_3 可降低或正常。

3. 骨龄测定　骨龄是发育成熟程度的良好指标，可通过 X 线摄片观察手腕、膝关节骨化中心的出现及大小来加以判断。

4. 其他　甲状腺扫描可检查甲状腺先天缺如或异位；TRH 刺激试验用于鉴别下丘脑或垂体性甲低；基础代谢率测定基础代谢率是否低下。

四、治疗原则

无论何种病因，一旦确诊应立即给予甲状腺激素终生替代治疗。目前临床上治疗先天性甲低的最有效药物是左甲状腺素钠。开始治疗时间越早，疗效越好，一般在出生3个月内即开始治疗者，不至于遗留神经系统损害。

五、常见护理诊断/问题

1. **体温过低**　与代谢率低有关。
2. **营养失调：低于机体需要量**　与喂养困难、食欲差有关。
3. **便秘**　与肌张力低下、活动量少有关。
4. **生长发育迟缓**　与甲状腺素合成不足有关。
5. **知识缺乏**　家长缺乏疾病的相关知识。

六、护理措施

1. 注意保暖　由于患儿基础代谢率低下，活动量少，体温低且怕冷，应注意保持合适的室内温度，适时增减衣服，避免受凉。由于患儿机体抵抗力较差，应注意环境卫生，避免与感染性或传染性疾病患儿和成人接触，同时应加强个人卫生，勤洗澡，加强皮肤护理。

2. 保证营养供给　指导家长采取正确的喂养方法，给予患儿高蛋白、高维生素、富含钙及铁剂的易消化食物。对吸吮困难、吞咽缓慢者要耐心喂养，提供充足的进餐时间，必要时用滴管喂或鼻饲，以保证其生长发育所需。

3. 保持大便通畅　指导家长采取正确的防治便秘的措施，包括：①每日早餐前令患儿喝一杯温开水，刺激肠道蠕动；②为患儿提供充足液体入量；③给患儿多吃水果、蔬菜；④适当增加患儿的活动量；⑤每日顺肠蠕动方向按摩患儿腹部数次；⑥嘱患儿养成定时排便的习惯；⑦必要时采用大便缓泻剂、软化剂或灌肠。

4. 加强行为训练，提高自理能力　通过玩具、音乐、语言、体操等方法加强患儿智能、行为训练，以促进生长发育，使其掌握基本生活技能，并加强患儿日常生活护理，防止意外伤害发生。

5. 指导用药　甲状腺制剂作用缓慢，用药 1 周左右方达最佳效力。服药后要密切观察患儿的生长曲线、智商、骨龄，以及血 T_3、T_4 和 TSH 的变化等，随时调整剂量。药量过小，影响智力及体格发育；药量过大，则可引起烦躁、多汗、消瘦、腹痛和腹泻等症状。因此，在治疗过程中应注意随访。治疗开始时，每 2 周随访 1 次；血清 TSH 和 T_4 正常后，每 3 个月随访 1 次；服药 1～2 年后，每 6 个月随访 1 次。

七、健康指导

向家长介绍本病的相关知识，使家长及患儿了解终生用药的必要性，以坚持长期服药治疗，并掌握药物服用方法及疗效观察。指导家长重要体征的监测方法，正确喂养的方法以及早期训练方法，并帮助家长和患儿树立战胜疾病的信心。宣传新生儿筛查的重要性，早期诊断、早期治疗，可避免严重神经系统功能损害，提高患儿的治疗效果。

第二节　生长激素缺乏症

一、概述

生长激素缺乏症（growth hormone deficiency，GHD）又称垂体性侏儒症、矮小症，是由于腺垂体前叶合成和分泌的生长激素（GH）部分或完全缺乏，或由于结构异常、受体缺陷等所致的生长发育障碍，使小儿身高低于同年龄、同性别、同地区正常儿童平均身高2个标准差（−2SD）以上或低于正常儿童生长曲线第3百分位，是儿科临床常见的内分泌性疾病之一。发生率为20/10万～25/10万，男：女约为3：1，大多为散发性，少部分为家族性遗传。

1. 病因　导致生长激素缺乏的原因有原发性、继发性（获得性）和暂时性3种。

（1）原发性：占绝大多数。

1）特发性下丘脑、垂体功能障碍：下丘脑、垂体无明显病灶，但分泌功能不足，这是生长激素缺乏的主要原因。

2）遗传因素：少数病例有家族史，约5%的病例是由遗传因素造成的，多为染色体隐形遗传，少数为常染色显性遗传或伴性遗传。

3）发育异常：垂体不发育、发育异常或空蝶鞍等均可引起生长激素合成和分泌障碍，其中有的伴有视中隔发育不全、唇裂、腭裂等畸形，合并有脑发育严重缺陷者常在早年夭折。

（2）继发性（获得性）：原因多为器质性，继发于下丘脑、垂体或其他颅内肿瘤、感染、放射性损伤和头部创伤等。

（3）暂时性：体质性青春期生长延迟、社会心理性生长抑制、原发性甲状腺功能低下等均可造成暂时性GH分泌功能低下，当外界不良因素消除或原发病治疗后，这种功能障碍即可恢复。

2. 发病机制　人生长激素（hGH）是由垂体前叶的腺垂体细胞分泌、储存和释放的肽类激素，它的释放受下丘脑分泌的生长激素释放激素（GHRH）和生长激素释放抑制激素（GHIH）的调节。中枢神经系统则通过多巴胺、5-羟色胺和去甲肾上腺素等神经递质控制下丘脑GHRH与GHIH的分泌。GHRH能刺激垂体释放hGH，GHIH对hGH的合成和分泌有抑制作用。

生长激素的基本功能是促进生长，即促进人体各种组织细胞增大和增殖，使骨骼、肌肉和各系统器官生长发育，骨骼的增长即导致个体长高。当下丘脑、垂体功能障碍或靶细胞对生长激素无反应时均可造成生长落后。

二、临床表现

1. 原发性生长激素缺乏症 患儿出生时的身高和体重可正常，多数在 1 岁以后呈现出生长缓慢，身高落后比体重低下更为显著，身高年增长速度 <5cm。随着年龄的增长，其外观明显小于实际年龄，面容幼稚（娃娃脸），手足较小，身高低于正常身高均数两个标准差以下，但上下部量比例正常，体型匀称，智能发育正常。骨成熟延迟，骨化中心发育迟缓，骨龄小于实际年龄 2 岁以上，但与其身高年龄相仿。多数青春期发育推迟。

2. 继发性生长激素缺乏症 可发生于任何年龄，并伴有原发疾病的相应症状。其中由于围生期异常情况导致的常伴有尿崩症。由于颅内肿瘤导致者多有头痛、呕吐、视野缺损等颅内压增高和视神经受压迫等症状与体征。

三、辅助检查

1. 生长激素刺激试验 包括生理性刺激试验和药物刺激试验。生理性刺激试验分为运动试验和睡眠试验两种，用于筛查可疑患儿。药物刺激试验用于确诊 GHD，包括胰岛素、精氨酸、可乐定、左旋多巴试验，至少有两种药物刺激结果不正常方可确诊。各种药物刺激试验均需在用药前（0 分钟）采血测定 GH 基础值。在试验过程中，有两种激发试验 GH 峰值均 <10ug/L 即可确诊。

2. 血清 IGF-1 和 IGFBP-3 测定 一般可用于 5 岁到青春发育前儿童 GHD 筛查检测。

3. 染色体检查 对女性身材矮小伴青春期发育延迟患儿应常规做染色体检查，排除 Turner 综合征等染色体疾病。

4. 其他 确诊为 GHD 的患儿，可根据需要做头颅侧位摄片、CT 扫描、MRI 检查，以了解下丘脑-垂体有无器质性病变，帮助明确病因。

四、治疗原则

1. 生长激素替代治疗 基因重组人生长激素已被广泛应用，无论是原发性或继发性还是暂时性矮小均可用基因重组人生长激素治疗。开始治疗年龄越小，效果越好。但是对颅内肿瘤术后导致的继发性生长激素缺乏症患者需慎用，对恶性肿瘤或有潜在肿瘤恶变者及严重糖尿病患者禁用。

2. 生长激素释放激素（GHRH）治疗 用于下丘脑功能缺陷、GHRH 释放不足的 GHD 的患儿。

3. 性激素治疗 同时伴有性腺轴功能障碍的 GHD 患儿在骨龄达 12 岁时即可开始用性激素治疗，以促使第二性征发育。

五、常见护理诊断/问题

1. 生长发育迟缓 与生长激素缺乏有关。

2. **体像紊乱** 与生长发育迟缓有关。

六、护理措施

1. **保持充足睡眠** GH 分泌呈昼夜分泌的特点，晚上 9 点前入睡符合人体生物钟规律，有利于生长发育。充足的睡眠也可帮助恢复日间消耗的体力，增强机体抵抗力，促进小儿生长发育。

2. **饮食护理** 激素治疗使患儿生长发育速度加快、食欲增加，应注意及时补充足够的营养物质及维生素，特别注意维生素 D 及铁剂的补充。

3. **症状护理** 继发性生长激素缺乏患儿如出现头痛、呕吐、视野缺损及视神经受压迫的颅内肿瘤的症状，应及时报告医生，并按颅内高压进行及时护理。

4. **用药护理** 生长激素替代疗法在骨骺愈合以前均有效，应掌握药物的用量。若使用促合成代谢激素，应注意其毒副作用，此类药物有一定的肝毒性和雄激素作用，有促使骨骺提前愈合而使身高过矮的可能，因此须定期复查肝功能，严密随访骨龄发育情况。基因重组人生长激素（rhGH）及其他激素的治疗应于晚上睡前皮下注射，在用 rhGH 治疗过程中可出现甲状腺素缺乏，因此，须监测甲状腺功能。少数患儿会出现注射局部红肿，与 rhGH 制剂纯度不够以及个体反应有关，停药后可消失。

5. **心理护理** 多与患儿及其家长沟通，建立良好信任关系。鼓励患儿表达自己的情感和想法，提供其与他人及社会交往的机会，帮助其正确地看待自我形象的改变，树立正向的自我概念。

七、健康指导

向家长讲解本病的治疗要点和护理措施，教会家长正确的药物用量、使用方法和不良反应的观察。强调治疗过程中定期随访的重要性，每3个月需为患儿测量身高、体重1次，并记录在生长发育曲线上，以观察疗效，并严密随访骨龄发育的情况。明确告诉家长替代疗法需坚持规律遵医嘱用药，一旦终止，生长发育会再次减慢。

第三节 儿童糖尿病

一、概述

糖尿病（diabetes mellitus，DM）是由于胰岛素绝对或相对缺乏引起的糖、脂肪、蛋白质代谢紊乱致使血糖增高、尿糖增加的一种病症。糖尿病可分为：①1型糖尿病：也称胰岛素依赖型糖尿病（IDDM），98%儿童期糖尿病属此类型，必须使用胰岛素治疗；②2型糖尿病：即非胰岛素依赖型糖尿病（NIDDM），儿童发病甚少，近年来于15岁前发病者有增加的趋势；③其他类型：包括青年成熟期发病型糖尿病，继发性糖尿病（如胰腺疾病、药物及化学物质引起的糖尿病），某些遗传综合征伴随糖尿病等。儿童糖尿病易并发酮症酸中毒而成为急症之一，其后期伴发的血管病变，常累及眼和肾脏。我国儿童糖尿病发病率为5.6/10万，低于欧美国家，但随着儿童肥胖症的增多而有增加趋势。本节重点介绍1型糖尿病。

1型糖尿病的机制目前认为是在遗传易感基因的基础上，病毒感染或其他环境因素的作用下，引起自身免疫反应，损伤和破坏了胰岛B细胞，使其分泌胰岛素的功能降低，当胰岛素分泌减少到正常的10%时即出现临床症状，最终导致1型糖尿病的发生。

二、临床表现

1. 典型症状 为多尿、多饮、多食和体重下降，即"三多一少"。但婴儿多饮、多尿不易被察觉，很快可发生脱水和酮症酸中毒。学龄儿可因遗尿或夜尿增多而就诊。年长儿可表现为精神不振、疲乏无力、体重逐渐减轻等。

糖尿病的危害

2. 糖尿病酮症酸中毒 约有40%的患儿首次就诊即表现为酮症酸中毒。常由于急性感染、过食、诊断延误或突然中断胰岛素治疗等而诱发，且年龄越小发生率越高。酮症酸中毒患儿除"三多一少"症状外，还有呼吸深长、神志改变、恶心、呕吐、腹痛、食欲缺乏，并迅速出现脱水和酸中毒征象。

3. 其他表现 病程久且治疗不当，血糖控制不佳，则可导致生长落后、智能发育迟缓、肝大，称为Mauriac综合征。晚期可出现蛋白尿、高血压等糖尿病肾病表现，最后致肾功能衰竭，还可导致白内障和视网膜病变，甚至失明。

三、辅助检查

1. 尿液检查 尿糖阳性，尿酮体阳性提示有酮症酸中毒，尿蛋白阳性提示可能有肾脏的继发性损害。

2. 血液检查

（1）血糖测定：空腹全血或血浆血糖分别≥6.7mmol/L、≥7.8mmol/L（120mg/dl、140mg/dl）；或患儿有"三多一少"症状，尿糖阳性时，随机血糖≥11.1mmol/L（200mg/dl）可诊断为糖尿病。

（2）糖化血红蛋白（HbA1c）检测：HbA1c是血中葡萄糖与血红蛋白非酶性结合而产生的，寿命周期与红细胞相同，可反映过去3个月的血糖平均水平。正常人HbA1c<7%，治疗良好的糖尿病患儿应HbA1c<9%，如>12%表明血糖控制不理想。

（3）血气分析：pH<7.30，HCO_3^-<15mmol/L，提示有酮症酸中毒。

（4）血脂检测：胆固醇、甘油三酯及游离脂肪酸均增高。

3. 糖耐量试验（OGTT） 仅用于无明显临床症状、尿糖偶尔阳性而血糖正常或稍增高的患儿。

四、治疗原则

糖尿病患儿确诊后，应采取综合治疗措施，包括胰岛素治疗、饮食管理、运动锻炼等。

胰岛素的治疗：初发者开始治疗一般选用短效胰岛素（RI），用量为每日0.5～1.0U/kg。分早、中、晚餐前30分钟及临睡前4次皮下注射（早餐前用量占30%～40%，中餐前20%～30%，晚餐前30%，临睡前10%），之后过渡到短、中效胰岛素配合使用。

五、常见护理诊断/问题

1. 营养失调：低于机体需要量　与胰岛素缺乏所致代谢紊乱有关。
2. 潜在并发症：酮症酸中毒、低血糖
3. 有感染的危险　与蛋白质代谢紊乱、免疫功能低下有关。
4. 知识缺乏　患儿及其家长缺乏糖尿病控制的相关知识。

六、护理措施

1. 保证营养，促进患儿的生长发育

（1）调整饮食，适当运动：饮食管理是以能保持正常体重，减少血糖波动，维持血脂正常为原则。每日进食应定时、定量。食物应富含蛋白质和纤维素，限制纯糖和饱和脂肪酸。每日所需热量（kcal）及分配：总热量=1 000+[年龄×（70～100）]，糖类占总热量的55%～60%，脂肪占20%～30%，蛋白质占15%～20%。全日热量分三餐，早、中、晚分别占1/5、2/5、2/5，每餐可以留取少量食物作为餐间点心。当运动增多时可给少量加餐或适当减少胰岛素的用量。病情稳定后可以每天参加适当运动，运动时间以进餐1小时后、2～3小时内为宜，不在空腹时运动；运动方式和运动量应个体化，循序渐进；运动后有低血糖症状时可加餐。

（2）补充胰岛素，指导胰岛素使用：

1）胰岛素的注射：近年来，胰岛素注射方式已有了较大改进，如注射针、注射笔、无针喷射装置、胰岛素泵等，目前推荐1型糖尿病患儿采用胰岛素泵治疗，胰岛素泵治疗可以平稳、有效控制血糖，并能减少反复穿刺注射的痛苦。为保证剂量的绝对准确，每次注射应尽量用同一型号的注射器。注射部位可选用股前部、腹壁、上臂外侧、臀部，每次注射需更换部位，以免局部皮下脂肪萎缩硬化。胰岛素的种类和作用时间见表14-1。

表 14-1　胰岛素的种类和作用时间

种类	开始作用时间（小时）	作用最强时间（小时）	作用最长时间（小时）
短效 RI	0.5	3～4	6～8
中效 RI	1.5～2	4～12	18～24
长效 RI	3～4	14～20	24～36

2）监测：鼓励和指导患儿及其家长独立进行血糖与尿糖的监测，教会其用血糖测量仪检测末梢血糖值。根据血糖、尿糖监测结果，每2～3天调整胰岛素剂量1次，直至尿糖不超过（++）。

3）注意事项：①胰岛素过量：胰岛素过量会发生Somogyi现象，即在午夜至凌晨时发生低血糖，随即反调节激素分泌增加，使血糖陡升，以致清晨血糖、尿糖异常增高，只需减少胰岛素用量即可消除。②胰岛素用量不足：发生黎明现象，即在清晨5~9时呈现血糖和尿糖增高，这是因为晚间胰岛素用量不足，可加大晚间胰岛素注射剂量或将注射时间稍往后移。

2. 密切观察病情，及时发现并处理并发症

（1）酮症酸中毒：密切观察病情变化，监测血气、电解质及血和尿中糖、酮体的变化。一旦发现酮症酸中毒，应立即采取措施：①建立两条静脉通路，一条为纠正脱水、酸中毒快速输液用，另一条静脉通路输入小剂量胰岛素降血糖，最好采用微量输液泵调整滴速，保证胰岛素匀速滴入。②密切观察并详细记录体温、脉搏、呼吸、血压、神志、瞳孔、脱水体征、尿量等。③及时遵医嘱抽血化验血糖、尿素氮、血钠、血钾，进行血气分析。每次排尿均应查尿糖及尿酮。

（2）低血糖：注射胰岛素过量或注射后进食过少可引起低血糖，多发生于胰岛素作用最强时，有时可出现Somogyi现象。表现为突发饥饿感、心慌、软弱、脉速、多汗。严重者出现惊厥、昏迷、休克甚至死亡。一旦发生低血糖应立即平卧，进食糖水或糖块，必要时静脉注射50%葡萄糖注射液。

3. 预防感染　指导患儿及其家长注意保持良好的卫生习惯，做到勤洗澡、勤剪指甲，以防皮肤抓伤，有皮肤伤口时要及时处理；坚持定期进行身体检查，特别是口腔、牙齿的检查；对遗尿患儿夜间定时唤醒其排尿，避免尿糖刺激引起会阴部瘙痒，并及时清洗会阴，以防引起泌尿系感染。

> **【知识拓展】**
>
> **胰岛素泵的优点**
>
> 胰岛素泵能模拟生理胰岛素基础分泌，使血糖平稳、正常，更完美化。优点：①由于胰岛素泵夜晚仅输出微量胰岛素，不再使用中效或长效胰岛素，减少了全天胰岛素用量。②不需每天多次注射。③减少餐前胰岛素用量，避免了大剂量短效、中效胰岛素注射后在体内的重叠作用，减少了低血糖的发生。④餐后血糖可有效地降低，几乎达到正常水平。⑤避免了血糖波动，降低糖化血红蛋白水平，从而延缓甚至防止糖尿病多种并发症的发生与进展。⑥增加了糖尿病患者进食的自由，使生活多样、灵活，改善了生活质量。⑦增强了身体的健康与营养状态，提高了患者战胜疾病的勇气与生活信心，显著减轻了疾病造成的沉重精神与心理压力。⑧对一些生活工作无规律，经常加班、上夜班、旅行、商务飞行的糖尿病患者，特别是在交通运输部门工作的人，使用胰岛素泵可以良好地控制血糖，无须定时进食或加餐，也不会发生低血糖。⑨受过良好培训教育的糖尿病患者使用胰岛素泵后可以获得完全正常的代谢状况及几乎正常或完全正常的血糖水平。

七、健康指导

向患儿及其家长详细介绍糖尿病的相关知识，帮助他们正确对待糖尿病，树立信

心，提供长期有效的心理支持。向家长示教胰岛素的正确抽吸和注射方法，教会家长独立监测血糖和尿糖的方法，观察低血糖反应及处理方法，做好家庭记录，并定期随访以便调整药物用量。

指导患儿及其家长饮食管理和适当运动的方法，若发生感染，及时就诊。

【案例评析】

患儿，女，8岁，以"多饮、多尿、多食伴消瘦2周"入院。患儿近2周常感口渴，日饮水量明显增多，约一热水壶，伴多尿，夜尿频繁，且有明显的饥饿感，进食量较平时大增，近期体重下降4kg。

查体：T36.9℃，P130次/分，R32次/分，血压90/60mmHg，体重20.5kg。神志清，精神不振，疲乏无力，皮肤黏膜干燥，弹性差，面色较苍白，咽喉无充血，两肺呼吸音清，心音有力，心律齐，腹软，肝、脾肋下未触及。

辅助检查：尿糖阳性，空腹血糖14.5mmol/L，连续3天尿糖均阳性，空腹血糖均高于正常值。

问题：

1. 该患儿最可能的临床诊断是什么？
2. 该患儿主要护理问题/诊断有哪些？可采取哪些护理措施？

解析：

1. 最可能的临床诊断：儿童糖尿病。
2. （1）主要的护理诊断：营养失调：低于机体需要量；潜在并发症：酮症酸中毒、低血糖；有感染的危险；知识缺乏。

（2）护理措施：补充胰岛素，指导胰岛素的使用；控制饮食，适当运动；密切观察病情，注意对并发症的预防和处理；预防感染；健康指导。

学习检测

A2型题

1. 患儿，男，10岁，多尿、烦躁、消瘦2周，实验室检查：尿糖阳性，空腹血糖增高，OGTT试验异常，确诊为1型糖尿病。患儿肺部感染治愈，酮症消失，可以出院。护士的出院指导不正确的是（   ）。

A. 指导患儿及其家长独立进行血糖和尿糖的监测

B. 每日进食应定时，定量

C. 运动增多时可给少量多餐或适当减少胰岛素用量

D. 注射胰岛素剂量不需要绝对准确

E.每次注射胰岛素需更换部位

2.患儿，男，7岁，近1年多来多饮、多食，体重下降，被诊断为1型糖尿病，其治疗的关键点是（　　）。

A.控制饮食　　　　　　　　B.保持体重
C.运动治疗　　　　　　　　D.胰岛素治疗
E.口服降糖药

3.患儿，男，2岁。因身材矮小就诊，10个月会坐，近1岁10个月会走，平时少哭多睡，食欲差，常便秘。体检：头大，前囟未闭，乳齿2颗，反应较迟钝，喜伸舌，皮肤较粗糙，有脐疝，心肺无特殊发现。对该患儿首先应做的检查是（　　）。

A.智商测定　　　　　　　　B.染色体检查
C.脑CT检查　　　　　　　　D.血钙、血磷测定
E.T3、T4、TSH测定

4.患儿，男，2岁，尚不会独立行走，智能落后于同龄儿。护理体检：表情呆板，眼睑轻度浮肿，眼距宽，眼裂小，鼻梁宽平，智能低下。最可能的诊断是（　　）。

A.生长激素缺乏症　　　　　B.先天性甲状腺功能减低症
C.糖原积累病　　　　　　　D.先天愚型
E.原发性免疫缺陷症

5.3岁小儿，因生长发育迟缓来院就诊，表现为身材矮小、智能落后。经检查诊断为先天性甲状腺功能减低症。在入院评估中发现该患儿精神、食欲差，嗜睡、少哭少动，根据该患儿所患疾病，护士还可能发现的问题是（　　）。

A.体温过高　　　　　　　　B.心动过速
C.腹胀便秘　　　　　　　　D.喂养过度
E.神经兴奋性增加

A3型题

（6、7题共用题干）

男婴，足月儿，25天龄，生后母乳喂养困难。T35℃，P100次/分，R30次/分，皮肤黄染未退，少哭多睡，腹胀明显，大便秘结。诊断为先天性甲状腺功能减低症。

6.用甲状腺素治疗，正确的是（　　）。

A.需终生用药　　　　　　　B.治疗至成年后停药
C.治疗半年至1年后停药　　 D.治疗停用后有症状时再用药
E.治疗使症状好转后逐渐减量至停

7.若在用甲状腺素治疗期间患儿出现发热、烦躁、多汗、消瘦，应考虑（　　）。

A.加服钙剂　　　　　　　　B.加服铁剂
C.立即停用甲状腺素　　　　D.治疗的正常反应，无须处理
E.甲状腺素剂量过大，宜适当减量药

（8～10题共用题干）

患儿，男，9岁，突然心慌，软弱，脉速，多汗，继而神志不清入院，既往有糖尿病史，在家中自行注射胰岛素治疗。

8. 该患儿首先考虑的是（　　）。

　　A. 肺炎合并心衰　　　　　　B. 中毒性休克
　　C. 低血糖昏迷　　　　　　　D. 酮症酸中毒
　　E. 中枢神经系统感染

9. 护士立即给予的处理是（　　）。

　　A. 立即呼叫　　　　　　　　B. 立即口服温开水
　　C. 立即给予高糖 40mL 口服　D. 立即保暖
　　E. 立即输入生理盐水

10. 为防止胰岛素注射过量引起的危险，护士应当指导患儿做到（　　）。

　　A. 合理控制饮食　　　　　　B. 积极锻炼身体
　　C. 固定注射部位　　　　　　D. 随身携带糖块
　　E. 保持皮肤清洁

第十五章
免疫性疾病患儿的护理

学习目标

1. 掌握风湿热、过敏性紫癜、川崎病的定义、临床表现、常见护理诊断/问题、护理措施、健康指导。
2. 熟悉风湿热、过敏性紫癜、川崎病的病因、治疗原则。
3. 了解风湿热、过敏性紫癜、川崎病的发病机制、辅助检查。

学习导入

宁宁，6岁。5天前出现发热，在家自服感冒药后热退，2天前家长发现其双下肢出现少量对称性暗红色皮疹，未做处理，昨日宁宁双下肢皮疹增多，并出现脐周阵发性腹痛，随后发生呕吐2次，均为胃内容物，遂来就诊。

思考

1. 该患儿双下肢出现皮疹及腹痛的原因是什么？
2. 该患儿目前存在哪些主要护理问题？应如何护理？

第一节 风湿热

一、概述

风湿热（rheumatic fever）是一种由咽喉部感染A组乙型溶血性链球菌后反复发作的急性或慢性全身结缔组织炎症。其发病机制与A组乙型溶血性链球菌的特殊结构成分和细胞外产物有关。临床表现以关节炎、心脏炎为主，多伴有发热，较少出现舞蹈病、环形红斑和皮下结节。本病发作呈自限性，好发年龄为5~15岁，3岁以下少见。一年四季均可发病，但以冬、春季节多见。近年来，风湿热的发病率有回升趋势，值得重视。

二、临床表现

通常急性起病，也可为隐匿性进程。临床表现轻重不一，取决于疾病侵犯的部位和程度。急性风湿热发病前1~6周常有链球菌感染所致的咽喉炎或扁桃体炎等上呼吸道感染表现。临床主要表现为关节炎、心脏炎、舞蹈病、环形红斑和皮下结节，这些表现可以单独出现或合并出现。发热和关节炎是最常见的主诉。

1. 一般表现 急性起病者温度在38~40℃之间，热型不规则，1~2周后转为低热。其他表现有精神不振、疲倦、食欲差、面色苍白、多汗、腹痛等，个别有风湿性胸膜炎和肺炎表现。

2. 心脏炎 心脏炎是本病最严重的表现，占风湿热患儿的40%~50%，以心肌炎及心内膜炎多见，也可发生全心炎。

（1）心肌炎：轻者可无症状，重者可伴有不同程度的心力衰竭。常见心率增快与体温升高不成比例；心尖区第一心音减弱，可出现奔马律；心律异常可出现期前收缩、心动过速等；心尖部可闻及轻度收缩期杂音，主动脉瓣区可闻及舒张中期杂音。心电图示P-R间期延长，伴有T波低平和ST段异常。X线检查可见心脏扩大，心脏搏动减弱。

（2）心内膜炎：主要侵犯二尖瓣和（或）主动脉瓣，造成关闭不全。二尖瓣关闭不全表现为心尖部吹风样全收缩期杂音，向腋下传导。主动脉瓣关闭不全时在胸骨左缘第3~4肋间可闻及舒张期叹气样杂音，严重者脉压增大。急性期瓣膜损害多为充血水肿，恢复期可渐消失。多次复发可使心瓣膜形成永久性瘢痕，导致风湿性心瓣膜病。

（3）心包炎：表现为心前区疼痛、心动过速、呼吸困难，部分患儿心底部可闻及心包摩擦音。少数患儿积液量多时心前区搏动消失，心音遥远，有颈静脉怒张，肝大等心脏压塞表现。X线检查可见心影向两侧扩大呈烧瓶状。临床上出现心包炎表现者，提示心脏炎严重，易发生心力衰竭。

3. 关节炎 关节炎占风湿热患儿的50%~60%，特点为游走性和多发性，常累及膝、踝、肘、腕、肩等大关节，局部出现红、肿、热、痛，活动受限。一般在数日后自行消退，愈后不遗留畸形，但常反复发作，可继气候变冷或阴雨而出现或加重。

4. 舞蹈病 舞蹈病占风湿热患儿的3%~10%，也称Sydenham舞蹈病，可单独存在或与其他症状并存。表现为全身或部分肌肉的无目的、不自主的快速运动，以四肢动作最多，如不能持物，书写困难。因颜面肌肉抽搐出现奇异面容如皱眉、挤眼、努嘴、伸舌、耸肩等动作和语言障碍，在兴奋或注意力集中时加剧，入睡后消失。

5. 皮肤症状

（1）皮下小结：常见于复发病例，好发于肘、膝、腕、踝等关节伸侧，也可见于头皮及胸、腰椎棘突处，呈坚硬无痛性结节，与皮肤不粘连，表面皮肤无红肿炎症改变，直径为0.1～1cm，经2～4周消失，常与心脏炎同时出现，是风湿活动的表现之一。

皮下小结

（2）环形红斑：发生率为6%～25%，呈环形或半环形边界清楚的淡色红斑，大小不等，中心苍白，边缘稍隆起，多见于躯干及四肢近端，呈一过性，或时隐时现，也可反复出现，持续数周。

三、辅助检查

1. 风湿热活动指标 白细胞计数和中性粒细胞增高，血沉增快、C-反应蛋白（CRP）阳性、黏蛋白增高皆为风湿活动的重要指标，但对诊断本病无特异性。

2. 链球菌感染证据 进行抗链球菌抗体测定。50%～80%的患儿抗链球菌溶血素"O"（ASO）滴度升高，同时测定抗脱氧核糖核酸酶B（Anti-DNase B）、抗链激酶（ASK）和抗透明质酸酶（AH）则阳性率可提高到95%。

四、治疗原则

1. 一般治疗 包括卧床休息、调整饮食等。

2. 清除链球菌感染 使用青霉素，可肌内注射或口服，疗程为10～14天，根据具体病情可适当延长治疗时间，青霉素过敏者改用红霉素。

3. 抗风湿热治疗 对单纯关节炎首选非甾体抗炎药，常用阿司匹林；心脏炎者，加用糖皮质激素，通常选用泼尼松。

4. 对症治疗 有充血性心力衰竭时使用糖皮质激素，慎用或不用洋地黄制剂，必要时加用利尿剂和血管扩张剂。对舞蹈病，必要时可选择卡马西平或丙戊酸等镇静剂。关节肿痛时应给予制动。

五、常见护理诊断/问题

1. 心排血量减少 与心脏受损有关。

2. 疼痛 与关节受累有关。

3. 体温过高 与感染、机体变态反应有关。

4. 焦虑 与疾病反复、预后不良有关。

六、护理措施

1. 防止发生严重的心功能损害

（1）限制活动：卧床休息的期限取决于心脏受累的程度和心功能状态。急性期无心脏炎者应卧床休息2周；有心脏炎无心力衰竭者卧床休息4周，心脏炎伴充血性心力衰竭者则需卧床休息至少8周，待体温正常、心动过速控制、心电图改善后，继续卧床休息3～4周后逐渐恢复活动。急性关节炎早期也应卧床休息至血沉、体温正常后才可以下床活动。

（2）观察病情：注意患儿面色、呼吸、心率、心律及心音的变化，如有烦躁不安、面色苍白、多汗、气急等心力衰竭的表现，应及时处理并记录。

（3）加强饮食管理：给予易消化、富含营养的食物，少量多餐，心力衰竭患儿适当地限制盐和水的摄入，详细记录出入量，并保持大便通畅。

（4）遵医嘱给予抗风湿热治疗，同时配合吸氧、利尿、维持水电解质平衡等治疗。

2. 缓解关节疼痛　帮助患儿保持舒适的功能体位，可用软垫保护，避免患肢受压，移动肢体时动作要轻柔，也可用热水袋热敷局部关节止痛。注意患肢保暖，避免寒冷潮湿，并作好皮肤护理。

3. 降低体温　密切观察体温变化，注意热型。高热时采用物理或药物降温法，遵医嘱给予抗风湿治疗。

4. 用药护理　服药期间应注意观察药物副作用，如阿司匹林可引起胃肠道反应、肝功能损害和出血，宜饭后服药或同时服用氢氧化铝以减少对胃的刺激，并按医嘱加用维生素K防止出血；使用泼尼松时可引起满月脸、肥胖、消化道溃疡、肾上腺皮质功能不全、精神症状、血压增高、电解质紊乱、抑制免疫等，应密切观察并避免交叉感染；发生心脏炎时对洋地黄敏感且易出现中毒，应注意观察有无恶心、呕吐、心律不齐、心动过缓等副作用。

5. 心理护理　关心、爱护患儿，向患儿及其家长耐心解释各项检查、治疗、护理措施的意义，以争取他们的配合。及时解除患儿的各种不适感，如出汗、发热、疼痛等，以利于缓解急躁情绪，增强其战胜疾病的信心。

七、健康指导

1. 加强营养，预防营养不良；防寒保暖，积极锻炼身体，增强体质，预防上呼吸道感染。指导家长在疾病流行期间，尽量减少带小儿去公共场所的次数。发生链球菌感染时，应及时彻底治疗。

2. 指导家长合理安排患儿的日常生活，避免剧烈活动，以及防止受凉。讲解风湿热的有关知识和护理要点，使家长学会观察病情、预防感染和预防风湿热复发的各种措施。

3. 定期到医院门诊复查，强调预防复发的重要性，预防药物首选长效青霉素120万U肌内注射，每3～4周1次，对青霉素过敏者可改用红霉素药物口服，每月口服6～7天，用药时间根据风湿热类型、心脏受累严重程度、年龄、再次感染A组乙型溶血性链球菌风险等决定，应至少进行5年甚至终身预防。风湿热或风湿性心脏病患儿，当拔牙或行其他手术时，术前、术后应用抗生素以预防感染性心内膜炎。

第二节 过敏性紫癜

一、概述

过敏性紫癜（anaphylactoid purpura），又称亨-舒综合征（Henoch-Schonlein syndrome）是以小血管炎为主要病变的全身性血管炎综合征。临床特点除非血小板减少性皮肤紫癜外，常伴有关节肿痛、腹痛、便血、血尿和蛋白尿等。多见于2～8岁儿童，男孩多于女孩，一年四季均可发病，但以春、秋季多见。

1. **病因** 病因尚不清楚，目前认为与某种致敏因素引起的自身免疫反应有关，且有一定遗传倾向。可能的诱因：微生物（细菌、病毒、寄生虫等）感染、药物（抗生素、磺胺药、解热镇痛剂等）、食物（蛋类、乳类、豆类等）及花粉、虫咬、疫苗注射、恶性病变等，但均无确切证据。近年研究表明A组溶血性链球菌感染是诱发过敏性紫癜的重要原因。

2. **发病机制** 本病的发病机制可能为各种刺激因子作用于具有遗传背景的个体，激发B细胞克隆扩增而导致IgA介导的系统性血管炎。本病的主要病理改变为全身性白细胞碎裂性小血管炎，以毛细血管为主，可累及小动脉和小静脉。

二、临床表现

过敏性紫癜皮疹

多为急性起病，各种表现可以不同组合出现，出现先后不一。病前1～3周常有上呼吸道感染史。首发症状以皮肤紫癜为主，少数病例以腹痛、关节炎或肾脏症状首先出现。约半数患儿伴有低热、乏力、精神萎靡、食欲不振等全身症状。

1. **皮肤紫癜** 反复出现皮肤紫癜为本病特征，皮肤紫癜常为首发症状，多见于四肢和臀部，伸侧较多，对称分布，分批出现，面部和躯干较少见。初起为鲜红色或紫红色斑丘疹，高出皮面，压之不褪色，此后颜色加深呈暗紫色，最后呈棕褐色而消退。少数重症患儿紫癜可大片融合形成大疱伴出血性坏死。部分病例可伴有荨麻疹和血管神经性水肿。皮肤紫癜一般持续4～6周消退，部分患儿间隔数周或数月后又复发。

2. **消化道症状** 约2/3患儿可反复出现阵发性剧烈腹痛，常位于脐周或下腹部，可伴有恶心、呕吐，但呕血少见；部分患儿有黑便或便血，偶可发生肠套叠、肠梗阻或肠穿孔。

3. **关节症状** 约1/3患儿可出现膝、踝、肘、腕等大关节肿痛，活动受限，可单发或多发，关节腔可有积液，可在数日内消失，不遗留关节畸形。

4. **肾脏症状** 30%～60%的患儿有肾脏受损的临床表现。症状轻重不一，与肾外症状的严重度无一致关系。多数患儿出现血尿、蛋白尿及管型尿，伴血压增高及浮肿，称为紫癜性肾炎，是儿科最常见的继发性肾小球疾病。少数呈肾病综合征表现。多发生于起病一个月内，也可在病程更晚期，于其他症状消失后发生，少数则以肾炎作为首发症状。虽然有些患儿的血尿、蛋白尿持续数月甚至数年，但大多数都能完全恢复，少数发展为慢性肾炎而死于慢性肾功能衰竭。肾脏是否受累及其严重程度是决定本病远期预后的关键因素。

5. **其他** 偶可发生颅内出血，导致失语、瘫痪、昏迷、惊厥；还可有鼻衄、牙龈出血、咯血、睾丸出血等出血表现。偶尔累及循环系统或呼吸系统。

三、辅助检查

1. **周围血象** 白细胞数正常或轻度增高，中性粒细胞和嗜酸性粒细胞可增高；除非严重出血，一般无贫血；血小板计数正常甚至升高；出血和凝血时间正常，血块退缩试验正常，部分患儿毛细血管脆性试验阳性。

2. **尿常规** 可见红细胞、蛋白、管型，重症有肉眼血尿。

3. **大便潜血试验** 有消化道症状者多阳性。

4. **血沉轻度增快，血清 IgA 升高，IgM、IgG 正常或轻度升高。**

5. **影像学检查** 腹部超声波检查有利于早期诊断肠套叠。肾脏症状较重或迁延者可行肾穿刺以了解病情。

四、治疗原则

本病尚无特效疗法，主要采取支持或对症治疗。

1. **一般治疗** 卧床休息，积极寻找和去除致病因素；控制感染；避免接触可疑过敏原；给予大剂量维生素 C，改善血管通透性；维持水、电解质平衡，供给充足营养。

2. **对症治疗** 有荨麻疹或神经性水肿时，应用抗组胺药和钙剂；腹痛时应用解痉剂；消化道出血时应禁食，并可静脉滴注西咪替丁每日 20～40mg/kg，大量出血可考虑输血。

3. **糖皮质激素和免疫抑制剂** 急性期应用对腹痛和关节痛有缓解作用，但不能预防肾脏损害的发生，不能影响预后。常用泼尼松口服，或用地塞米松、甲基泼尼松龙静脉滴注，症状缓解后即可停用。重症紫癜性肾炎患儿可用环磷酰胺等免疫抑制剂。

4. **抗凝治疗** 可应用阿司匹林、双嘧达莫、肝素及尿激酶。

五、常见护理诊断/问题

1. **皮肤完整性受损** 与变态反应性血管炎有关。
2. **疼痛** 与关节肿痛、肠道变态反应性炎症有关。
3. **潜在并发症** 消化道出血、紫癜性肾炎等。
4. **焦虑** 与疾病反复、迁延及肾脏损害有关。

六、护理措施

1. **恢复皮肤的正常形态和功能** 观察皮疹的形态、颜色、数量、分布和有无反复出现等，每日详细记录皮疹变化情况。保持皮肤清洁，剪短指甲，防止患儿摩擦和搔抓皮肤，如有破溃应及时处理，防止出血和感染。患儿衣着应宽松、柔软，内衣以棉质为宜，保持清洁、干燥。避免接触可能的各种致敏原，同时遵医嘱使用止血药、脱敏药等。

2. 减轻疼痛　观察患儿关节肿胀及疼痛情况，协助患儿保持关节的功能位置。根据病情选择合适的理疗方法，教会患儿利用放松、娱乐等方法减轻疼痛。患儿腹痛时应卧床休息，尽量在床边守护，并做好日常生活护理。遵医嘱使用糖皮质激素，以缓解关节和腹部疼痛。

3. 密切观察病情　观察消化道症状和腹部体征，并及时报告和处理。有消化道出血时，应卧床休息，限制饮食，给予无渣流食，出血量多时禁食，经静脉补充营养，病情好转可给予少渣饮食，逐步过渡到正常饮食，并观察进食后有无腹痛、呕吐及便血。观察尿色、尿量，尿常规检查若有血尿和蛋白尿，提示紫癜性肾炎，按肾炎护理。

4. 心理护理　过敏性紫癜可反复发作并可能有肾脏损害，患儿及其家长多有急躁、焦虑情绪，故应多与患儿及其家长沟通，针对具体情况予以解释，缓解他们的焦虑情绪，帮助他们树立战胜疾病的信心。

七、健康指导

向患儿和其家长讲解本病的诱发因素及预防感染的相关知识；指导其尽量避免接触各种可能的过敏原；教会家长和患儿如何观察病情，合理调配膳食；指导患儿定期来院复查。

第三节　川崎病

一、概述

川崎病（Kawasaki disease，KD）又称皮肤黏膜淋巴结综合征（mucocutaneous lymphnode syndrome，MCLS），是一种以全身中、小动脉炎为主要病理改变的急性发热出疹性疾病，最严重的危害是冠状动脉损伤所致的冠状动脉扩张和冠状动脉瘤的形成，是儿童期后天性心脏病的主要病因之一。1967年，日本川崎富作首先报告，病例逐年增多；临床主要表现为发热、皮肤黏膜病损和淋巴结肿大。本病以婴幼儿多见，87.4%在5岁以下，成人罕见；男孩多于女孩，男：女约为1.83：1。

本病病因与发病机制不明，流行病学资料提示可能与EB病毒、反转录病毒、葡萄球菌、链球菌、丙酸杆菌、支原体、立克次体等多种病原感染有关，但均未得到证实。目前认为川崎病是一定易患宿主对多种感染病原触发的一种免疫介导的全身性血管炎。本病病理变化为全身性血管炎，好发于冠状动脉。

二、临床表现

1. 主要表现

（1）发热：体温38~40℃，呈稽留热或弛张热，持续1~2周或更长，抗生素治疗无效。

（2）皮肤表现：发热2～3日出疹，常为多形性皮疹，可呈弥漫性充血性斑丘疹或猩红热样皮疹，无疱疹及结痂，躯干部多见，持续4～5日消退。肛周皮肤发红、脱皮。婴幼儿原卡介苗接种处出现红肿，有早期诊断价值。

（3）手足症状：急性期手足硬性水肿及掌跖潮红，恢复期指（趾）端出现膜状脱皮，见于指（趾）甲和皮肤交界处，指（趾）甲有横沟（Beau线），重者指（趾）甲可脱落，此为川崎病的典型临床特点。

膜状脱皮

（4）黏膜表现：起病3～4日出现双眼球结膜充血，但无脓性分泌物，热退后消散；口唇充血、皲裂，咽部及口腔黏膜弥漫性充血，舌乳头突起、充血呈草莓舌，扁桃体可肿大或渗出。

（5）颈部淋巴结肿大：病初出现单侧或双侧颈淋巴结肿大，直径在1.5cm以上，质硬，有触痛，表面不红，无化脓，热退后渐减小。

2. **心脏表现**　于病后1～6周可出现心肌炎、心包炎、心内膜炎、心律失常等。冠状动脉损害多发生于病程第2～4周，也可发生于疾病恢复期。发生冠状动脉瘤或狭窄者，可无临床表现，少数可有心肌梗死的症状。心肌梗死和冠状动脉瘤破裂可导致心源性休克甚至猝死。3岁以下男孩，红细胞沉降率、血小板、C-反应蛋白明显升高是冠状动脉病变的高危因素。

3. **其他**　少数患儿有无菌性脑膜炎、间质性肺炎、消化系统症状（呕吐、腹痛、腹泻、肝脏肿大、黄疸等）、关节疼痛和肿胀。

> 【知识拓展】
>
> **川崎病诊断标准**
>
> 发热5天以上，伴下列5项临床表现中4项以上者，排除其他疾病后，即可诊断为川崎病，如不足4项，但超声心动图有冠状动脉损害，也可诊断为川崎病。
> （1）双眼结膜非化脓性充血；
> （2）口唇充血皲裂，口腔黏膜弥漫性充血，舌乳头充血、突起呈草莓舌；
> （3）急性期掌跖红斑，手足硬性水肿，恢复期指趾端膜状脱皮；
> （4）多形皮疹；
> （5）急性颈部非化脓性淋巴结肿大。

三、辅助检查

1. **血液检查**　可有轻度贫血，白细胞计数升高，以中性粒细胞升高为主，有核左移，血小板在病程第2～3周开始增高。血沉增快，C-反应蛋白（CRP）增高。

2. **免疫学检查**　血清免疫球蛋白IgG、IgM、IgA、IgE增高，循环免疫复合物升高，总补体和补体C3正常或增高。

3. **心血管系统检查**　心脏受损者可见心电图和超声心动图改变。心电图主要为

ST-T 段改变，心肌梗死时可见 ST 段明显抬高、T 波倒置及异常 Q 波。超声心动图急性期可见心包积液，左室增大，可有冠状动脉异常，如冠状动脉狭窄、扩张或冠状动脉瘤。胸部 X 线检查可见心影扩大。必要时行冠状动脉造影，是确诊冠状动脉病变的最可靠的方法。

四、治疗原则

1. 阿司匹林　阿司匹林为首选药物。如有冠状动脉病变时，应延长用药时间，直至冠状动脉恢复正常。

2. 大剂量丙种球蛋白静脉滴注（IVIG）　剂量为 1～2g/kg 于 8～12 小时静脉缓慢输入，宜于发病早期（10 日以内）应用，可迅速退热，预防或减轻冠状动脉病变发生。与阿司匹林合用，是治疗川崎病的最佳方案。

3. 糖皮质激素　因可促进血栓形成，易发生冠状动脉瘤和影响冠脉病变修复，故不宜单独使用。IVIG 治疗无效的患儿可考虑使用糖皮质激素，也可与阿司匹林和双嘧达莫合并使用。

4. 其他治疗　如补充液体、保护肝脏、控制心力衰竭、纠正心律失常等。

五、常见护理诊断/问题

1. 体温过高　与感染、免疫反应等因素有关。

2. 皮肤黏膜完整性受损　与小血管炎有关。

3. 口腔黏膜受损　与小血管炎有关。

4. 潜在并发症：心脏受损。

六、护理措施

1. 降低体温

（1）急性期患儿应绝对卧床休息，保持病室适宜的温、湿度。

（2）监测体温变化、观察热型及伴随症状，高热时给予物理降温或遵医嘱给予药物降温，警惕高热惊厥的发生。

（3）评估患儿体液状态，给予营养丰富、清淡易消化的流质或半流质饮食，鼓励患儿多喝水，必要时静脉补液。

（4）按医嘱用药并注意观察应用阿司匹林有无出血倾向和静脉注射丙种球蛋白有无过敏反应，一旦发生应及时处理。

2. 皮肤黏膜护理

（1）皮肤护理：评估皮肤病损情况，保持皮肤清洁，衣被质地柔软而清洁，以减少对皮肤的刺激；剪短指甲，以免抓伤和擦伤；每次便后清洁臀部；对半脱的痂皮用消毒剪刀剪除，切忌强行撕脱，防止出血和继发感染。

（2）黏膜护理：观察口腔黏膜病损情况，评估患儿口腔卫生习惯，每日口腔护理 2～3 次，并于晨起、睡前、餐前、餐后漱口，以保持口腔清洁，防止继发感染；口唇干裂者可涂润唇油，禁食生、硬、刺激性食物。每日用生理盐水洗眼1～2次，也可涂眼膏，以保持眼的清洁，预防感染。

3. 密切观察病情变化 密切监测患儿有无心血管损害的表现，如面色、精神状态、心率、心律、心音、心电图异常等，并根据心血管损害程度采取相应的护理措施。

七、健康指导

家长因患儿心血管受损及可能发生猝死而产生焦虑、恐惧心理，应及时向家长交代病情，并给予心理支持。指导家长观察病情，定期带患儿复查，对无冠状动脉病变的患儿，于出院后1个月、3个月、6个月及1年分别进行全面检查1次。有冠状动脉损害者密切随访。使用丙种球蛋白治疗的患儿需严格在医生的指导下合理安排预防接种时间，以免丙种球蛋白中含有的特异性抗病毒抗体干扰活病毒疫苗的免疫应答。

【案例评析】

患儿，女，6岁，因反复皮肤紫癜半月，全身浮肿5天入院。患儿于半月前无明显诱因出现皮肤紫癜，以臀部、双下肢、足背为著，伴双下肢疼痛，活动受限，在家口服抗过敏药治疗3天，皮疹加重，同时出现腹痛、腰痛，尿色加深，无肉眼血尿，遂到当地县医院住院，给予抗感染等治疗5天，皮疹一度消退，但后又反复出现。5天前出现全身浮肿，以双下肢、眼睑明显，尿量减少，浮肿未退。患儿自发病以来，食欲欠佳，睡眠欠佳，无头痛、头晕等。

体格检查：T37.0℃，P80次/分，R24次/分，BP135/105mmHg，发育正常，营养尚可，神志清，精神尚好。双侧臀部、下肢及上肢皮肤散在暗红色紫癜，压之不褪色，略高出皮面，呈对称性分布，双下肢轻度凹陷性水肿。双眼睑及颜面部轻度浮肿，双肺呼吸音清，无干湿啰音，心音有力，律齐，未闻及杂音，腹平软，脐周有轻压痛，无反跳痛，肝脾肋下未触及。

实验室检查：尿常规示，尿蛋白（＋＋＋），红细胞（＋＋）。

问题：
1. 该患儿最可能的临床诊断是什么？
2. 该患儿目前主要的护理诊断/问题是什么？
3. 相应的护理措施是什么？

解析：
1. 该患儿最可能的临床诊断是：过敏性紫癜、紫癜性肾炎。
2. 主要护理诊断/问题：①疼痛：与关节、肠道炎症有关；②体液过多：与紫癜性肾炎致水肿有关；③皮肤完整性受损：与变态反应性血管炎有关；④潜在并发症：消化道出血。
3. 相应的护理措施：①减轻疼痛；②减轻水肿；③恢复皮肤的正常形态和功能；④密切观察病情变化。

第十五章 免疫性疾病患儿的护理

■ 学习检测

A2 型题

1. 患儿，7岁，诊断为风湿热伴有心脏炎，护士应让其卧床休息至（　　）。
   A. 急性症状消失，C反应蛋白正常
   B. 急性症状消失，抗链球菌溶血素"O"正常
   C. 急性症状消失，血沉正常
   D. 心电图和血沉正常
   E. 心电图和抗链球菌溶血素"O"正常

2. 患儿，男，10岁，发热2周余，胸腹部间断出现环形红斑。化验：血红蛋白100g/L，WBC $14.2×10^9$/L，N 0.78，L 0.21，ESR 48mm/h，CRP（＋），ASO 1 400U，心电图正常。诊断为风湿热，应首选的治疗药物为（　　）。
   A. 阿司匹林　　　　　　　　B. 阿司匹林＋泼尼松
   C. 泼尼松　　　　　　　　　D. 青霉素＋阿司匹林
   E. 青霉素＋泼尼松

3. 为了减轻风湿热患儿服用阿司匹林的副作用，下列护士给予的护理措施不正确的是（　　）。
   A. 同时服用氢氧化铝　　　　B. 饭前服用
   C. 必要时加服维生素K　　　D. 防止受凉
   E. 出汗多时及时更衣

4. 8岁女孩，因反复双下肢皮疹1个月入院。诊断为"过敏性紫癜"。护士在进行饮食护理时，应强调（　　）。
   A. 暂时禁食　　　　　　　　B. 多吃含维生素丰富的食物
   C. 多饮水　　　　　　　　　D. 避免吃虾、蟹等海鲜
   E. 少食多餐

A3 型题

（5～7题共用题干）

患儿，9岁，女，因发热2周、关节疼痛3天入院。查体：T37.8℃，P98次/分，咽充血，膝、踝关节疼痛明显，活动受限，心肺无异常。实验室检查：WBC $12.9×10^9$/L，N 0.80，L 0.19，ESR 52mm/h，CRP（＋），ASO 1 300U。心电图正常，PPD（－）。

5. 最可能的诊断为（　　）。
   A. 链球菌感染　　　　　　　B. 结核感染
   C. 急性风湿热　　　　　　　D. 类风湿关节炎
   E. 过敏性紫癜

6. 在护理风湿热关节炎患儿时，下列措施不正确的是（　　）。
   A. 移动肢体时要轻柔　　　　B. 用软垫支撑肢体于舒适功能位置
   C. 避免受损关节受压　　　　D. 长期服用止痛剂以减轻症状
   E. 可用热水袋热敷局部关节止痛

7. 治疗中应监测的最重要指标是（　　）。
   A. 胸片　　　　　　　　　　B. PPD
   C. ASO　　　　　　　　　　D. C3
   E. ESR

（8～10题共用题干）

患儿，男，2岁。因发热、双下肢不能行走5天入院。患儿5天前开始发热，体温波动在39℃～40℃之间，拒绝下地走路，烦躁不安。查：体温39.5℃，躯干部可见红色斑丘疹，双侧颈部淋巴结肿大，压痛，口唇干燥潮红、舌乳头突起呈草莓舌，指、趾关节呈梭形肿胀。

8. 根据以上资料，护士认为该患儿可能患的疾病是（　　）。
   A. 风湿热　　　　　　　　　B. 过敏性紫癜
   C. 川崎病　　　　　　　　　D. 类风湿性关节炎
   E. 猩红热

9. 护士在护理该患儿过程中，应优先考虑的护理诊断为（　　）。
   A. 体温过高　　　　　　　　B. 有感染的危险
   C. 躯体移动障碍　　　　　　D. 皮肤完整性受损
   E. 口腔黏膜改变

10. 护士预计该患儿可能出现的最严重的表现是（　　）。
    A. 心包炎　　　　　　　　　B. 心肌炎
    C. 心内膜炎　　　　　　　　D. 心律失常
    E. 心肌梗死

第十六章
遗传代谢性疾病患儿的护理

学习目标

1. 掌握 21-三体综合征、苯丙酮尿症的临床表现、常见护理诊断/问题及护理措施。
2. 熟悉 21-三体综合征、苯丙酮尿症的概念、病因及治疗原则。
3. 了解 21-三体综合征、苯丙酮尿症的发病机制、辅助检查。

学习导入

乐乐，男，2岁，以智能低下就诊。患儿出生后发育较同龄儿落后，1岁方出牙，现个子矮，不会独走，不会说话。

体格检查：两眼内眦距增宽，外眦上斜，鼻梁低平，耳郭小，舌外伸，通贯手。

思考

1. 你认为该患儿最可能的医疗诊断是什么？要确诊，你认为需进一步做何检查？
2. 该患儿存在的主要护理问题是什么，应如何护理？

第一节 21-三体综合征

一、概述

21-三体综合征（21-trisomy syndrome）又称先天愚型或Down综合征，是人类最早发现的常染色体畸变疾病，也是儿童染色体病种最常见的一种。主要临床特征是特殊面容、身体和智力发育差，并可伴发多发畸形。一般在活产婴儿中的发生率为1∶1000～1∶600，发生率随孕妇年龄增高而增加。

1. 病因

（1）孕母高龄：女性年龄在35岁以上时妊娠，发生本病的概率明显增高，可能与母体卵细胞老化有关。母龄20岁时发生率为0.05%，35岁时约为0.3%，40岁以上可高达2%～5%。

（2）致畸变物质及疾病的影响：如放射线、化学因素（如抗代谢药物、抗癫痫药物、苯、农药等）及病毒感染（如EB病毒、流行性腮腺炎病毒、风疹病毒及肝炎病毒等）可使染色体发生畸变。

2. 发病机制 本病由常染色体畸变引起，第21号染色体呈三体型。其发生主要是由于生殖细胞在减数分裂时或受精卵在有丝分裂时发生不分离，致使体细胞内存在一额外的21号染色体。根据染色体的异常，可分为如下3种类型。

（1）标准型：占全部患儿的95%，体细胞染色体总数为47条，核型为47，XY（或XX），+21，有一个额外的21号染色体。双亲外周血淋巴细胞核型都正常。

（2）易位型：占2.5%～5%，染色体总数为46条，其中一条是易位染色体。根据易位的位置不同，复发率有差别。D/G易位最常见，即G组21号染色体与D组着丝粒易位，其中D组中以14号染色体为主，核型为46，XY（或XX），-14，+t（14q21q）。另一种为G/G易位，是由于G组中两个21号染色体发生着丝粒融合，形成等臂染色体t（21q21q），核型为46，XY（或XX），-21，t（21q21q）。而一个21号染色体易位到一个22号染色体上，t（21q21q）则较少见。

（3）嵌合型：占2%～4%。患儿体内有两种以上细胞株（以两种为多见），一株正常，另一株为21-三体细胞，二者形成嵌合体，其核型为46，XY（或XX）/47，XY（或XX），+21。

二、临床表现

1. 特殊面容 出生时即可有明显的特殊面容（图16-1）：表情呆滞，眼距宽，眼裂小，双眼外眦上斜，可有内眦赘皮，鼻梁低平，耳小异形，唇厚舌大，张口伸舌，流涎不止，头小而圆，前囟大且闭合延迟，颈短而宽，常呈现嗜睡和喂养困难。

第十六章 遗传代谢性疾病患儿的护理

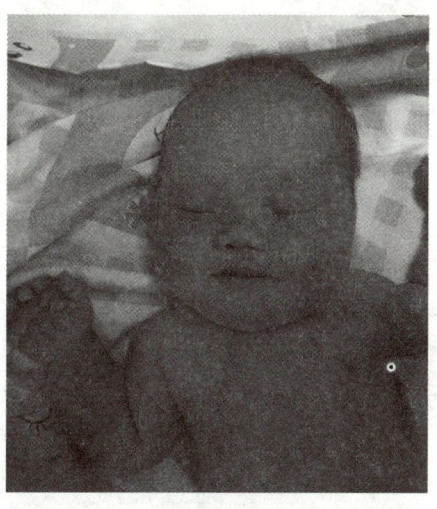

图 16-1 唐氏综合征患儿面容

2. **智能落后** 智能落后是本病最突出、最严重的临床表现。绝大部分患儿都有不同程度的智能发育障碍，随年龄的增长日益明显，智商通常为 25～50，抽象思维能力受损最大。

3. **生长发育迟缓** 患儿出生的身长和体重均较正常儿低，生后体格发育、动作发育均迟缓，身材矮小，骨龄落后于实际年龄，出牙迟且顺序异常；四肢短，韧带松弛，关节可过度弯曲；肌张力低下，腹膨隆，可伴有脐疝；手指粗短，小指尤短，中间指骨短宽且向内弯曲。

4. **伴发畸形** 部分男孩可有隐睾，成年后大多无生育能力。女孩无月经，仅少数可有生育能力。约 50% 的患儿伴有先天性心脏病，其次是消化道畸形。先天性甲状腺功能减低症和急性淋巴细胞性白血病的发生率明显高于正常人群，免疫功能低下，易患感染性疾病。如存活至成人期，则常在 30 岁以后即出现老年性痴呆症状。

5. **皮纹特点** 手掌出现猿线（俗称通贯手）（图 16-2），轴三角的 atd 角度一般大于 45°，第 4、5 指桡箕增多。

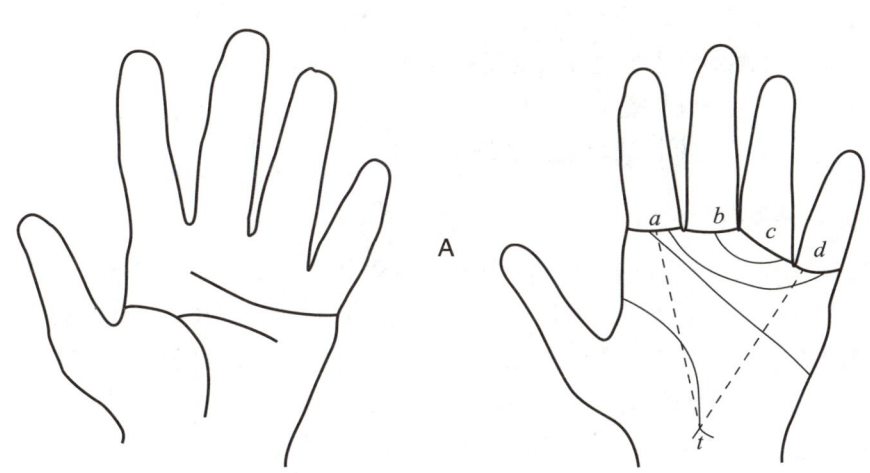

A. 正常人的皮纹

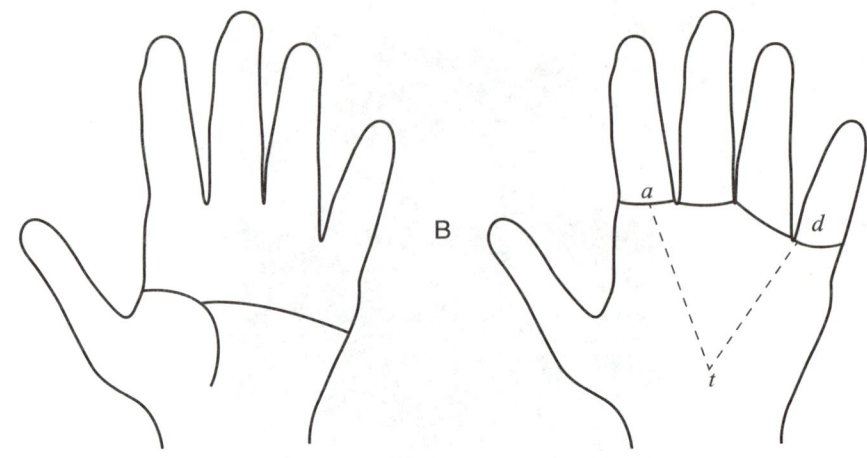

B. 21-三体综合征患儿的皮纹

图 16-2　正常人和唐氏综合征患儿的皮纹比较

三、辅助检查

1. **细胞遗传学检查**　根据核型分析做出诊断。

2. **荧光原位杂交**　以 21 号染色体的相应部位序列作为探针，与外周血中的淋巴细胞或羊水细胞进行原位杂交，可快速、准确的进行诊断。在本病患者的细胞中呈现 3 个 21 号染色体的荧光信号。

四、治疗原则

目前尚无有效的治疗方法。要采用综合措施，包括医疗和社会服务，对患者进行长期耐心的教育。要训练弱智儿掌握一定的工作技能。对患儿应注意预防感染，如伴有先天性心脏病、胃肠道或其他畸形，可考虑手术矫治。

五、常见护理诊断/问题

1. **自理缺陷**　与智能低下有关。

2. **有感染的危险**　与儿童免疫功能低下有关。

3. **焦虑（家长）**　与儿童患严重疾病有关。

4. **知识缺乏**　患儿家长缺乏遗传病的相关认识。

六、护理措施

1. **加强生活护理，培养自理能力**　细心照顾患儿，协助吃饭、穿衣，定期洗澡，并防止意外事故的发生。保持皮肤清洁干燥，患儿长期流涎，应及时擦干，保持下颌及颈部清洁，用面油保持皮肤的润滑，以免皮肤糜烂。帮助家长制订教育、训练方案，并进行示范，使患儿通过训练能逐步生活自理，从事简单劳动。

2. **预防感染**　保持空气清新，避免接触感染者，注意个人卫生，保持口腔、鼻腔清洁，勤洗手，呼吸道感染者接触患儿需戴口罩。

3. 家庭支持 当家长得知他们的孩子患有先天愚型时，常难以接受并表现出忧伤、自责、焦虑，护士应及时给予情感支持，提供有关孩子教育、家庭照顾的知识，利用社会资源向家长及时提供情感支持和信息支持，协助家庭制订个性化的孩子养育和培养计划，使他们尽快适应疾病带来的影响。

七、健康指导

1. 护理指导 向家长介绍21-三体综合征的相关知识；指导家长预防患儿继发感染，同时教育、照顾患儿，使患儿通过训练逐步能生活自理，从事简单劳动；预防意外事件发生。

2. 预防知识宣教 35岁以上妇女，妊娠后做羊水细胞检查；注意发现易位染色体携带者，凡30岁以下的母亲，子代有先天愚型者，或姨母、姨表姐妹中有先天愚型者，应及早检查子代染色体核型；孕期避免接触X线，勿滥用药物，预防病毒感染。

第二节 苯丙酮尿症

一、概述

苯丙酮尿症（phenylketonuria，PKU）是先天性氨基酸代谢障碍中最为常见的一种，是由于苯丙氨基酸代谢过程中酶缺陷导致苯丙氨基酸及其酮酸蓄积，并从尿中大量排出而得名，属常染色体隐性遗传病。未能及早治疗的患儿可发生不可逆的脑损伤而致智能低下，甚至惊厥发作。其发病率随种族而异，我国发病率为1∶11 000，北方人群高于南方人群。

本病分为典型和BH_4缺乏型两种，绝大多数为典型PKU（约占99%）：①典型PKU系由于患儿肝细胞缺乏PAH，因而不能将苯丙氨基酸转化为酪氨酸，从而引起苯丙氨酸在体内蓄积所致。大量苯丙氨酸在血液、脑脊液、各种组织和尿液中浓度极高，同时产生大量苯丙酮酸、苯乙酸、苯乳酸等旁路代谢产物并自尿中排出。高浓度的苯丙氨酸及其旁路代谢产物导致脑损伤。同时，由于酪氨酸生成减少，致使黑色素合成不足，患儿毛发、皮肤色素减少。②BH_4缺乏型是由于BH_4的缺乏，使苯丙氨酸不能氧化成酪氨酸，造成多巴胺、5-羟色胺等重要神经递质缺乏，加重神经系统的功能损害。

二、临床表现

患儿出生时一般正常，一般3～6个月时开始出现症状，后逐渐加重，1岁左右时症状明显。

1. 神经系统表现 以智能发育落后为主，可有表情呆滞、行为异常、多动、肌痉挛或癫痫发作，少数呈肌张力增高和腱反射亢进，约80%有脑电图异常。BH_4缺乏型

PKU 患儿的神经系统症状出现较早且较重，表现为肌张力明显减低，嗜睡或惊厥，智能明显落后。

2. 外观 约 90% 病儿在生后皮肤和毛发因黑色素合成不足逐渐变为浅淡色，虹膜色素减少。约 1/3 病儿皮肤干燥，常有湿疹，甚至持续数年。

3. 体味 由于尿及汗液中排出较多苯乙酸，有明显的鼠尿样臭味。

4. 其他 可有呕吐、喂养困难。PKU 母亲在未控制血苯丙氨酸浓度的情况下怀孕，其子女即使不是 PKU，也常伴有小头畸形和智能低下。

PKU 的上述症状大部分是可逆的，经过饮食治疗后，行为异常可好转，癫痫可控制，脑电图转为正常，毛发由浅变为正常色，特殊气味消失，但智能低下很难转变，只有在出生后早发现早治疗才能预防。

三、辅助检查

1. 新生儿筛查 采用 Guthrie 细菌生长抑制试验可以半定量测定新生儿血液中丙苯胺酸浓度：开始喂奶 3 日后，采集婴儿足跟末梢血液一滴，吸在厚滤纸上，晾干后即可寄送至筛查实验室，当苯丙氨酸含量 >0.24mmol/L（4mg/dl），即两倍于正常参考值时，应复查或静脉血进行苯丙氨酸和酪氨酸定量测定。

2. 苯丙氨酸浓度测定 正常浓度 <120μmol/L（2mg/dl），经典型 PKU>1 200μmol/L，中度 PKU 360μmol/L～1 200μmol/L，轻度 PKU 120μmol/L～360μmol/L。

3. 尿三氯化铁试验 一般用做较大婴儿和儿童的筛查。

4. 尿蝶呤图谱分析 主要用于所有的血苯丙氨酸增高患者的诊断。

5. DNA 分析 苯丙氨酸羟化酶的编码基因位于 12q24.1，目前已有 cDNA 探针供作产前基因诊断。但由于基因的多态性，分析结果须谨慎。

四、治疗原则

疾病一旦确诊，应立即治疗，开始治疗的年龄越小，效果越好。主要是饮食疗法。

1. 低苯丙氨酸饮食 为主要治疗手段，其原则是使摄入苯丙氨酸的量既能保证生长发育和体内代谢的最低需要，又能使血中苯丙氨酸浓度维持在理想控制范围内。血苯丙氨酸浓度过高或过低都将影响生长发育。血苯丙氨酸理想控制浓度范围：0～1 岁，120μmol/L～240μmol/L；1～12 岁，120μmol/L～360μmol/L；>12 岁，120μmol/L～600μmol/L。如血苯丙氨酸浓度异常，每周监测一次；如血苯丙氨酸浓度在理想控制范围之内，饮食无明显变化时，可每月监测 1～2 次。

2. BH_4、5- 羟色氨酸和 L-DOPA 治疗 对非典型病例除饮食治疗外，需给予此类药物。

五、常见护理诊断 / 问题

1. 生长发育迟缓 与高浓度的苯丙氨酸导致脑细胞受损有关。

2. 有皮肤完整受损的危险 与皮肤异常分泌物的刺激有关。

3. 焦虑（家长） 与担心患儿的疾病预后有关。

六、护理措施

1. 饮食控制 新生儿期主要采用无（低）苯丙氨酸配方奶粉，待血浓度降至理想浓度时，可逐渐少量添加天然饮食，其中首选母乳，母乳的苯丙氨酸含量仅为牛奶的1/3。较大婴儿及儿童可加入牛奶、粥、面、蛋等，添加的食物应以低蛋白、低苯丙氨酸为原则，其量和次数随血苯丙氨酸浓度而定，常用食物的苯丙氨酸含量见表16-1。治疗时应定期监测血中苯丙氨酸浓度，同时注意生长发育情况。饮食控制应至少持续到青春期以后，终身治疗对患者更有益。

表 16-1 常用食物的苯丙氨酸含量（每100g食物）

食物	蛋白质（g）	苯丙氨酸（mg）	食物	蛋白质（g）	苯丙氨酸（mg）
人奶	1.3	36	藕粉或麦淀粉	0.8	4
牛奶	2.9	113	北豆腐	10.2	507
籼米	7.0	352	南豆腐	5.5	266
小麦粉	10.9	514	豆腐干	15.8	691
小米	9.3	510	瘦猪肉	17.3	805
白薯	1.0	51	瘦牛肉	19.0	700
土豆	2.1	70	鸡蛋	14.7	715
胡萝卜	0.9	17	水果	1.0	—

摘自：中国预防医学科学院营养食品卫生研究所编著：食物成分表，1991

成年女性患者在怀孕前应重新开始饮食控制，血苯丙氨酸浓度应控制在120~360umol/L，直至分娩，避免母亲高苯丙氨酸血症影响胎儿。

2. 皮肤护理 勤换尿布，保持皮肤干燥，对皮肤皱褶处特别是腋下、腹股沟应保持清洁，有湿疹时应及时处理。

3. 家庭支持 协助制订饮食治疗方案，提供遗传咨询；避免近亲结婚，所有新生儿出生数日后作常规筛查；有阳性家族史的新生儿生后应作详细检查；对患儿家族作苯丙氨酸耐量试验，检出杂合子。

七、健康指导

1. 护理指导 向家长介绍苯丙酮尿症的病因、临床表现、治疗及护理措施；指导家属进行低苯丙氨酸饮食，介绍常用食物的苯丙氨酸含量，严格进行饮食控制，长期维持合适苯丙氨酸含量。

2. 预防指导 进行遗传咨询，避免近亲结婚。对患儿家族作苯丙氨酸耐量试验，检出杂合子。有阳性家族史的新生儿生后应做检查。所有新生儿出生数日后应进行新生儿筛查，以便及早发现本病。

【案例评析】

患儿，女，1岁，因"反复面部肌肉抽搐、头发变黄"就诊。G2P1，足月顺产，出生体重3 000g，无产伤窒息史。出生后牛奶喂养，奶量尚可，3个月后逐渐出现喂养困难，并有间歇性呕吐，易激惹。患儿6个月时发现智力与运动发育水平较同龄儿落后，近2个月来反复抽搐发作，头发由黑渐渐变黄。母孕期健康，患儿无特殊服药史。

查体：体重8.1kg，身长67.5cm，头围44cm，营养发育较差，面部湿疹，皮肤白皙，毛发黄，前囟已闭，心率100次/分，律齐，未闻及杂音。全身及尿不湿有特殊气味。饮食为软食（肉末丸子）加牛奶。

问题：

1. 该患儿最可能的诊断是什么？应做何检查以明确诊断？
2. 该患儿的主要护理诊断/问题是什么？相应的护理措施是什么？

解析：

1. 该患儿最可能为苯丙酮尿症，需进一步检查血苯丙氨酸的浓度。
2. （1）该患儿主要的护理诊断/问题是：①生长发育迟缓：与高浓度的苯丙氨酸导致脑细胞受损有关。②营养失调：低于机体需要量：与喂养困难，摄入不足有关。③焦虑（家长）：与患儿家属担心疾病预后有关。

（2）相应护理措施：饮食控制；皮肤护理；家庭支持（详见苯丙酮尿症护理措施）。

学习检测

A2 型题

1. 患儿，男，5岁，只能认母，近1年反复抽搐，自幼皮肤白嫩，头发黄，尿有鼠臭味，尿中苯丙酮酸多次检查（+）。其母如要再次生育，应该采取（　　）。

A. 避免近亲结婚
B. 终止妊娠
C. 生后数日做Guthrie试验，如（+），开始治疗
D. 羊水细胞检查，如（+），终止妊娠
E. 血清铜蓝蛋白测定，如降低，限制铜摄入量，服用锌制剂

2. 患儿，女，智能低下，抽搐，确诊苯丙酮尿症的方法是（　　）。

A. 尿三氯化铁试验　　　　　　　B. 毛细血管脆性试验
C. Guthrie 试验　　　　　　　　D. 血浆苯丙酮酸浓度测定
E. 染色体检查

第十六章 遗传代谢性疾病患儿的护理

3. 1个月婴儿，确诊为苯丙酮尿症，饮食摄入要使血中苯丙酮酸浓度维持在（　　）。
   A. 2～10mg/dl B. 1～5mg/dl
   C. 10～15mg/dl D. 5～20mg/dl
   E. 20～30mg/dl

4. 1岁男孩，表情呆滞，刚会坐，眼距宽，眼裂小，双眼外侧角上斜，舌大外伸，通贯手，四肢肌张力低下。应采取的治疗措施是（　　）。
   A. 限制苯丙氨酸摄入量 B. 口服碘化钾
   C. 口服甲状腺片 D. 加强训练，无特殊治疗
   E. 生长激素替代治疗

A3 型题

（5～7题共用题干）

患儿，男，3岁，生后4个月见表情呆滞，易激惹，不能抬头，伴有点头、弯腰样发作，每日约10余次，2岁开始出现呕吐，喂养困难，现小儿智能明显落后，毛发黄色，皮肤嫩，尿有鼠臭味，尿三氯化铁试验绿色，诊断为苯丙酮尿症。

5. 根据患儿的临床特征，该病发生的主要机制是（　　）。
   A. 苯丙氨酸代谢过程中酶缺陷 B. 体内有过多的苯丙氨酸
   C. 苯丙氨酸在体内蓄积 D. 酪氨酸羟化酶被抑制
   E. 四氢生物蝶呤生成不足

6. 该病的遗传方式为（　　）。
   A. 常染色体显性遗传 B. 常染色体隐性遗传
   C. X连锁显性遗传 D. X连锁隐性遗传
   E. X连锁不完全显性遗传

7. 一经确诊就应尽早开始饮食控制治疗，下列选项不妥当的是（　　）。
   A. 给予低苯丙氨酸饮食，以防脑损害、智能低下发生
   B. 适当控制苯丙氨酸的摄入，持续至成人
   C. 严格的饮食治疗主要适用于血浆苯丙氨酸水平持续高于1.22mmol/L
   D. 最好采用苯丙氨酸，达到限制摄入，保证生长发育所需
   E. 6个月以后辅食的增加与正常儿相仿，要选择含苯丙氨酸低的食品

（8～10题共用题干）

患儿，男，1岁，生长落后、智能发育迟缓，刚会独坐，不会站立。查体：身长60cm，表情呆滞，眼裂宽，鼻梁低平，四肢短，手指短粗，小指内弯，四肢肌张力低下。

8. 该患儿最可能的诊断是（　　）。
   A. 先天性甲状腺功能减低症 B. 蛋白质-能量营养不良
   C. 21-三体综合征 D. 维生素D缺乏性佝偻病
   E. 苯丙酮尿症

9. 对于该患儿，下列选项最具诊断价值的是（　　）。
   A. 智能发育迟缓　　　　　　　B. 特殊面容
   C. 四肢肌张力低下　　　　　　D. 手指短粗，小指内弯
   E. 染色体检查
10. 根据染色体核型分析，该病可分为三型，不包括（　　）。
   A. 标准型　　　　　　　　　　B. 交换型
   C. D/G 易位型　　　　　　　　D. 嵌合型
   E. G/G 易位型

第十七章
感染性疾病患儿的护理

学习目标

1. 掌握麻疹、水痘、流行性腮腺炎、手足口病、中毒型细菌性痢疾、猩红热、原发性肺结核、结核性脑膜炎的临床表现、常见护理诊断/问题及护理措施。

2. 熟悉麻疹、水痘、流行性腮腺炎、手足口病、中毒型细菌性痢疾、猩红热、原发性肺结核、结核性脑膜炎的概念、流行病学及治疗原则。

3. 了解麻疹、水痘、流行性腮腺炎、手足口病、中毒型细菌性痢疾、猩红热、原发性肺结核、结核性脑膜炎的发病机制、辅助检查。

学习导入

秀秀，女，3岁，于1日前晨起发现患儿口、手、足有多个散在斑丘疹、疱疹，疱疹周围皮肤发红，疱内液体较少。患儿进食困难，无发热、头晕、呕吐、恶心等症状。

体格检查：手及足有多个散在斑丘疹、疱疹，疱疹周围皮肤发红，疱内液体较少，其余皮肤及黏膜未见黄染及皮疹，浅表淋巴结未触及肿大。口唇红润，口腔两侧黏膜有大小不等5个小疱疹，其基底部发红，咽部无充血，扁桃体无肿大。

思考

1. 你认为患儿最可能的医疗诊断是什么？你认为需进一步做何检查以确诊？

2. 该患儿存在的主要护理问题是什么，应如何护理？

第一节 病毒感染

一、麻疹

（一）概述

麻疹（measles）是由麻疹病毒引起的一种具有高度传染性的急性出疹性呼吸道传染病，尽管已有安全有效的疫苗，但麻疹仍是造成全球儿童死亡的主要原因之一。该病临床上以发热、上呼吸道炎、结膜炎、口腔麻疹黏膜斑（又称柯氏斑Koplik's spots）、全身斑丘疹及疹退后遗留色素沉着伴糠麸样脱屑为特征。本病传染性强，几乎所有未接受免疫的儿童接触麻疹后都会发病，病后大多可获得终身免疫。随着我国麻疹减毒活疫苗的普遍使用，麻疹的发病率已显著下降。

1. 病原学 麻疹病毒属于RNA病毒，属于副黏液病毒科、麻疹病毒属，球形颗粒，有6种结构蛋白，一种血清型，抗原性稳定。一般认为，人类是其唯一的感染宿主，但猴类也可受其感染。麻疹病毒在外界生存力弱，不耐热，对紫外线和消毒剂均敏感。随飞沫排出的病毒在室内可存活至少32小时，但在流通的空气中或阳光下30分钟即失去活力。但在低温中能长期存活。

2. 流行病学 麻疹患者是唯一的传染源。本病主要通过直接接触和呼吸道分泌物飞沫传播。感染早期，病毒在患者呼吸道大量繁殖，含有病毒的分泌物通过患者的呼吸、咳嗽、喷嚏排出体外并悬浮于空气中，经呼吸道进行传播；与患者密切接触或直接接触患者的鼻咽分泌物也可以传播。麻疹患者在出疹前后5天均具有传染性，有并发症的患儿其传染性可延长至出疹后10天。本病多见于6个月～5岁的儿童，四季均可发病，以冬、春季节为主。

3. 发病机制 麻疹病毒通过呼吸道进入人体，在呼吸道上皮细胞和局部淋巴组织中繁殖并有少量病毒侵入血液，形成第一次病毒血症；此后病毒在单核-巨噬细胞系统中复制活跃，并再次大量侵入血液，形成第二次病毒血症，侵犯脾、胸腺、肺、肝脏、肾脏、消化道黏膜、结膜和皮肤等，引起广泛损伤而出现一系列临床表现。由于免疫反应受到抑制，常并发喉炎、支气管肺炎或导致结核病复燃，特别是营养不良或免疫功能缺陷的患儿，可发生重型麻疹或因严重肺炎、腹泻、脑炎等并发症而导致死亡。

（二）临床表现

典型麻疹（即普通型，临床最为常见）：

（1）潜伏期：大多数为6～18天（平均10天左右），接受过免疫者可延长至3～4周。潜伏期末可有低热、全身不适。

（2）前驱期：又称出疹前期，从发热开始至出疹，常持续3～4天。主要表现：①发热：体温达39℃～40℃；②上呼吸道感染症状：咳嗽、喷嚏、咽部充血等，特别是流涕、结膜充血、眼睑水肿、畏光、流泪等症状是本病的特点；③麻疹黏膜斑：是麻疹早期具有的特征性的体征，发热2~3d后出现，口腔颊黏膜粗糙，开始时见于第二磨牙相对的颊黏膜上，为直径0.5~1.0mm的灰白色小点，周围有红晕，常在1~2天内迅速增多，可累及整个颊黏膜，于出疹后1~2天迅速消失；④部分病例可有一些非特异症状，如全身不适、食欲减退、精神不振、呕吐、腹泻等。偶见皮肤荨麻疹、隐约斑疹或猩红热样皮疹，在出现典型皮疹时消失。

（3）出疹期：一般为3~5天，多在发热3~4天后出皮疹。皮疹先出现于耳后、发际，渐及额、面、颈部，自上而下蔓延至躯干、四肢，最后达手掌与足底。皮疹初为红色斑丘疹，疹间可见正常皮肤，以后逐渐融合成片，色加深呈暗红。此时全身中毒症状加重，体温达到高峰，咳嗽加剧，伴嗜睡或烦躁不安，重者有谵妄、抽搐。此期肺部可闻及干、湿性啰音。

（4）恢复期：若无并发症发生，皮疹出齐后体温开始下降，皮疹按出疹的先后顺序开始消退，随着皮疹隐退，体温逐渐降至正常，全身症状逐渐改善。疹退后皮肤有棕色色素沉着伴糠麸样脱屑，1~2周消退。

2. **并发症** 肺炎是麻疹最常见的并发症，多见于5岁以下患儿。由麻疹病毒本身引起的间质性肺炎常在出疹及体温下降后消退。继发性肺炎病原体多为细菌性，易并发脓胸和脓气胸。其次为喉炎、心肌炎、脑炎等。

麻疹患儿应注意与其他出疹性疾病相鉴别（表17-1）。

表17-1 儿童出疹性疾病的鉴别要点

病名	病原体	全身症状及其他特征	皮疹特点	发热与皮疹关系
麻疹	麻疹病毒	呼吸道卡他性炎症，结膜炎发热第2~3天后出现口腔麻疹黏膜斑	红色斑丘疹，自头面部→颈部→躯干→四肢，退疹后有色素沉着及细小脱屑	发热3~4天，出疹期热更高，热退疹减退
风疹	风疹病毒	全身症状轻，耳后、枕部淋巴结肿大并触痛	斑丘疹，自面部→躯干→四肢，退疹后无色素沉着及脱屑	发热半天至1天后出疹
幼儿急疹	人疱疹病毒6型	一般情况好，高热时可有惊厥，耳后枕部淋巴结可肿大	红色细小密集斑丘疹，颈及躯干多见，一天出齐，次日开始清退	高热3~5天，热退疹出
猩红热	乙型溶血性链球菌	高热，中毒症状重，咽峡炎、杨梅舌、扁桃体炎、环口苍白圈	皮肤弥漫充血，上有密集针尖大小丘疹，持续2~3天退疹，退疹后全身大片脱皮	发热1~2天出疹，出疹时高热
肠道病毒感染	埃克病毒、柯萨奇病毒	发热、咽痛、流涕、结膜炎、腹泻，全身或颈、枕后淋巴结肿大	散在斑疹或斑丘疹，很少融合，1~3天消退，不脱屑，有时可呈紫癜样或水疱样皮疹	发热时或热退后出疹
药物疹		原发病症状	皮疹痒感，摩擦及受压部位多，与用药有关，斑丘疹、疱疹、猩红热样皮疹、荨麻疹	发热多为原发病引起，有服药史

（三）辅助检查

1. **血常规** 血白细胞总数减少，淋巴细胞相对增多。
2. **多核巨细胞检查** 于出疹前2天至出疹后1天，取患者鼻、咽分泌物或尿沉渣涂片，瑞氏染色后直接镜检，可见多核巨细胞或包涵体细胞，阳性率较高。

3. 血清学检查 采用酶联免疫吸附试验（ELISA 法）进行麻疹病毒特异性 IgM 抗体检测，敏感性和特异性均好，出疹早期即可出现阳性。

4. 病毒抗原检测 用免疫荧光法检测患者鼻咽部分泌物或尿沉渣脱落细胞中麻疹病毒抗原，可早期快速帮助诊断。也可采用 PCR 法检测麻疹病毒 RNA。

5. 病毒分离 前驱期或出疹初期取血、尿或鼻咽分泌物接种人胚肾细胞或羊膜细胞进行麻疹病毒分离。出疹晚期则较难分离到病毒。

（四）治疗原则

目前尚无特效的药物治疗麻疹，治疗原则主要为对症治疗、加强护理和预防并发症。

1. 一般治疗 卧床休息，保持室内适当的温度、湿度和空气流通，避免强光刺激。注意皮肤和眼、鼻、口腔清洁。鼓励患儿多饮水，给予易消化和营养丰富的食物。

2. 对症治疗 高热时可酌情使用小量退热剂，但应避免急骤退热，特别是在出疹期。烦躁可适当给予镇静剂。频繁剧咳可用镇咳剂或雾化吸入。世界卫生组织（WHO）推荐给麻疹患儿补充高剂量维生素 A，20 万～40 万 U，每日 1 次口服，连服 2 剂可减少并发症的发生，有利于疾病的恢复。

3. 并发症的治疗 有并发症者应给予相应治疗。继发细菌感染可给抗生素。

（五）常见护理诊断 / 问题

1. 体温过高 与病毒血症、继发感染有关。

2. 皮肤完整性受损 与麻疹病毒引起的皮损有关。

3. 营养失调：低于机体需要量 与食欲下降、高热消耗增加有关。

4. 潜在并发症：肺炎、脑炎、心肌炎

5. 有传播感染的危险 与麻疹病毒可经呼吸道或直接接触传播有关。

（六）护理措施

1. 降低体温 处理高热时需兼顾透疹，不宜用药物及物理方法强行降温，尤其禁用冷敷及乙醇擦浴，以免皮肤血管收缩、末梢循环障碍，使皮疹不易透发或突然隐退。如体温升至 40℃ 以上时，可用小剂量退热剂或温水擦浴，使体温稍降以免诱发惊厥。

2. 保持皮肤黏膜的完整性

（1）皮肤护理：勤换内衣，保持皮肤清洁、干燥。剪短指甲，避免患儿抓伤皮肤引起继发感染。

（2）口、眼、耳、鼻部的护理：常用生理盐水或 2% 硼酸溶液洗漱口腔；眼部因炎性分泌物多而形成眼痂，应避免强光刺激，并应用生理盐水洗净，再滴入抗生素眼药水或眼膏，一日数次，并加服鱼肝油预防干眼症；防止眼泪及呕吐物流入耳道，引起中耳炎；鼻腔分泌物多时易形成鼻痂，可用生理盐水将棉签湿润后，轻轻拭除以保持鼻腔通畅。

3. 生活护理 卧床休息至皮疹消退、体温正常为止。保持室内空气新鲜，室内温、湿度适宜，衣被清洁、合适。给予清淡、易消化、营养丰富的流质饮食或半流质饮食，少量多餐。鼓励多饮水，以利于排毒、退热、透疹。恢复期应添加含有高蛋白、高能量及多种维生素的食物，无须忌口。

4. 监测病情 麻疹并发症较多，护理时应注意密切监测病情，及早发现并立即配合医师进行处理。患儿出现持续高热、咳嗽加剧、呼吸困难及肺部细湿啰音等为并发肺炎的表现；患儿出现声音嘶哑、犬吠样咳嗽、吸气性呼吸困难及三凹征等为并发喉炎的表现；患儿出现抽搐、意识障碍、脑膜刺激征等为并发脑炎的表现。

5. 预防感染传播

（1）管理传染源：对麻疹患者要做到早发现、早报告、早隔离、早治疗。隔离患儿至出疹后5天，并发肺炎者延长至出疹后10天。对接触麻疹的易感儿应隔离观察3周，并给予被动免疫。

（2）切断传播途径：患儿停留过的房间应通风并用紫外线照射消毒，患儿衣物应在阳光下暴晒。无并发症的轻症患儿可在家中隔离，以减少传播和继发医院内感染。医护人员接触患儿前后应洗手、更换隔离衣。

（3）保护易感儿：流行期间易感儿应避免去公共场所。8个月以上未患过麻疹者均应接种麻疹减毒活疫苗，7岁时进行复种。此外，根据麻疹流行病学情况，在一定范围、短时间内对高发人群开展强化免疫接种。体弱易感儿接触麻疹后，应及早注射免疫血清球蛋白，以预防发病或减轻症状。

（七）健康指导

1. 护理指导 麻疹传染性较强，并发症较多，应向家长介绍麻疹的主要临床表现、常见并发症和预后，做好生活护理，密切观察病情发展，预防并发症发生。

2. 预防知识 告知家长麻疹传播的途径、消毒隔离的方法，并向家长说明隔离的重要性，使其能积极配合治疗。无并发症的轻症患儿可在家中隔离，指导家长作好消毒隔离、皮肤护理等，防止继发感染。

二、水痘

（一）概述

水痘（varicella）是由水痘-带状疱疹病毒（varicella-herpes zoster virus，VZV）引起的一种急性传染性极强的出疹性疾病。其临床特点为皮肤黏膜相继出现并同时存在斑疹、丘疹、疱疹和结痂等各类皮疹，全身症状轻微。经飞沫或接触传播，患儿感染后获得持久的免疫力，但以后可以发生带状疱疹。冬、春季节多发。对于新生儿或免疫功能低下者来说，水痘可能是致命性疾病。

1. 病原学 VZV 属疱疹科 α 亚科，为双链 DNA 病毒。人是其唯一自然宿主。该病毒在体外抵抗力弱，对热、酸和各种有机溶剂敏感，不能在痂皮中存活。

2. 流行病学 水痘患者是唯一的传染源，病毒存在于患儿上呼吸道鼻咽分泌物及疱疹液中，主要通过空气飞沫经呼吸道传染，也可通过接触患者疱疹浆液或被污染的用具而感染。传染期从出疹前 1～2 天至病损结痂，持续 7～8 天，均具有很强的传染性。人群普遍易感，主要见于儿童，以 2～6 岁为高峰。孕妇分娩前 6 天患水痘可感染胎儿，常于出生后 10 天内发病。四季均可发病，以冬、春季多见。

3. 发病机制　病毒经口、鼻或眼结膜侵入人体，在局部黏膜及淋巴组织内繁殖，2～3 天后进入血液，形成第一次病毒血症。如患儿的免疫能力不能清除病毒，则病毒可到达单核－巨噬细胞系统内再次增殖后入血，形成第二次病毒血症，引起各器官病变。主要损害部位在皮肤和黏膜，偶尔累及内脏。皮疹分批出现与间隙性病毒血症有关。皮疹出现 1～4 天后，产生特异性细胞免疫和抗体，病毒血症消失，症状随之缓解。

（二）临床表现

1. 典型水痘　潜伏期一般为 2 周左右。前驱期为 1 天左右，表现为低热、不适、厌食等，次日出现皮疹。水痘皮疹的特点：①首发于头、面部和躯干，继而扩展到四肢。皮疹躯干多，四肢少，呈向心性分布。②最初的皮疹为红色斑疹或丘疹，迅速发展为清亮、椭圆形的水疱，周围伴有红晕。疱液先透明而后混浊，且出现脐凹现象。水痘易破溃，2～3 天迅速结痂。③皮疹陆续分批出现，伴明显痒感。在疾病高峰期可见到斑疹、丘疹、疱疹和结痂同时存在，这是水痘皮疹的重要特征。④黏膜皮疹还可出现在口腔、睑结膜、生殖器等处，易破溃形成浅溃疡。轻型水痘多为自限性疾病，10 天左右痊愈，全身症状和皮疹较轻。皮疹结痂后一般不留瘢痕。

2. 重症水痘　多发生在恶性疾病或免疫功能低下的患儿。患儿持续高热和全身中毒症状明显，皮疹分布广泛，可融合成大疱型疱疹或出血性皮疹，可继发感染或伴血小板减少而发生暴发性紫癜。

3. 先天性水痘　母亲在妊娠早期感染水痘可导致胎儿多发性先天畸形，患儿常在 1 岁内死亡，存活者留有严重神经系统伤残；若发生水痘数天后分娩可导致新生儿水痘，其病死率高。新生儿水痘的皮疹有时酷似带状疱疹的皮疹。

4. 并发症　最常见的为皮肤继发感染，如脓疱疮、丹毒、蜂窝织炎，甚至由此导致败血症等；水痘肺炎主要发生在免疫缺陷儿和新生儿中，其他儿童少见；神经系统并发症可见水痘后脑炎、横贯性脊髓炎、面神经瘫痪、Reye 综合征等；其他少数病例可发生心肌炎、肝炎、肾炎、关节炎等。

（三）辅助检查

1. 血常规　外周血白细胞总数正常或稍低。

2. 疱疹刮片　刮取新鲜疱疹基底组织和疱疹液涂片，瑞氏染色见多核巨细胞；苏木素－伊红染色可查到细胞核内包涵体。

3. 血清学检查　血清水痘病毒特异性 IgM 抗体检测，可早期帮助诊断；双份血清特异性 IgG 抗体滴度 4 倍以上增高也有助诊断。

4. 病毒分离　取水痘疱疹液、咽部分泌物或血液进行病毒分离。

（四）治疗原则

水痘是自限性疾病，无合并症时以一般治疗和对症处理为主。

1. 一般治疗　患者应隔离，加强护理，如勤换内衣、剪短指甲、戴手套以防抓伤和减少继发感染等。保持空气流通，供给足够水分和易消化食物。

2. 对症处理　皮肤瘙痒可局部使用炉甘石洗剂，必要时可给少量镇静剂。抗病毒药物首选阿昔洛韦，应尽早使用，一般应在皮疹出现的48小时内开始。此外，早期使用 α-干扰素能较快抑制皮疹的发展，加速病情恢复。继发细菌感染时给抗生素治疗。皮质激素对水痘病程有不利影响，有导致病毒播散的可能，一般不宜用。

（五）常见护理措施/问题

1. 皮肤完整性受损　与水痘-带状疱疹病毒引起的皮疹及继发感染有关。

2. 体温过高　与病毒血症有关。

3. 潜在并发症　脑炎、肺炎、败血症。

4. 有传播感染的危险　与水痘-带状疱疹病毒经呼吸道或直接接触传播有关。

（六）护理措施

水痘是自限性疾病，无合并症时以一般护理和对症护理为主。为避免皮肤留有瘢痕，皮肤护理是关键。

1. 生活护理　卧床休息到热退、症状减轻。保持室内空气新鲜，温、湿度适宜，衣被清洁，不宜过厚，以免患儿不适而增加皮肤瘙痒感。勤换内衣，保持皮肤清洁、干燥。给予富含营养的清淡饮食，多饮水，保证机体足够的营养。

2. 减轻皮肤病损，恢复皮肤完整性　剪短指甲，小婴儿可戴连指手套，避免搔破皮疹，引起继发感染或留下瘢痕。为减少皮疹瘙痒，可在疱疹未破溃处涂炉甘石洗剂或5%碳酸氢钠溶液；疱疹已破溃者、有继发感染者，局部用抗生素软膏，或遵医嘱口服抗生素控制感染。

3. 降低体温　患儿中、低度发热时，不必用药物降温。如有高热，可用物理降温或适量的退热剂，忌用阿司匹林，以免增加 Reye 综合征的危险。

4. 监测病情　水痘是自限性疾病，临床过程一般顺利，偶可发生播散性水痘，并发肺炎、心肌炎，应注意观察，及早发现，并予以相应的治疗和护理。

5. 预防感染传播

（1）管理传染源：隔离患儿至皮疹全部结痂为止。易感儿接触后应隔离观察3周。

（2）保护易感儿：保持室内空气新鲜，托幼机构应做好晨检、空气消毒。水痘减毒活疫苗能有效预防易感儿发生水痘，其保护率高，并可维持10年以上。对正在使用大剂量激素、免疫功能受损、恶性病患儿以及孕妇，在接触水痘后72小时内肌内注射水痘-带状疱疹免疫球蛋白，可起到预防或减轻症状的作用。

（3）切断感染途径：流行期间易感儿童避免到人群密集的场所去。患儿停留过的房间应通风并用紫外线照射消毒，患儿衣物应在阳光下暴晒。无并发症的轻症患儿可在家中隔离，以减少传播和继发医院内感染。医护人员接触患儿前后应洗手、更换隔离衣。

（七）健康指导

1. 护理指导 水痘传染性强，皮疹瘙痒明显，应向家长介绍水痘的主要临床表现、皮疹的特点、常见并发症、护理要点和预后，做好生活护理，密切观察病情发展，预防并发症发生。

2. 预防知识宣教 告知家长水痘传播的途径、消毒隔离的方法，并向家长说明隔离的重要性，使其能积极配合治疗。对社区人群进行相关知识宣教，重点应加强预防知识教育，如流行期间避免易感儿去公共场所。介绍水痘患儿的隔离时间，使家长有充分的思想准备，以免引起焦虑。无并发症的患儿可在家中隔离治疗，指导家长进行皮肤护理，防止继发感染，并给予患儿足够的水分和营养。

三、流行性腮腺炎

（一）概述

流行性腮腺炎（mumps，epidemic parotitis）是由腮腺炎病毒引起的急性自限性呼吸道传染病，临床上以腮腺肿大及疼痛为特征，各种唾液腺体及器官均可受累。常见的并发症有脑炎、睾丸炎、胰腺炎或卵巢炎。本病传染性较强，常在幼儿园和学校中感染流行，一次感染后可获得终身免疫，但个别抗体水平低下者可再次感染。

1. 病原学 腮腺炎病毒属于副黏液病毒科的单股RNA病毒，只有一个血清型。人是病毒的唯一宿主，腮腺炎患者和健康带病毒者是本病的传染源，病毒存在于患者唾液、血液、尿液及脑脊液中。病毒对物理和化学因素敏感，来苏水、甲醛（福尔马林）等均能在2～5分钟内将其灭活，紫外线照射也可将其杀灭，加热至56℃、20分钟即失去活力。

2. 流行病学 腮腺炎患者和健康带病毒者是本病的传染源，患者在腮腺肿大前6天到发病后9天内，从唾液中均可分离出腮腺炎病毒。主要传播途径为呼吸道飞沫传播，或直接接触经唾液污染的食具和玩具传播。本病好发年龄为5～15岁，2岁以下、40岁以上很少发病。四季均可发病，以冬、春季多见。

3. 发病机制 病毒通过口、鼻侵入人体后，在上呼吸道上皮细胞中增殖，导致局部炎症和免疫反应，然后进入血液引起病毒血症，进而扩散到腮腺和全身各器官。由于病毒对腺体组织和神经组织具有高度亲和性，可使腮腺、舌下腺、下颌下腺、胰腺、生殖腺等发生炎症改变，如侵犯神经系统，可导致脑膜脑炎等严重病变。

（二）临床表现

潜伏期为14～25天，平均18天。大多无前驱期症状。

1. 腮腺肿大和疼痛 腮腺肿大和疼痛为首发体征。常先见于一侧，2～3天内波及对侧。肿大的腮腺以耳垂为中心，向前、后、下发展，边缘不清，表面发热但多不红，触之有弹性感并有触痛，开口咀嚼或吃酸性食物时胀痛加剧。腮腺肿大可持续5日左右，以后逐渐消退。腮腺管口（位于上颌第二磨牙对面黏膜上）在早期可见红肿，有助于诊断。

2. **下颌下腺和舌下腺肿大** 在腮腺肿大时，常波及邻近的下颌下腺和舌下腺。下颌下腺肿大时颈前下颌处明显肿胀，可触及椭圆形腺体。舌下腺肿大时可见舌下及颈前下颌肿胀。

3. **发热** 病程中患儿可有不同程度发热，持续时间不一，短者1～2天，多者为5～7天，也有体温始终正常者。可伴有头痛、乏力、食欲减退等。

4. **并发症**

（1）脑膜脑炎：是儿童期最常见的并发症，常在腮腺炎高峰时出现，也可出现在腮腺肿大前或腮腺肿大消失以后。表现为发热、头痛、呕吐、颈项强直等，脑脊液呈无菌性脑膜炎样改变。预后大多良好，常在2周内恢复正常，多无后遗症。如侵犯脑实质，可能有神经系统后遗症甚至死亡。

（2）睾丸炎：是男孩最常见的并发症，多为单侧。常发生在腮腺炎起病后的4～5天、肿大的腮腺开始消退时。开始为睾丸疼痛，随之肿胀伴剧烈触痛，可并发附睾炎、鞘膜积液和阴囊水肿。大多数患者有严重的全身反应，突发高热、寒战等。一般10天左右消退，部分患儿可发生不同程度的睾丸萎缩，一般不影响生育。双侧受累可导致不育，但非常少见。

（3）卵巢炎：5%～7%的青春期后女孩可并发卵巢炎，症状多较轻，可出现下腹痛及压痛、月经不调等，不影响受孕。

（4）胰腺炎：严重的急性胰腺炎较少见。常发生于腮腺肿大数日后，表现为上腹部剧痛和触痛，伴发热、寒战、反复呕吐等，由于单纯腮腺炎即可引起血、尿淀粉酶增高，因此淀粉酶升高不能作为诊断胰腺炎的证据，需作脂肪酶检查，脂肪酶检查有助于诊断。

（5）其他：心肌炎较常见，而肾炎、乳腺炎、甲状腺炎、关节炎等偶可发生。

（三）辅助检查

1. **血、尿淀粉酶测定** 90%患儿血清和尿淀粉酶有增高，增高程度大致与腮腺肿大程度成正比，第1周达高峰，2周左右恢复正常。血脂肪酶增高有助于胰腺炎的诊断。

2. **血清学检查** 近年来，大多采用ELISA法检测患者血清中腮腺炎病毒特异性IgM抗体，可以早期快速诊断（前提是1个月内未接种过腮腺炎减毒活疫苗）。

3. **病毒分离** 在发病早期取患儿唾液、尿液、脑脊液或血液标本，进行病毒分离实验，阳性者可以确诊。

（四）治疗原则

无特殊治疗方法，以对症处理为主。对高热、头痛和并发睾丸炎者给予解热止痛药物。睾丸肿痛时可局部冷敷并用丁字带托起以减轻疼痛。中药治疗常用普济消毒饮内服和青黛散调醋局部外敷等。发病早期可使用利巴韦林10～15mg/（kg·d）静滴，疗程为5～7天。对重症患者可短期使用肾上腺皮质激素治疗，疗程为3～5天。

（五）常见护理措施/问题

1. **疼痛** 与腮腺非化脓性炎症有关。
2. **体温过高** 与病毒感染有关。
3. **潜在并发症** 脑膜脑炎、睾丸炎、胰腺炎。
4. **有传播感染的危险** 与腮腺炎病毒经呼吸道或直接接触传播有关。

（六）护理措施

1. **减轻疼痛**

（1）给予清淡、易消化的半流质或软食，忌酸、硬、辣等刺激性食物，以免因唾液分泌及咀嚼使疼痛加剧。注意保持口腔清洁，进食后用生理盐水或4%硼酸溶液漱口，鼓励患儿多饮水，防止继发感染。

（2）腮腺肿胀处可局部冷敷，以减轻炎症充血及疼痛。亦可用中药湿敷。

2. **降低体温** 发热伴有并发症者应卧床休息至体温正常。高热者给予物理或药物降温。

3. **观察病情变化** 注意有无脑膜脑炎、睾丸炎、急性胰腺炎等临床征象，并给予相应治疗和护理。发生睾丸炎时可用丁字带托起阴囊，局部间歇冷敷以减轻疼痛。

4. **预防感染传播**

（1）管理传染源：隔离患儿至腮腺肿大消退后3天。易感儿接触后应隔离观察3周。

（2）保护易感儿：易感儿可接种腮腺炎减毒活疫苗，除皮下接种外，也可采用喷喉、喷鼻或气雾吸入等方法。流行期间应加强托幼机构的晨检。居室应空气流通，对患儿口、鼻分泌物及污染物应进行消毒。

（七）健康指导

腮腺炎传染性较强，并发症较多，应向家长说明隔离治疗的重要性，使其能积极配合。无并发症的患儿可在家中隔离治疗，指导家长做好隔离、发热、饮食、清洁口腔、用药等护理，学会观察病情，若有并发症表现，应及时送医院就诊。做好患儿和其家长的心理护理，介绍减轻疼痛的方法，使患儿配合治疗。

四、手足口病

（一）概述

手足口病（hand-food mouth disease，HFMD）是由肠道病毒引起的传染性疾病，好发于儿童，尤以3岁以下年龄组发病率最高。主要通过消化道、呼吸道和密切接触等途径传播。临床主要表现为发热、口腔和四肢末端的斑丘疹、疱疹，重者可出现脑膜炎、脑炎、脑脊髓炎、肺水肿和循环障碍等。致死原因主要为脑干脑炎及神经源性肺水肿。由于病毒的传染性很强，常常在托幼机构造成流行。

1. **病原体** 引起手足口病的病毒主要为肠道病毒，我国以柯萨奇病毒A组16型（Coxsackie virus，CoxA16）和肠道病毒71型（entero virus，EV17）多见。肠道病毒属 RNA 病毒类的微小 RNA 病毒科，病毒颗粒小，呈 20 面体立体对称球形，直径为 24～30nm。适合在湿热的环境中生存，不易被胃酸和胆汁灭活。该类病毒对外界有较强的抵抗力，在 4℃环境可存活 1 年。因病毒结构中无脂质，所以对乙醚、来苏水、氯仿等消毒剂不敏感，但病毒不耐强碱，对紫外线及干燥敏感。高锰酸钾、漂白粉、甲醛、碘酒等能使其灭活。

2. **流行病学** 手足口病患者和隐形感染者均为传染源，主要通过粪-口途径传播，粪便中排出病毒的时间可长达 3～5 周。也可经接触患者呼吸道分泌物、疱疹液及污染的物品而感染。本病多发生于学龄前儿童，感染后可获得免疫力，但持续时间尚不明确。

3. **发病机制** 手足口病（特别是 EV71 感染）的发病机制目前尚不完全清楚。肠道病毒由消化道或呼吸道侵入机体后，在局部黏膜或淋巴组织中增殖，由此进入血液循环导致病毒血症，并随血流播散至脑膜、脑、脊髓、心脏、皮肤、黏膜等靶组织继续复制，引发炎症性病变并出现相应的临床表现。大多数患者由于宿主的防御机制，感染可被控制而停止发展，成为无症状感染或临床表现为轻症；仅少数患者，病毒在靶器官广泛复制，成为重症感染。

Cox A6 手足口病患者住院皮疹变化过程

（二）临床表现

潜伏期：多为2～10天，平均3～5天。

手足口病的临床表现复杂而多样，根据临床病情的轻重程度，分为普通病例和重症病例。

1. **普通病例** 急性起病，大多有发热，可伴有咳嗽、流涕、食欲不振等症状。口腔内可见散发性的疱疹或溃疡，多位于舌、颊黏膜和硬腭等处，可引起口腔疼痛，导致患儿拒食、流涎。手、足和臀部出现斑丘疹和疱疹，偶见于躯干，呈离心性分布。皮疹消退后不留瘢痕或色素沉着，多在 1 周内痊愈，预后良好。

2. **重症病例** 少数病例病情进展迅速，在发病 5 天左右出现脑膜炎、脑炎、脑脊髓炎、肺水肿、循环障碍等，极少数病例病情危重，可致死亡，存活病例可留有后遗症。

EV 71 手足口病患者皮疹

肢体抖动

CRT 延长

（三）辅助检查

1. **血常规** 白细胞计数多正常或降低，病情危重者白细胞计数可明显升高。

2. **血生化检查** 部分病例可有轻度谷丙转氨酶（ALT）、谷草转氨酶（AST）、肌酸激酶同工酶（CK-MB）升高，病情危重者可有肌钙蛋白（cTn）和血糖升高。

3. **脑脊液检查** 神经系统受累时可表现为外观清亮，压力增高，细胞计数增多（以

肺出血

单核细胞为主），蛋白正常或轻度增高，糖和氯化物正常。

4. 病原学检查　鼻咽拭子、气道分泌物、疱疹液或粪便标本中 CoxA16、EV71 等肠道病毒特异性核酸阳性或分离到肠道病毒可以确诊。

5. 血清学检查　急性期与恢复性血清 CoxA16、EV71 等肠道病毒中和抗体有 4 倍以上的升高亦可确诊。

6. 胸部 X 线检查　可表现为双肺纹理增多，网格状、斑片状阴影，部分病例以单侧为著。

> 【知识拓展】
>
> **重症手足口病的危险信号**
>
> 近年来大量临床研究提示，具有以下表现者（尤其 3 岁以下的患儿），有可能在短期内发展为危重病例，应密切观察病情变化，进行必要的辅助检查，有针对性地做好救治工作：①持续高热不退；②精神差、呕吐、易惊、肢体抖动、无力；③呼吸、心率增快；④出冷汗、末梢循环不良；⑤高血压；⑥外周血白细胞计数、血小板计数明显增高；⑦高血糖。

（四）治疗原则

1. 普通病例　目前尚无特效抗病毒药物和特异性治疗手段，主要是对症治疗。注意隔离，避免交叉感染。适当休息，清淡饮食，作好口腔和皮肤护理。发热等症状采用中西医结合治疗。

2. 重症病例

（1）神经系统受累的治疗：控制输液量、降颅内压、降温、镇静、止惊等。

（2）呼吸、循环衰竭的治疗：①保持呼吸道通畅，吸氧；②检测呼吸、心率、血压、血氧饱和度；③呼吸功能障碍的治疗参考相应章节内容；④保护重要脏器的功能，维持内环境稳定。

（五）常见护理措施/问题

1. 体温过高　与病毒感染有关。

2. 皮肤完整性受损　与病毒引起的皮损有关。

3. 潜在并发症　脑膜炎、肺水肿、呼吸衰竭、心力衰竭。

4. 有传播感染的危险　与肠道病毒经粪-口或直接接触传播有关。

（六）护理措施

1. 降低体温　对于发热患者，保持室内适宜温、湿度，患儿衣被不宜过厚，汗湿的衣被要及时更换。密切监测患儿体温并记录，及时采取物理降温或药物降温措施。鼓励患儿多饮水，以补充高热消耗的大量水分。

2. 口腔、饮食护理　给予患儿营养丰富、易消化的流质或半流质饮食，以减少对口腔黏膜的刺激。保持口腔清洁，进食前后用生理盐水漱口。有口腔溃疡的患儿可将维生

素 B_2 粉剂直接涂于口腔糜烂部位，或涂以碘甘油，以消炎止痛，促进溃疡面愈合。

3. **皮肤护理** 保持患儿衣被清洁，剪短患儿指甲以免抓破皮疹。对于手足部疱疹，未破溃处予以涂炉石洗剂或 5% 碳酸氢钠溶液；疱疹已破溃者、有继发感染者，局部用抗生素软膏。臀部有皮疹的患儿，保持臀部清洁干燥，及时清理患儿的大小便。

4. **病情观察** 密切观察病情，尤其是重症患儿。若患儿出现烦躁不安、嗜睡、肢体抖动、呼吸及心率增快等表现，提示有神经系统受累或心肺功能衰竭的表现，应立即通知医师，并积极配合治疗，给予相应护理。保持呼吸道通畅，积极控制颅内压，酌情使用糖皮质激素，静脉使用人血丙种球蛋白等治疗。使用脱水剂等药物治疗时，应观察药物的作用及不良反应。

5. **消毒隔离** 病房每天开窗通风 2 次，并定时消毒病房内空气及患儿用物。医护人员接触患儿前后均要消毒双手。在诊疗、护理病人过程中所使用的非一次性的仪器、物品等要擦拭消毒；患儿呼吸道分泌物和粪便及其污染物品要进行消毒处理。尽量减少陪护及探视人员，并作好陪护宣教，要求勤洗手、戴口罩等。

（七）健康指导

1. **护理指导** 手足口病作为丙类传染病，有轻重症之分，应向家长介绍手足口病的流行特点、临床表现、常见并发症和预后措施，密切观察患儿病情发展，预防并发症发生。

2. **预防知识宣教** 告知家长手足口病传播的途径、消毒隔离的方法，并向家长说明隔离的重要性，使其能积极配合治疗。不需住院治疗的患儿可在家中隔离，教会家长作好口腔护理、皮肤护理及病情观察，如有病情变化应及时到医院就诊。流行期间不要带孩子到公共场所，并教会孩子养成良好的卫生习惯，加强锻炼，增强机体抵抗力。

第二节 细菌感染

一、中毒型细菌性痢疾

（一）概述

中毒型细菌性痢疾（bacillary dysentery, toxic type）以下简称中毒型菌痢，是急性细菌性痢疾的危重型。起病急骤，突然高热、反复惊厥、嗜睡、迅速发生休克、昏迷。本型多见于 2～7 岁健壮儿童，病死率高，必须积极抢救。

1. **病因及发病机制** 病原是痢疾杆菌，属于肠杆菌的志贺菌属，分 A、B、C、D 四群（志贺菌、福氏菌、鲍氏菌、宋内氏菌），我国以福氏志贺菌多见。

发病机制目前尚未完全清楚。志贺菌内毒素从肠壁吸收入血后，在细菌及其内毒素的作用下，机体发生一系列的病理生理变化（称应激反应或超敏感反应），从而引起发热、毒血症及急性微循环障碍。中毒性菌痢可发生脑水肿甚至脑疝，出现昏迷、抽搐及呼吸衰竭，是中毒性菌痢死亡的主要原因。

2. 流行病学 急性、慢性痢疾患者及带菌者是主要传染源，其传播方式是通过消化道传播。主要流行于夏、秋季，多见于2～7岁体格健壮的儿童。

（二）临床表现

潜伏期多数为1～2天，短者数小时。起病急，发展快，高热，可>40℃（少数不高），迅速发生呼吸衰竭、休克或昏迷，肠道症状多不明显甚至无腹痛与腹泻，也有在发热、排便后2～3天才开始发展为中毒型者。根据其主要表现又可分为以下4型。

1. 休克型（皮肤内脏微循环障碍型） 主要表现为感染性休克。

2. 脑型（脑微循环障碍型） 因脑缺氧、水肿而发生反复惊厥、昏迷和呼吸衰竭。早期有嗜睡、呕吐、头痛、血压偏高，心率相对缓慢。随病情进展很快进入昏迷、频繁或持续惊厥阶段。瞳孔大小不等、对光反射消失，呼吸深浅不匀、节律不整、甚至呼吸停止。此型较严重，病死率高。

3. 肺型（肺微循环障碍型） 又称呼吸窘迫综合征，以肺微循环障碍为主，常在中毒型菌痢脑型或休克型基础上发展而来，病情危重，病死率高。

4. 混合型 上述两型或三型同时或先后出现，即混合型，是最为凶险的一型，病死率很高。严重病例常合并DIC、肾衰竭，偶可合并溶血尿毒综合征。

（三）辅助检查

1. 大便常规 病初可正常，以后出现脓血黏液便，镜检有成堆脓细胞、红细胞和吞噬细胞。

2. 大便培养 可分离出痢疾杆菌。

3. 外周血象 白细胞总数多增高至$(10～20)×10^9/L$甚至更高。中性粒细胞为主，并可见核左移。当有DIC时，血小板明显减少。

4. 免疫学检测 目前已有应用荧光物质标记的痢疾杆菌特异性多价抗体来检测大便标本中的致病菌，方法各异，都较快速，但其特异性有待进一步提高。

5. 特异性核酸检测 采用核酸杂交或PCR技术可直接检查粪便中的痢疾杆菌核酸，具有灵敏度高、特异性强、快速简便等优点。

（四）治疗原则

病情凶险，必须及时抢救。

1. 降温止惊 可综合使用物理、药物降温或亚冬眠疗法。惊厥不止者，可用地西泮0.3mg/kg肌内注射或静脉注射（每次最大剂量≤10mg）；或用10%水合氯醛40～60 mg/kg保留灌肠；或肌注苯巴比妥钠每次5～10mg/kg。

2. 控制感染 通常选用两种痢疾杆菌敏感的抗生素静脉滴注，如阿米卡星（丁胺卡那霉素）、第三代头孢菌素、含有酶抑制剂的第三代头孢菌素和碳青霉烯类等药物。

3. 抗休克治疗 扩充血容量，纠正酸中毒，维持水、电解质、酸碱平衡；在充分扩容的基础上应用血管活性物质，如多巴胺、酚妥拉明等，以改善微循环；可及早应用糖皮质激素。

3. **防治脑水肿和呼吸衰竭** 保持呼吸道通畅,给氧。首选20%甘露醇降低颅内压,剂量为0.5～1g/(kg·次)静脉滴注,每6～8小时一次,疗程为3～5天,或与利尿剂交替使用,可短期静脉推注地塞米松。若出现呼吸衰竭应及早使用呼吸机。

(五)常见护理诊断/问题

1. **体温过高** 与毒血症有关。
2. **组织灌注量不足** 与微循环障碍有关。
3. **潜在并发症** 脑水肿、呼吸衰竭等。
4. **有传播感染的危险** 与肠道排出致病菌有关。
5. **焦虑** 与病情危重有关。

(六)护理措施

1. **降低体温** 监测体温变化,高热时可采用温水浴、冰袋冷敷或冷盐水灌肠等方法降温,必要时遵医嘱用药物降温或亚冬眠疗法。保持室内空气流通,温、湿度适宜。
2. **维持有效血液循环** 密切监测生命体征、神志、面色、肢端温度、尿量等变化,适当保暖。迅速建立并维持静脉通畅,注意输液速度。遵医嘱进行抗休克治疗。
3. **防治脑水肿和呼吸衰竭** 密切关注病情,保持室内安静,减少刺激。遵医嘱使用镇静剂、脱水剂、利尿剂等。抽搐患儿注意安全,防止外伤。保持呼吸道通畅,予以氧气吸入,做好人工呼吸、气管插管、气管切开的准备工作,必要时要遵医嘱使用呼吸治疗。
4. **预防感染传播** 采用消化道隔离。培养患儿良好的卫生习惯,如饭前便后洗手,不饮生水,不吃不洁的变质食物等。指导家长对患儿食具要煮沸消毒15分钟,粪便要用1%含氯石灰澄清液浸泡消毒后才能倾入下水道或粪池,患儿尿布和衬裤要煮或用废水浸泡后再洗。
5. **心理护理** 评估患儿及其家长的心理状态,多与家长沟通,提供心理支持。

(七)健康指导

1. **护理指导** 向家长介绍中毒型细菌性痢疾的病因、临床表现、治疗及护理措施;指导家长注意孩子的手及饮食卫生,养成良好的卫生习惯。
2. **预防知识宣教** 向患儿及其家长讲解疾病预防知识,如疾病的传播方式、如何预防等。加强卫生宣教,如定期对饮食行业和托幼机构员工进行大便培养,及时发现带菌者并予以治疗。搞好环境卫生,加强水源、饮食及粪便管理,积极灭蝇等。

二、猩红热

(一)概述

猩红热(scarlet fever)是一种由A族溶血性链球菌所致的急性呼吸道传染病,其临床以发热、咽峡炎、全身弥漫性红色皮疹及疹退后皮肤脱屑为特征。多见于3～7岁儿童。

1. **病因和发病机制** 病因菌为 A 组 β 型溶血性链球菌，该菌能产生 A、B、C 三种抗原性不同的红疹毒素，均能致发热和猩红热皮疹。A 组 β 型溶血性链球菌对热及干燥抵抗力不强，经 55℃处理 30 分钟可全部灭活，也容易被各种消毒剂杀死，但在 0℃环境中可存活几个月。

溶血性链球菌从呼吸道侵入咽、扁桃体，引起局部炎症，表现为咽峡及扁桃体急性充血，水肿，可为卡他性、脓性或膜性，并可向临近组织器官扩散，也可通过血源播散。炎症病灶处溶血链球菌产生红斑毒素，可引起真皮层毛细血管充血、水肿、炎症细胞浸润等，形成猩红热皮疹。恢复期表皮细胞角化过度，并逐渐脱落造成脱皮。舌乳头红肿突起，形成杨梅舌。重型患儿可有全身淋巴结、肝、脾等网状皮内组织增生，心肌发生中毒性退行性变。部分患儿于 2~3 周后出现变态反应，主要表现为肾小球肾炎或风湿热。

2. **流行病学** 猩红热主要通过鼻咽部分泌物飞沫传播或直接密切接触传染，也可通过病菌污染玩具、用具、手及食物等间接经口传播。急性期患儿（尤其未经治疗者）及健康带菌者是主要传染源。皮肤脱屑本身没有传染性。人群普遍易感，冬、春季为发病高峰。

（二）临床表现

1. **潜伏期** 通常为 2~3 天，短者 1 天，长者 5~6 天。

2. **前驱期** 一般不超过 24 小时，少数可达 2 天。起病急骤，以畏寒、高热伴头痛、恶心、呕吐、咽痛为主，婴儿起病时烦躁或惊厥。检查可见咽部炎症，轻者仅咽部或扁桃体充血，重者咽及软腭有脓性渗出物和点状红疹或出血性红疹，可有假膜形成。颈及颌下淋巴结肿大及压痛。

3. **出疹期** 多于发病后 1~2 天出疹。皮疹始见于耳后、颈及上胸部，1 日内迅速波及躯干及上肢，最后到下肢。典型皮疹特点是弥漫性充血的皮肤上，出现分布均匀的针尖大小的皮疹，压之褪色，伴有痒感。亦有与毛囊一致的皮疹，类似鸡皮，称为"鸡皮疹"。少数患者可见有带小水疱或黄白色脓头且不易破溃的皮疹，称为"粟粒疹"。严重者可见出血性皮疹。在皮肤皱褶处，如肘窝、腋窝处皮疹密集或因摩擦出血而呈红色线状，称为"巴氏线"（又称 Pastia 线）。在颜面部位只有充血而无皮疹。口鼻周围充血不明显，与面部充血相比之下显得发白，称为"口周苍白圈"。皮疹多于 48 小时达高峰，继之依出疹的顺序开始消退，2~3 天内退尽，重者可持续 1 周。前驱期或出疹初期，舌苔厚白，舌乳头红肿，称为"草莓舌"，2~3 天后白苔消退，舌面光滑呈牛肉色，味蕾仍较明显，称为"杨梅舌"。

草莓舌

4. **恢复期** 皮疹 3~5 天后颜色转暗，逐渐隐退，并按出疹先后顺序脱皮，皮疹越多，脱屑越明显。轻症者呈细屑状或片状屑，重症者有时呈大片脱皮，以指（趾）部明显。全身中毒症状及局部炎症也很快消退。此期为 1 周左右。

（三）辅助检查

1. **血常规** 白细胞总数增加，以中性粒细胞为主，严重者可出现中毒颗粒。
2. **血清学检查** 可用免疫荧光法检测咽拭子涂片进行快速诊断。
3. **细菌培养及抗原检测** 从鼻咽拭子或在其他病灶内取标本做细菌培养；也可采用快速A组链球菌抗原检测（RADT），其敏感性可达60%～95%，特异性在95%以上。

（四）治疗原则

1. **一般治疗** 供给充分的营养、热量。发热、咽痛期间可给予流质或半流质饮食，保持口腔清洁，较大儿童可用温盐水漱口。高热患儿，应使用物理或药物降温。
2. **抗菌治疗** 青霉素是治疗猩红热的首选药物，能预防急性肾小球肾炎、急性风湿热等并发症的发生，治疗开始越早，预防效果越好。青霉素剂量每日5万U/kg，分2次肌内注射；严重感染者，剂量可加大到10万～20万U/kg，静脉注射。青霉素过敏者可选用红霉素。

（五）常见护理诊断/问题

1. **体温过高** 与毒血症有关。
2. **疼痛** 与炎症反应及皮疹有关。
3. **皮肤完整性受损** 与猩红热皮疹有关。
4. **有传播感染的危险** 与呼吸道或直接接触传播有关。

（六）护理措施

1. **降低体温** 监测体温变化，高热时可用物理降温，必要时遵医嘱使用退热剂，及时更换汗湿衣物。保持室内空气流通，温、湿度适宜。
2. **减轻疼痛** 保持口腔清洁，鼓励患儿多饮水或用温盐水漱口；咽部疼痛明显时，给予富有营养、易消化的流质、半流质或软食，忌酸、辣、干、硬食物。保证患儿有足够的休息时间，可指导患儿通过分散注意力的方式缓解疼痛，如听音乐、看电视等。
3. **皮肤护理** 及时评估患儿出疹情况，保持皮肤清洁，勤换衣物。告知患儿尽量避免抓挠皮肤，勤剪指甲，避免患儿抓伤皮肤引起继发感染。沐浴时避免水温过高，避免使用刺激性强的肥皂或沐浴液，以免加重皮肤瘙痒感。向患儿家长讲解疾病的一般临床表现及病程，告知患儿在恢复期脱皮时，应待皮屑自然脱落，不宜人为剥离，以免损伤皮肤。
4. **预防感染传播** 明确诊断后及时隔离，隔离期限至少为一周。病情不需住院的患儿，尽可能在家隔离治疗。最好咽拭子培养3次阴性后解除隔离。对密切接触者应严密观察，有条件者可做咽拭子培养。对可疑病例，应及时采取隔离措施。

（七）健康指导

1. **护理指导** 向家长介绍猩红热的病因、临床表现、治疗及护理措施；指导家属给予患儿皮肤护理，避免继发感染，同时密切观察皮疹情况，从而观察其病情变化。

2. 预防知识宣教 应向患儿家长解释疾病的相关知识，如疾病的传播方式等。应加强卫生宣教，平时注意个人卫生，勤晒被褥，注意室内空气流通，流行季节避免带儿童去公共场所，以杜绝猩红热的爆发流行。

第三节 结核病

一、概述

结核病（tuberculosis）是由结核分枝杆菌引起的慢性感染性疾病。全身各个脏器均可受累，但以肺结核最常见。近年来，结核病的发病率有上升趋势。多药耐药性结核菌株（MDR-TB）的产生已成为防治结核病的严重问题。目前，我国结核病年发病人数约为130万，占全球发病人数的14%，位居全球第二位。我国0～14岁儿童结核病感染率为9.0%，活动性肺结核患病率为91.8/10万，且呈现上升的趋势。

（一）病因

结核菌属于分枝杆菌属，具有抗酸性，为需氧菌，革兰染色阳性，抗酸染色呈红色，分裂繁殖缓慢，分为4型：人型、牛型、鸟型和鼠型，其中人型是人类结核病的主要病原体。结核杆菌的抵抗力较强，在外界环境中可长期存活并保持致病力，在阳光直射下1～2小时死亡，紫外线照射仅需10分钟，湿热68℃需20分钟即可灭活，干燥100℃则需20分钟以上才能杀死。痰液中的结核杆菌用5%苯酚（石碳酸）或20%漂白粉须经24小时处理才被杀死。

（二）流行病学

1. 传染源 开放性肺结核（open pulmonary tuberculosis）患者是主要传染源，正规化疗2～4周后，随着痰菌排量减少而传染性降低。

2. 传播途径 呼吸道为主要传染途径，儿童吸入带结核分枝杆菌的飞沫或尘埃即可引起感染，形成肺部原发病灶。少数经过消化道传染者，产生咽部或肠道原发病灶；经皮肤或胎盘传染者少见。

3. 易感人群 生活贫困、居住拥挤、营养不良、社会经济落后等是人群结核病高发的原因。新生儿对结核分枝杆菌非常易感。儿童发病与否主要取决于：①结核菌的毒力及数量；②机体抵抗力的强弱：患麻疹、百日咳及白血病、淋巴瘤或艾滋病等的患儿免疫功能受抑制和接受免疫抑制剂治疗者尤其好发结核病；③遗传因素：与本病的发生有一定的关系。

（三）发病机制

儿童初次接触结核分枝杆菌后是否发展为结核病，主要与机体的免疫力、细菌的毒力和数量有关，尤其与细胞免疫力强弱有关。机体在感染结核分枝杆菌后，在产生免疫力的同时，也产生变态反应，均为致敏T细胞介导，是同一细胞免疫过程的两种不同表现。

1. 细胞介导的免疫反应 巨噬细胞吞噬和消化结核分枝杆菌，并将特异性抗原传递给辅助性T淋巴细胞（CD4+细胞），巨噬细胞（主要为树突状细胞）分泌1L-12，诱导CD4+细胞向Th1细胞极化，分泌和释放IFN-γ。IFN-γ增强细胞毒性T淋巴细胞（CLT、CD8+）和自然杀伤（NK）细胞的活性，溶解已吞噬结核分枝杆菌和受抗原作用的巨噬细胞。上述细胞免疫反应可最终消灭结核分枝杆菌，但也可导致宿主细胞和组织破坏。当细胞免疫反应不足以杀灭结核分枝杆菌时，结核分枝杆菌尚可通过巨噬细胞经淋巴管扩散到淋巴结。

2. 迟发型变态反应 由T细胞介导，以巨噬细胞为效应细胞。在一定条件下，这种反应有利于预防外源性再感染和在局部扑灭血缘播散结核分枝杆菌，但大多数情况下，由于迟发型变态反应的直接和间接作用，引起细胞坏死及干酪样改变，甚至形成空洞。

感染结核分枝杆菌后机体可获得免疫力，90%可终生不发病，5%因免疫力低下当即发病，为原发型肺结核。另5%仅于日后机体免疫力降低时才发病，称为继发性肺结核，是成人肺结核的主要类型。初染结核分枝杆菌除潜匿于胸部淋巴结外，也可随感染初期菌血症转到其他脏器，并长期潜伏，成为肺外结核发病的来源。

（四）辅助检查

1. 结核菌素试验 儿童受结核感染4～8周后，做结核菌素试验即呈阳性反应。结核菌素试验反应属于迟发型变态反应。

（1）试验方法：常用的结核菌素皮内试验为皮内注射0.1mL含5个结核菌素单位的纯蛋白衍生物（protein purified derivative，PPD）。一般在左前臂掌侧面中下1/3交界处行皮内注射，使之形成直径为6～10mm的皮丘。

（2）结果判断：48～72小时后，一般以72小时为准观察反应结果。测定局部硬结的直径，取纵、横两者的平均直径来判断其反应强度。硬结平均直径<5mm为阴性（-），5～9mm为阳性（+），10～19mm为中度阳性（++），≥20mm为强阳性（+++），局部除硬结外，还可见水疱、破溃、淋巴管炎及双圈反应等为极强阳性反应（++++）。

（3）临床意义：

1）阳性反应见于：①接种卡介苗后。②年长儿无明显临床症状，仅呈一般阳性反应者，表示曾感染过结核分枝杆菌。③3岁以下尤其是1岁以内未接种过卡介苗者，中度阳性反应多表示体内有新的结核病灶。年龄越小，活动性结核的可能性越大。④强阳性和极强阳性反应者，表示体内有活动性结核病。⑤由阴性反应转为阳性反应，或反应强度由原来小于10mm增至大于10mm，且增幅超过6mm，表示新近有感染。

接种卡介苗与自然感染阳性反应的主要区别见表17-2。

表17-2　接种卡介苗与自然感染阳性反应的主要区别

	接种卡介苗后	自然感染
硬结直径	多为5～9mm	多为10～15mm
硬结颜色	浅红	深红
硬结质地	较软、边缘不整	较硬
阳性反应持续时间	较短，2～3天即消失	较长，可达7～10天甚至更长
阳性反应的变化	有明显的逐年减弱倾向，一般于3～5年内逐年消失	短时间内反应无减弱倾向可持续若干年，甚至终身

2）阴性反应见于：①未感染过结核。②结核迟发型变态反应前期（初次感染后4～8周内）。③假阴性反应，机体免疫功能低下或受抑制所致，如部分危重结核病；急性传染病如麻疹、水痘、百日咳等；体质极度衰弱如重度营养不良、重度脱水、重度水肿等；原发或继发免疫缺陷病；糖皮质激素或其他免疫抑制剂使用期间等。④技术误差或结核菌素失效。

2. **实验室检查**

（1）结核分枝杆菌检查：从痰液、胃液（婴幼儿可抽取空腹胃液）、脑脊液、浆膜腔液中找到结核分枝杆菌是重要的确诊手段。

（2）免疫学诊断及分子生物学诊断：如酶联免疫吸附试验（ELISA）、酶联免疫电泳技术（ELIEP）检测抗结核分枝杆菌抗体；DNA探针、聚合酶链反应（PCR）快速检测结核分枝杆菌。

（3）血沉检查：多增快，反应结核病的活动性。

3. **影像学诊断**　胸部X线检查是筛选儿童结核病的重要手段，可检查出结核病灶的范围、性质、类型、活动或进展情况。重复检查有助于结核与非结核疾病的鉴别，也可观察治疗效果。胸部CT检查有利于发现隐蔽区病灶。

4. **其他辅助检查**　纤维支气管镜检查，有助于支气管内膜结核及支气管淋巴结结核的诊断。周围淋巴结穿刺液涂片检查，可发现特异性结核改变；肺部穿刺活检或胸腔镜取肺组织活检对特殊疑难病例确诊有帮助。

（五）治疗原则

1. **一般治疗**　注意营养，选用富含蛋白质和维生素的食物。有明显结核中毒症状及高度衰弱者应卧床休息。居住环境应阳光充足，空气流通。避免传染麻疹、百日咳等疾病。一般原发肺结核病可在门诊治疗。

2. **抗结核药物治疗**　目的：①杀灭病灶中的结核分枝杆菌；②防止血行播散。治疗原则：①早期治疗；②适宜剂量；③联合用药；④规律用药；⑤坚持全程；⑥分段治疗。

（1）常用抗结核药物，可分为以下2类：

杀菌药物：①全杀菌药物：如异烟肼（isoniazid，INH）和利福平（rifampin，RFP）。②半杀菌药物：如吡嗪酰胺（pyrazinamide，PZA）。

抑菌药物：常用的有乙胺丁醇（ethambutol，ELB）及乙硫异烟胺（ethionamide，ETH）。

（2）针对耐药菌株的几种重要新型抗结核药：①老药的复合剂型：如利福平和异烟肼合剂（内含INH 150mg和RFP 300mg），卫非特（内含INH、RFP和PZA）；②老药的衍生物：如利福喷汀；③新的化学制剂：如帕司烟肼（原名力排肺疾，dipasic）。

（3）儿童抗结核药物的使用（表17-3）：

表17-3　儿童抗结核药物

药物	剂量（kg/d）	输药途径	主要副作用
异烟肼（INH或H）	10～15mg（≤300mg/d）	口服或静脉滴注	肝毒性，末梢神经炎，过敏反应
利福平（RFP或R）	10～20mg（≤600mg/d）	口服	肝毒性，胃肠反应和流感样症状
吡嗪酰胺（PZA或A）	30～40mg（≤0.75g/d）	口服	肝毒性，胃肠反应，高尿酸血症，关节痛、过敏反应和发热
乙胺丁醇（EMB或E）	15～25mg	口服	皮疹和视神经炎
丙硫异烟胺（PTH）	10～15mg	口服	胃肠反应，肝毒性，末梢神经炎，过敏反应
阿米卡星（AMK）	10～15mg	肌内注射	肾毒性，第Ⅷ对脑神经损害

（4）抗结核治疗方案：

标准疗法：一般用于无明显自觉症状的原发型肺结核。每日服用INH、RFP和（或）EMB，疗程为9～12个月。

两阶段疗法：用于活动性原发型肺结核、急性粟粒性结核病及结核性脑膜炎。①强化治疗阶段：联用3～4种杀菌药物。目的在于迅速杀灭敏感菌、生长繁殖活跃的细菌与代谢低下的细菌，防止或减少耐药菌株的产生，为化疗的关键阶段。在长程化疗时，此阶段一般需要3～4个月；短程疗法时一般为2个月。②巩固治疗阶段：联用2种抗结核药物，目的在于杀灭持续存在的细菌以巩固疗效，防止复发。在长程疗法时，此阶段长达12～18个月；短程疗法时，一般为4个月。

短程疗法：为结核病现代疗法的重大进展，可选用以下几种6～9个月短程化疗方案：①2HRZ/4HR（数字为月数，以下同）；②2SHRZ/4HR；③2EHRZ/4HR。若无PZA则将疗程延长至9个月。

（六）预防

1. 管理传染源　结核分枝杆菌涂片阳性患者是儿童结核病的主要传染源，早期发现及合理治疗结核分枝杆菌涂片阳性患者，是预防儿童结核病的根本措施。

2. 普及卡介苗接种　卡介苗接种是预防儿童结核病的有效措施。接种卡介苗禁忌证：①先天性胸腺发育不全症或严重联合免疫缺陷病患者；②急性传染病恢复期；③注射局部有湿疹或患全身性皮肤病；④结核菌素试验阳性。

3. 预防性抗结核治疗

目的：预防儿童活动性肺结核、预防肺外结核病及预防青春期结核病复燃。

适应证：①密切接触家庭内开放性肺结核者；②3岁以下婴幼儿未接种卡介苗而结核菌素试验阳性者；③结核菌素试验新近由阴性转为阳性者；④结核菌素试验阳性伴结核中毒症状者；⑤结核菌素试验阳性，新患麻疹或百日咳患儿；⑥结核菌素试验阳性患儿需较长期使用糖皮质激素或其他免疫抑制剂者。

方法：异烟肼（INH）每日10mg/kg（≤300mg/d），治疗6~9个月；或INH每日10mg/kg（≤300mg/d）联合利福平（RFP）每日10mg/kg（≤300mg/d），治疗3个月。

二、原发型肺结核

（一）概述

原发型肺结核（primary pulmonary tuberculosis）是原发性结核病中最常见者，为结核分枝杆菌初次侵入肺部后发生的原发感染，是小儿肺结核的主要类型，包括原发综合征（primary complex）和支气管淋巴结结核。前者由肺原发病灶、局部淋巴结病变和两者相连的淋巴管炎组成；后者以胸腔内肿大淋巴结为主。

典型的原发综合征呈"双极"病变，即一端为原发病灶，一端为肿大的肺门淋巴结、纵膈淋巴结。由于小儿机体处于高度过敏状态，病灶周围炎症甚广泛，原发病灶范围扩大到一个肺段甚至一叶。小儿年龄越小，此种大片性病变越明显。引流淋巴结肿大多为单侧，但亦有对侧淋巴结受累者。

（二）临床表现

症状轻重不一。轻者可无症状，一般起病缓慢，可有低热、食欲不振、疲乏、盗汗等结核中毒症状，多见于年龄较大儿童。婴幼儿及症状较重者可急性起病，高热，可达39~40℃，但一般情况尚好，与发热不相称，持续2~3周后转为低热，并伴结核中毒症状，干咳和轻度呼吸困难是最常见的症状。婴儿可表现为体重不增或生长发育障碍。部分高度过敏状态小儿可出现眼疱疹性结膜炎，皮肤结节性红斑和（或）多发性一过性关节炎。当胸内淋巴结高度肿大时，可产生一系列压迫症状：压迫气管分叉处可出现类似百日咳样痉挛性咳嗽；压迫支气管使其部分阻塞时可引起喘鸣；压迫喉返神经可致声嘶；压迫静脉可致胸部一侧或双侧静脉怒张。

体格检查可见周围淋巴结不同程度肿大。肺部体征可不明显，与肺内病变不一致。婴儿可伴肝脏肿大。

（三）辅助检查

1. **结核菌素试验** 呈强阳性或由阴性转阳性者，应进一步检查。
2. **胸部X线检查** 可同时做正、侧位胸片检查，局部炎性淋巴结相对较大而肺部的初染灶相对较小是原发性肺结核的特征。儿童原发型肺结核在X线胸片上呈现典型哑铃状双极影者已少见。支气管淋巴结结核是儿童原发型肺结核X线胸片最为常见者，可分为两种类型：炎症型和结节型。
3. **CT扫描** 对疑诊肺结核但胸部平片正常病例有助于诊断。
4. **纤维支气管检查** 病变蔓延至支气管内造成支气管结核时可见到病变。
5. **实验室检查** 见本章概述部分。

（四）治疗原则

一般治疗及治疗原则见概述。抗结核药物的应用如下。

1. **无明显症状的原发型肺结核** 选用标准疗法，每日服用INH、RFP和（或）EMB，疗程9~12个月。

2. **活动性原发型肺结核** 宜采用直接督导下短程化疗（DOTS）。强化治疗阶段宜用3~4种杀菌药：INH、RFP、PZA或SM，2~3个月后以INH、RFP或EMB巩固维持治疗。常用方案为2HRZ/4HR。

（五）常见护理诊断/问题

1. **营养失调：低于机体需要量** 与疾病消耗及食欲下降有关。
2. **活动无耐力** 与结核杆菌感染、机体消耗增加有关。
3. **体温过高** 与结核分枝杆菌感染有关。
4. **知识缺乏** 家长及患儿缺乏结核病防治的相关知识。
5. **潜在并发症** 抗结核药物副作用。

（六）护理措施

1. **保证营养摄入** 鼓励进食，食物应以高热量、高蛋白、高维生素、富含钙质为宜，如牛奶、鸡蛋、瘦肉、鱼、新鲜水果、蔬菜等，以增加抵抗力，促进机体修复和病灶愈合。指导家长为患儿选择每天的食物种类和量，尽量提供患儿喜爱的食物，注意食物的制作，增进患儿食欲。服用抗结核药物时常见胃肠道不良反应，注意患儿食物的变化。

2. **建立合理的生活制度** 保持居室空气流通，阳光充足。保证患儿有充足的睡眠时间，适当进行户外活动，增强抵抗力。

3. **降低体温** 定时测量体温，并准确记录，如有高热症状，遵医嘱对症处理；注意保暖，嘱患儿适当饮水；结核病患儿出汗多，应保持皮肤清洁，及时更换汗湿衣物。

4. **消毒隔离** 结核病活动期应进行呼吸道隔离。对患儿呼吸道分泌物、痰杯、餐具等进行消毒处理；积极防治各种急性传染病，避免受凉引起上呼吸道感染；避免与其他急性传染病患者、开放性结核患者接触，以免加重病情。

5. **指导合理用药** 向患儿及其家长讲解抗结核药物的作用与使用方法，遵医嘱合理应用抗结核药物；部分抗结核药物有胃肠道反应，肝、肾毒性，注意患儿食欲变化，观察有无恶心、巩膜黄染等表现，指导患儿定期检查尿常规、肝功能等；患儿如出现不适，需及时就诊；使用链霉素的患儿，需注意有无听神经损害的表现，发现异常及时与医生联系。

（七）健康指导

向家长和患儿介绍肺结核的病因、传播途径及消毒隔离措施，养成良好的生活习惯，严禁随地吐痰。指导家长对居室、患儿用具进行消毒处理。坚持化疗是治愈肺结核的关键，治疗期间需坚持全程规律服药；指导家长观察药物疗效及副作用，发现不良反应及时就诊；注意定期复查，了解疗效及药物使用情况，便于根据病情调整治疗方案。

三、结核性脑膜炎

（一）概述

结核性脑膜炎（tuberculous meningitis）简称结脑，是小儿结核病中最严重的类型。常在结核原发感染后1年以内发生，尤其在初染结核3～6个月最易发生。多见于3岁以内婴幼儿，是儿童结核病致死的主要原因。

结核性脑膜炎常为全身性粟粒性结核病的一部分，通过血行播散而来。婴幼儿中枢神经系统发育不成熟、血-脑屏障功能不完善、免疫功能低下与本病的发生密切相关。结核性脑膜炎也可由脑实质或脑膜的结核病灶破溃，结核分枝杆菌进入蛛网膜下腔及脑脊液中所致。偶见脊椎、颅骨或中耳与乳突的结核灶直接蔓延侵犯脑膜。

（二）临床表现

典型结核性脑膜炎起病多较缓慢。根据临床表现，病程大致可分为3期。

1. 早期（前驱期） 1～2周，主要症状为小儿性格改变，如少言、懒动、易倦、烦躁、易怒等。可有发热、食欲不振、盗汗、消瘦、呕吐、便秘（婴儿可为腹泻）等症状。年长儿可自诉头痛，多轻微或非持续性；婴儿则表现为蹙眉皱额，或凝视、嗜睡，或发育迟滞等。

2. 中期（脑膜刺激期） 1～2周，因颅内压增高致剧烈头痛、喷射性呕吐、嗜睡或烦躁不安、惊厥等。出现明显脑膜刺激征。幼婴则表现为前囟膨隆、颅缝裂开。此期可出现脑神经障碍，最常见者为面神经瘫痪，其次为动眼神经和外展神经瘫痪。部分患儿出现脑炎体征，如定向、运动及（或）语言障碍。眼底检查可见视盘水肿、视神经炎或脉络膜粟粒状结核结节。

3. 晚期（昏迷期） 1～3周，以上症状逐渐加重，由意识朦胧、半昏迷继而昏迷；阵挛性或强直性惊厥频繁发作。患儿极度消瘦，呈舟状腹。常出现水、电解质代谢紊乱。最终因颅内压急剧增高导致脑疝，致使呼吸及心血管运动中枢麻痹而死亡。

不典型结核性脑膜炎表现：①婴幼儿起病急，进展较快，有时仅以惊厥为主诉；②早期出现脑实质损害者，可表现为舞蹈症或精神障碍；③早期出现脑血管损害者，可表现为肢体瘫痪；④合并脑结核瘤者可似颅内肿瘤表现；⑤当颅外结核病变极端严重时，可将脑膜炎表现掩盖而不易识别；⑥在抗结核治疗过程中发生脑膜炎时，常表现为顿挫性。

（三）辅助检查

1. 脑脊液检查 脑脊液检查对本病的诊断极为重要，主要表现为脑脊液压力增高，呈无色透明或呈毛玻璃样，可呈黄色。静置12～24小时后，取脑脊液中蜘蛛网状薄膜涂片作抗酸染色，结核菌检出率高。白细胞多为（50～500）×10^6/L，蛋白量增高。糖和氯化物均降低为结脑的典型改变。脑脊液（5～10mL）沉淀物涂片抗酸染色镜检阳性可达30%。

2. 结核菌抗原检测 敏感、快速诊断结脑的辅助方法。

3. 结核抗体测定 结脑患儿脑脊液PPD-lgM抗体和PPD-lgG抗体水平高于血清中的水平。

4. 结核菌素试验 阳性对诊断有帮助，但约50%的患儿呈阴性反应。

5. 脑脊液结核菌培养 是诊断结脑的依据。

6. 胸片X线检查 85%结核脑患儿的胸片有结核病改变，其中90%为活动性病变。胸片证明有血行播散性结核病对确诊结脑很有意义。

（四）治疗原则

应抓住抗结核治疗和降低颅内高压两个重点环节。

1. 抗结核治疗 联合应用易透过血-脑脊液屏障的抗结核杀菌药物，分阶段治疗。

（1）强化治疗阶段：联合使用INH、RFP、PZA及SM，疗程为3～4个月。开始治疗的1～2周，将INH全日量的一半加入10%葡萄糖中静脉滴注，余量口服，待病情好转后改为全日量口服。

（2）巩固治疗阶段：继续应用INH、RFP或EMB 9～12个月。抗结核药物总疗程不少于12个月，或待脑脊液恢复正常后继续治疗6个月。

2. 降低颅内压

（1）脱水剂：常用20%甘露醇，一般剂量为每次0.5～1g/kg，于30分钟内快速静脉注入，4～6小时/次。脑疝时可加大剂量至每次2g/kg。2～3日后逐渐减量，7～10日后停用。

（2）利尿剂：乙酰唑胺一般于停用甘露醇前1～2天加用，每日20～40mg/kg（<0.75g/d）。根据颅内压情况，可服用1～3个月或更长时间，每日服或间歇服（服4日，停3日）。

（3）其他：根据病情可行侧脑室穿刺引流、腰椎穿刺减压及鞘内注药、分流手术等。

3. 糖皮质激素 可降低颅内压，减轻中毒症状及脑膜刺激症状，减轻或防治脑积水的产生，早期使用效果好。一般使用泼尼松，每日1～2mg/kg（<45mg/d），1个月后逐渐减量，疗程为8～12周。

4. 对症治疗 如对惊厥者进行止惊治疗，积极纠正水、电解质紊乱等。

5. 随访观察 停药后随访观察3～5年，凡临床症状消失、脑脊液正常，疗程结束后2年无复发者，方可认为治愈。

（五）常见护理诊断/问题

1. 潜在并发症 颅内压增高、水电解质紊乱等。

2. 营养失调：低于机体需要量 与摄入不足、消耗增多有关。

3. **有皮肤完整性受损的危险** 与长期卧床、排泄物刺激有关。

4. **焦虑** 与病情重、病程长、预后差有关。

（六）护理措施

密切观察病情变化，维持正常生命体征。

（1）密切观察体温、脉搏、呼吸、血压、神志、双侧瞳孔大小及对光反射、尿量等，早期发现颅内压增高或脑疝，积极采取抢救措施。

（2）保持室内安静，避免一切不必要的刺激，治疗、护理操作尽量集中完成。

（3）惊厥发作时，放置床栏，移开患儿周围易致受伤的物品，避免受伤或坠床；保持呼吸道通畅，给予吸氧，监测生命体征，建立静脉通路，必要时吸痰或进行人工辅助通气。对症处理，维持内环境稳定。惊厥持续时间>5分钟应进行止惊药物治疗。地西泮0.3～0.5mg/kg缓慢静脉推注（最大剂量≤10mg；婴幼儿≤2mg），或10%水合氯醛0.5mg/kg保留灌肠，若惊厥未能控制或反复发作，按癫痫持续状态处理。

（4）遵医嘱予脱水剂、利尿剂、糖皮质激素、抗结核药物等，注意药物速度及观察药物副作用。

（5）必要时配合医生行腰穿术、侧脑室引流术，作好术后护理，腰穿术后取去枕平卧4～6小时。根据医嘱定期复查脑脊液结果。

2. **改善营养状况** 评估患儿的进食及营养状况，提供营养丰富、易消化的食物，保证足够的热量、蛋白质及维生素。少量多餐、耐心喂养。清醒患儿采取舒适体位并协助进食；对昏迷、不能吞咽者，可鼻饲和静脉补液，维持水、电解质平衡，鼻饲时压力不宜过大，以免引起呕吐。

3. **维持皮肤、黏膜的完整性** 及时清除呕吐物和大小便，保持皮肤清洁干燥，床铺整洁。对昏迷和瘫痪患儿，每2小时予翻身、拍背一次，骨隆突处可垫气圈或海绵垫。对昏迷不能闭眼患儿，可涂眼膏，用纱布覆盖，保护角膜。每日口腔护理2～3次。

4. **消毒隔离** 对有肺结核病灶的患儿，采取呼吸道隔离措施，并对患儿呼吸道分泌物、餐具、痰杯等进行消毒处理。

5. **心理护理** 加强与患儿及其家长的沟通，用通俗易懂的语言讲述疾病的一般知识，评估他们的心理状态，了解他们的心理需求，关心体贴患儿及其家长，给予耐心解释和心理上的支持，及时解除患儿的不适，帮助患儿及其家长克服焦虑，保持情绪稳定。

（七）健康指导

指导患儿及其家长严格执行治疗计划，坚持全程、合理用药，指导进行病情及药物毒副作用的观察。与患儿及其家长一起讨论、制定良好的生活制度，保证患儿足够的休息时间，适当进行户外活动。解释加强营养的重要性。指导患儿避免与开放性结核患者接触，积极预防和治疗各种急性传染病。对留有后遗症的患儿，指导家长对瘫痪肢体进行理疗、针灸、被动活动等功能锻炼，促进肢体功能恢复，对失语和智能障碍者，进行语言训练和适当教育。

【案例评析】

患儿，女，10个月。因"咳嗽半月，发热伴皮疹4天"入院。患儿半月前受凉后出现单声咳嗽，早上为主，有痰不易咳出，伴流涕，无鼻塞，无发热，无皮疹等不适；4天前无明显诱因出现发热，热峰为38.5℃，无畏寒及寒战，伴背部散在红色丘疹，无瘙痒破溃，至当地医院就诊，予小儿氨酚黄那敏颗粒、退热处理后，体温降至正常，皮疹未见好转，次日皮疹逐渐增多，蔓延至臀部、四肢、唇周，仍有发热，热峰同前，无畏寒及寒战，予退热处理后体温可降至正常，伴阵发性连声咳，有痰，难咳出，伴流涕，无鼻塞、喷嚏，无呼吸困难、发绀，无惊跳、惊厥等不适。

体格检查：T38.9℃，P 128次/分，R 38次/分，BP 85/46mmHg，W 8kg。发育正常，营养中等，神志清楚，稍烦躁，呼吸平顺，无发绀，皮肤弹性一般，哭声响，全身皮肤黏膜无黄染，口腔、双手、双足、双膝、臀部可见散在丘疹，部分为疱疹，高出皮面，周围有红晕，未见出血点，浅表淋巴结未触及肿大，咽充血，双侧扁桃体无肿大，未见脓性分泌物，双肺呼吸音粗，可闻及少、中量粗啰音，心音有力，未闻及病理性杂音，腹软，无胃肠蠕动波，无压痛，无反跳痛。

辅助检查：血常规：WBC $16.4×10^9$/L，N：44.1%，LYM%：40.1%，CRP 54.05mg/L。

问题：

1. 该患儿最可能的临床诊断是什么？
2. 该患儿存在的主要护理诊断/问题及相应的护理措施是什么？

解析：

1. 根据该患儿的皮疹情况及临床症状，其最可能的临床诊断是手足口病。

2.（1）主要护理诊断/问题：①体温过高：与病毒感染有关。②皮肤完整性受损：与病毒引起的皮损有关。③营养失调：低于机体需要量：与发热营养丢失过多和摄入不足有关。④潜在并发症：脑膜炎、肺水肿、呼吸衰竭、心力衰竭。

（2）相应的护理措施：①降低体温；②口腔、饮食护理；③皮肤护理；⑤密切病情观察。（详见手足口病护理措施部分）

学习检测

A2型题

1. 患儿，男，4岁。发热、腹痛3天，一侧腮腺肿大，外周血检查基本正常，还应优先进行的检查是（　　）。

　　A. 血糖和尿糖　　　　　　　　B. 尿常规检查

　　C. 肝功能检查　　　　　　　　D. 血和尿淀粉酶检查

　　E. 胸部X线检查

2. 患儿，女，3个月，足月顺产，未按时预防接种，食欲缺乏1个月，咳嗽、精神差2周。查体：体温38.9℃，精神萎靡，气促，表情淡漠，前囟略饱满，布鲁津斯基征可疑阳性。胸片示两肺散在小斑点及小片融合阴影，该患儿最可能的情况是（　　）。

　　A.原发性肺结核　　　　　　　　B.化脓性脑膜炎
　　C.支原体肺炎　　　　　　　　　D.腺病毒肺炎
　　E.结核性脑膜炎

3. 患儿，男，2岁。其父近日胸片示浸润性肺结核，小儿与父母同住，无任何症状，胸片正常，PPD试验（＋）。此时最合适的措施是（　　）。

　　A.立即给小儿接种卡介苗
　　B.隔离小儿，继续观察
　　C.隔离其父，小儿口服异烟肼＋肌内注射链霉素，疗程为1年
　　D.小儿定期复查胸片，发现病灶后再行抗结核治疗
　　E.隔离其父，小儿口服异烟肼，疗程为0.5～1年

4. 患儿，1岁。诊断为水痘，目前处于出疹期，皮肤瘙痒明显，下列属于合理处理措施的是（　　）。

　　A.提高室温，衣被不宜过薄，以免引起感冒
　　B.尽量避免更换贴身衣物，以防所有衣物因涂药而污染废弃
　　C.婴幼儿避免剪短指甲以免损伤手指
　　D.经常用肥皂水清洁皮肤，保持皮肤干净卫生
　　E.局部皮肤可涂炉甘石洗剂或碳酸氢钠溶液止痒

A3型题

（5～7题共用题干）

患儿，男，3岁半，发热4天，伴咳嗽，流涕，眼结膜充血，流泪，半天前发现患儿耳后、颈部、发缘有稀疏的不规则红色丘斑疹，疹间皮肤正常，体温40℃，心肺正常。

5. 该患儿最有可能发生（　　）。

　　A.风疹　　　　　　　　　　　　B.麻疹
　　C.猩红热　　　　　　　　　　　D.幼儿急疹
　　E.水痘

6. 疹退后可能的皮肤改变为（　　）。

　　A.无色素沉着，无脱屑　　　　　B.有色素沉着，无脱屑
　　C.无色素沉着，有脱屑　　　　　D.有色素沉着，有脱屑
　　E.有色素沉着，有瘢痕

7. 应隔离至出疹后（　　）。

　　A.3天　　　　　　　　　　　　B.5天
　　C.7天　　　　　　　　　　　　D.10天
　　E.14天

参考文献

1. 崔焱，仰曙芬. 儿科护理学. 第6版[M]. 北京：人民卫生出版社，2017.
2. 吴岸晶，唐省三. 儿科护理学[M]. 北京：人民卫生出版社，2017.
3. 段红梅. 儿科护理学[M]. 北京：人民卫生出版社，2012.
4. 胡国庆. 儿科护理[M]. 重庆：重庆大学出版社，2016.
5. 于海红，黄玲. 儿科护理学. 第三版[M]. 北京：科学出版社，2016.
6. 申昆玲，黄国英. 儿科学[M]. 北京：人民卫生出版社，2016.
7. 张瑛，张丽萍. 儿科护理学[M]. 北京：中国医药科技出版社，2016.
8. 胡亚美，江载芳，申昆玲等. 诸福棠实用儿科学. 第8版[M]. 北京：人民卫生出版社，2015.
9. 李云峰. 实用儿科护理[M]. 济南：山东科学技术出版社，2015.
10. 林晓云. 儿科护理学[M]. 北京：北京大学医学出版社，2015.
11. 肖洪玲. 儿科护理学[M]. 郑州：郑州大学出版社，2015.
12. 王洪涛，周莉莉. 儿科护理学. 第3版[M]. 北京：高等教育出版社，2015.
13. 孙玉凤. 儿科护理学[M]. 郑州：郑州大学出版社，2014.
14. 曾丽娟. 儿科护理[M]. 武汉：湖北科学技术出版社，2014.
15. 张玉兰. 儿科护理学[M]. 第3版. 北京：人民卫生出版社，2013.
16. 王晓红，王萍. 儿科护理学[M]. 北京：中国医药科技出版社，2013.
17. 王卫平. 儿科学. 第8版[M]. 北京：人民卫生出版社，2013.
18. 王雁. 儿科护理学[M]. 北京：北京大学医学出版社，2013.
19. 姜安丽. 新编护理学基础. 第2版[M]. 北京：人民卫生出版社，2012.
20. 崔焱. 儿科护理学[M]. 第5版. 北京：人民卫生出版社，2012.
21. 武庆斌，郑跃杰，黄永坤. 儿童肠道菌群——基础与临床[M]. 北京：科学出版社，2012.
22. 袁爱梅. 儿科护理学[M]. 北京：高等教育出版社，2011.
23. 范玲. 儿科护理学. 第2版[M]. 北京：人民卫生出版社，2007.
24. 中华医学会. 临床诊疗指南——传染病学分册[M]. 北京：人民卫生出版社，2006.
25. 2017全国护士职业资格考试用书专家委员会. 全国护士职业资格考试指导[M]. 北京：人民卫生出版社，2016.
26. 周兰姝，顾申. 全国卫生专业技术资格考试习题集丛书——2017护理学（中级）精选习题解析[M]. 北京：人民卫生出版社，2016.
27. 中华医学会儿科学分会神经学组. 热性惊厥诊断治疗与管理专家共识（2016）.

中华儿科杂志，2016，54（10）：723-727.

28. 龚四堂. 提高对儿童急性感染性腹泻病的认识[J]. 中华儿科杂志，2016，54（7）：481-482.

29. 中华医学会儿科学分会消化学组，《中华儿科杂志》编辑委员会. 中国儿童急性感染性腹泻病临床实践指南[J]. 中华儿科杂志，2016，54（7）：483-488.

30. 中华医学会儿科学分会消化学组，中华医学会儿科学分会感染学组，《中华儿科杂志》编辑委员会等. 儿童腹泻病诊断治疗原则的专家共识[J]. 中华儿科杂志，2009，47（8）：634-636.

31. 中华人民共和国卫生部. 手足口病诊疗指南（2010年版）[J]. 国际呼吸杂志，2010，（第24期）.

32. 中华医学会儿科学分会消化学组，中华医学会肠外肠内营养学分会儿科学组. 婴儿急性腹泻的临床营养干预路径[J]. 中华儿科杂志，2012，50（9）：682-683.

33. 中华医学会风湿病学分会. 风湿热诊断和治疗指南[J]. 中华风湿病学杂志，2011，15（7）：483-486.

34. 中华人民共和国国家卫生和计划生育委员会. 麻疹诊断[J]. 传染病信息，2017，（第4期）.

35. 中华人民共和国卫生部. 2008年手足口病预防控制指南[J]. 中华实验和临床感染病杂志（电子版），2008，（第3期）.

36. Neumar RW, Shuster M, Callaway CW, et al. Part 1: executive summary: 2015 American Heart Association guidelines update for cardiopulmonary resuscitation and emergency cardiovascular care. Circulation, 2015, 132（18）: 315-367.

37. Neunert C, Lim W, Crowther M, et al. The American Society of Hematology 2011 evidence-based practice guideline for immune thrombocytopenia. Blood, 2011, 117（16）: 4190-4207.

38. Powers JM, Buchanan GR, McCavit TL. Effect of Different Iron Preparations for Young Children With Iron-Deficiency Anemia-Reply. JAMA, 2017, 318（13）: 1282-1283.